范文昌　梅全喜　葛虹 主编

中医药膳食疗

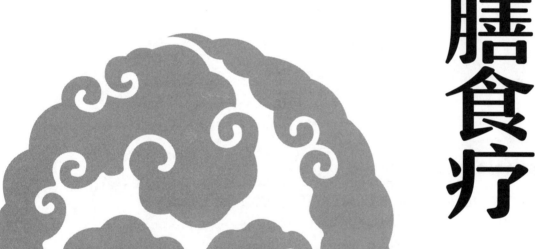

化学工业出版社

·北京·

本书内容主要包括上、中、下三篇。上篇包括：药膳食疗的起源与发展、中医药膳食疗的特点及分类、中医药膳食疗的应用原则及禁忌、药膳食疗的中医学理论、中药的药性理论、药膳制作基本操作。中篇包括：食物原料（谷粟豆类、蔬菜类、禽畜水产类、水果和坚果类、调味品等）；中药（100余种药食同源药材的功效及常用药膳食疗方；100余种保健品常用中药；其他中药）。下篇包括：20多种临床常见病的疾病介绍，每种疾病常见的几种辨证类型，及该证型采用的相关药膳；不同体质的养生原则及药膳；四季养生的特点及药膳选择。书后附有部分中药彩色图片。全书内容翔实、丰富，图文并茂，针对性和指导性更强，是一本不可多得的中医药膳食疗书籍。

本书适合中医养生、中医保健、中药、食品、营养、烹饪等专业爱好者阅读；可作为高等院校药膳学、中医药膳食疗学、中药与药膳食疗技术、中医药膳、药食两用中药及药膳、食辅药疗与保健用品等相关专业课程的教材，及"中医药膳制作"、"食疗调理师"等工种技能培训教材。

图书在版编目（CIP）数据

中医药膳食疗/范文昌，梅全喜，葛虹主编. —北京：
化学工业出版社，2017.8（2024.10重印）
ISBN 978-7-122-29963-5

Ⅰ.①中⋯　Ⅱ.①范⋯②梅⋯③葛⋯　Ⅲ.①食物
疗法　Ⅳ.①R247.1

中国版本图书馆CIP数据核字（2017）第175144号

责任编辑：窦　臻　　　　　　　　　　　　　文字编辑：李　瑾
责任校对：王　静　　　　　　　　　　　　　装帧设计：史利平

出版发行：化学工业出版社（北京市东城区青年湖南街13号　邮政编码100011）
印　　刷：北京云浩印刷有限责任公司
装　　订：三河市振勇印装有限公司
787mm×1092mm　1/16　印张19¾　彩插6　字数457千字　2024年10月北京第1版第10次印刷

购书咨询：010-64518888　　　　　　　　　售后服务：010-64518899
网　　址：http://www.cip.com.cn
凡购买本书，如有缺损质量问题，本社销售中心负责调换。

定　　价：59.00元　　　　　　　　　　　　　　　版权所有　违者必究

编委会名单

主　编　范文昌　梅全喜　葛　虹

副主编（按姓名笔画排列）

王　丹　孔俏玲　严小红　陈丁生

姚丽梅　高玉桥　戴卫波

编　委（按姓名笔画排列）

王　丹　孔俏玲　卢素宏　刘　瑶

严小红　李倩雯　杨雅琴　余泽君

张阳儿　陈丁生　范文昌　林华景

易少凌　罗　芬　姚丽梅　莫妙玲

高玉桥　梅全喜　葛　虹　蔡丽华

戴　魁　戴卫波

前　言
Preface

随着社会的发展和人民生活水平的提高，《中医药健康服务发展规划（2015—2020）》提出"大力发展中医养生保健服务"，特别要"开展药膳食疗"。随着医疗模式以及人民健康观念的转变，养生意识的增强，药膳养生受到越来越多大众的青睐。除此之外，药膳食疗在临床治疗上以中医药膳理论为指导逐渐得到应用。中医药膳食疗和中医其他临床学科一样，坚持以中医理论为应用基础，强调整体观念、辨证施膳，以烹调工艺为制作手段，达到可口、服食方便、滋补强身、促进健康的目的；重视药食同源药物和食物的使用，避免配伍禁忌及不良反应的发生。

本书内容主要包括上、中、下三篇。上篇包含：药膳食疗的起源与发展、中医药膳食疗的特点及分类、中医药膳食疗的应用原则及禁忌、药膳食疗的中医学理论、中药的药性理论、药膳制作基本操作。中篇包括：食物原料（谷粟豆类、蔬菜类、禽畜水产类、水果和坚果类、调味品等）；中药（100余种药食同源药材的功效及常用药膳食疗方；100余种保健品常用中药；其他中药）。下篇包括：20多种临床常见病的疾病介绍，每种疾病常见的几种辨证类型，及该证型采用的相关药膳；不同体质的养生原则及药膳；四季养生的特点及药膳选择。书后附有部分中药彩色图片。

本书的内容特色主要体现在：①将药食同源的药物和保健品类食物重点罗列出来，并记载了药食同源药物的常用药膳，本书将药食同源的药物用＊标出。②对临床常见病进行了辨证施膳，将疾病按照使用药膳食疗的方式进行编辑，体现药膳的常见性、实用性。（更多药膳养生知识，请关注中医药膳食疗公众号：zyyssl2014）

　　本书由范文昌、梅全喜、葛虹主编，姚丽梅等老师参与编写，本书在编写过程中，钟奕莉、车明月、彭志冲、吴飞鹏、詹泉、黄绮雯、王俏怡、陈冰文、林超敏、林锦娜、黄伟平、林紫虹、吴奕俐、任冬梅等参与了资料的搜集整理工作，感谢所有参编人员的辛勤劳动。

　　由于编者学术水平和编写能力有限，书中疏漏之处在所难免，敬请专家学者批评指正。

范文昌

2017年7月

目 录
Contents

上篇 总论

中篇　**药膳食疗原料**

第八章
中药

80

下篇　**药膳食疗应用**

第九章
临床常见病辨证药膳

268

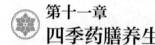
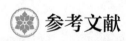

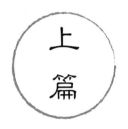

总 论

　　中医药膳食疗是在中医学、中药学、营养学、烹饪学等学科理论指导下，将中药与相应食物、调味品相配伍，采用传统烹调技术与现代科学方法制成膳食，用于扶正补虚、强身健体、泻实祛邪、辅助治疗等。药膳（health-protection food）是在中医药理论指导下，利用食材本身或者在食材中加入特定的中药材，使之具有调整人体脏腑阴阳气血生理机能以及色、香、味、形特点，适用于特定人群的食品，包括菜肴、汤品、面食、米食、粥、茶、酒、饮品、果脯等。药膳是膳食的一种特殊形式，它既是中医中药不可分割的组成部分，又是中国烹饪文化的重要组成部分，历史悠久，源远流长。食疗，是利用食物的特性，通过一定的烹饪方法，达到保健康复、辅助治疗疾病、恢复人体健康的一种食疗方法。

　　中医药膳食疗用于：①扶正补虚，保健强身。按中医"虚则补之"的治疗原则，中医药膳食疗主张通过调整膳食滋补，如牛肉、茯苓、山药补益脾胃，枸杞子、覆盆子、桑葚、黑芝麻补益肝肾，当归生姜羊肉汤、十全大补汤温补气血，虫草炖老鸭滋补肝肾，乳鸽炖燕窝润肺养颜。②泻实祛邪。按中医"实者泻之"的治疗原则，中医药膳主张应用药食来泻实祛邪，辅助治疗疾病。如绿豆清热解暑，山楂、麦芽、莱菔子消食化积，绿豆薏米粥解暑利湿排毒。③调和脏腑。脏腑之间失去协调平衡的关系，就会导致疾病的发生。如阳虚体质，宜用羊肉、狗肉、干姜、肉桂、巴戟炖狗肉等温补阳气；阴虚体质，宜用甲鱼、银耳、甘蔗、梨、黄精、生熟地煲脊骨等滋补阴精；肝气犯胃引起的呕吐吞酸、嗳气频繁、胸胁满闷等症状，可以用陈皮、紫苏、茯苓等疏肝理气，降逆和胃。④顺时养生。如春季宜养肝健脾，夏季宜利湿消暑，秋季宜润肺养阴，冬季宜补肾益精。

第一章

[药膳食疗的起源与发展]

　　药膳食疗是中华民族的一大瑰宝，是中医宝库中的一个重要组成部分。药膳食疗由食养发展而来。食养起源于远古时期，火的使用为药膳食疗创造了条件。我国自文字出现以后，甲骨文与金文中就已经有了"药"字与"膳"字。而将"药"字与"膳"字连起来使用，形成"药膳"这个词，则最早见于《后汉书·列女传》，其中有"母亲调药膳思情笃密"这样的字句。《宋史·张观传》还有"蚤起奉药膳"的记载。这些记载证明，至少在一千多年前，我国已出现"药膳"之名。而在药膳一词出现之前，我国的古代典籍中，已出现了有关制作和应用药膳的记载。翻开中国古代医药学史，在各类古典书籍中，散在记录着药膳食疗的各种专篇专论，为后来的药膳食疗学奠定了基础。

一、战国秦汉时期

　　战国时期（公元前475年至公元前221年），出现了我国现存的第一部学术界公认的中医学理论专著《黄帝内经》，它包括了《灵枢》、《素问》两部分：《灵枢·五味》首先提出饮食对于人体健康的意义："谷始入于胃，其精微者，先出于胃之两焦，以灌五脏，别出五行营卫之道。"又说："人受气于谷，谷入于胃，以传于肺，五脏六腑皆以受气。"《灵枢·营卫生会》说明饮食对人体健康的重要意义，这就是这一时期提出的食疗原则。此外，《素问·五常正大论》曾指出："大毒治病，十去其六；常毒治病，十去其七；小毒治病，十去其八；无毒去病，十去其九。谷肉果菜，食养尽之，无使过之，伤其正也。"这里的"毒"，是指药物的药理作用的剧烈程度而言的，即剧烈的药物治病，十分病证，减去其六分、七分、八分病情，不可再用。即使是无毒之品，也要适可而止，不可过分，以免身体受损，其余邪可用饮食的方法来调理使之治愈。这里已经指出要用谷肉果菜进行调理，正如《素问·脏气法实论》所指出的，应该是："五谷为养，五果为助，五畜为益，五菜为充，气味和而服之，以补精益气。"换句话说，就是要用各种各样的食物，包括动物类、植物类，互相配合，取长补短，从而发挥饮食对人体的积极作用，最终达到治愈疾病、保障身体健康的目的。《素问·至真要大论》："寒者热之，热者寒之。"在五味中，"辛甘发散为阳，酸苦涌泄为阴，咸味涌泄为阴，淡味渗泄为阳。"《黄帝内经》认为食物也有四性、五味。四性即寒、热、温、凉，五味是甘、酸、咸、苦、辛。根据疾病的不同性质，采用不同性质的食物，有针对地调养治疗。其中典型的药膳方有6首，如治疗血枯病（血虚证）的墨鱼骨丸，方中只有草药茜草一味，其余墨鱼、麻雀卵、鲍鱼均为动物性食物，且其味鲜美；治疗"胃不和则卧不安"的半夏秫米汤等。东汉《神农本草经》为我国第一部药物典籍，记载既是药物又是食物的有大枣、芝麻、芡实、粳米、蜂蜜、核桃、赤豆、扁豆、龙眼、银杏等。张仲景在《伤寒论》、《金匮要略》两部名著中都载有许多药膳食疗方，如猪肤汤、当归生姜羊肉汤等，其中当归生姜羊肉汤、甘麦大枣汤、猪肤汤、小建中汤等方剂一直沿用到今。张仲景运用桂枝汤后"啜稀粥一升，以助药力"以"药以祛之，食以随之"，是很好的饮食护理。根据我国早期书目的记载，在秦汉前后时期（公元前221年至公元220年），已有不少药膳方面的专著如《神农黄帝食禁》、《黄帝食禁》、《七卷食经》、《老子禁食经》、《扁鹊食禁》、《华佗食禁》、《华佗食论》、《魏武四时食制》等。

二、魏晋南北朝时期

魏晋南北朝时期（220～581年），药膳理论有了长足的发展，出现了《食疏》、《神仙服食药方》、《食疗经》、《崔洪食经》、《崔禹锡食经》、《肘后备急方》、《本草经集注》、《食经》、《食科》、《胡居士食志》、《逐月养胎方》（徐之才）、《服食方》、《食珍录》、《食方》、《神仙药食经》、《太清神仙服食经》、《服饵方》、《太官食方》等记载药膳食疗理论的书籍。其中《肘后备急方》中应用了不少食疗方剂。例如脚气病，葛洪是我国最早记载这一病症的医家，他治此病的治疗验方不少，其中有用"好豉一升，好酒三斗，渍三宿后饮。饮用随意。便与酒煮豉服之"，把食疗进一步应用到疾病的预防。其他的食疗方还有生梨汁治嗽，蜜水送炙鳖甲散下乳，小豆与白鸡炖汁、青雄鸭煮汁治疗水肿病，小豆饭或小豆汁治疗腹水，以及治疗各种脚气病的动物乳、大豆、小豆、胡麻酒等。《肘后备急方》还记载了药膳食疗方法：海藻酒治疗瘿病，用羊肝治雀盲，用猪胰治疗消渴病等。《本草经集注》记载了大量的药膳食物，包括动物、植物在内，诸如蟹、鱼、猪、麦、枣、豆、海藻、昆布、苦瓜、葱、姜等日常食物及罕用的食物，共达100多种。这一时期还比较深入提出食物禁忌和食品卫生，如"鳖目凹者不可食用"、"生鱼目赤不可作鲙"，以及食物相克的实例，如白羊与雄鸡、羊肝与乌梅及椒等。此外，《食经》、《食方》等著述对中国药膳理论的发展起到了承前启后的作用。

三、隋代时期

隋代（581～618年）时期，虞世南的《北堂书抄》共160卷，其中卷142～148为酒食部，记述有关饮食事宜，现存有清初以后数种刊本。还有《淮南王食经》、《食经》（马琬）、《帝王养生要方》、《神仙服食经》等记载药膳食疗的古籍。

四、唐代时期

唐代（618～907年）时期，中医药膳食疗广泛应用。名医孙思邈在其所著《备急千金要方》中共收载药用食物154种，载有药膳食疗方117首，并且明确指出"安身之本，必资于食"，"夫为医者当须先洞晓病源，知其所犯，以食治之；食疗不愈，然后命药"，"食能排邪而安脏腑，悦神爽志，以资血气"。并认为，若能用食平疴，释情遣疾者可谓良工。长年饵老之奇法，极养生之术也。至此，食疗已成为一门专门学问。孙思邈的弟子孟诜集前人之大成，编成《补养方》一书，共收载241种药用食物。孟诜的弟子张鼎又将《补养方》增补87条，改为《食疗本草》，全书可分3卷，记载可供药用食物227种，也是包含传统本草学的矿物、植物和动物的内容。《食疗本草》是我国第一部药膳学专著，也是世界上最早的"药用食物"专著。该著作每种药之下列有该食物组成的方剂及其治疗的适应病症。对于该食物的性味、产地及调制、鉴别，也都做了叙述。以胡荽一物为例，书中列方11首，可用治疗肉毒、下血、狐臭、头痛、豌豆疮不出等多种病症。其中有一方为"和生菜食，治肠风。热饼裹食甚良"。《外台秘要》共录方6千余首，其中也不乏药膳食疗的方剂，如用杏仁煎疗咳喘久嗽，方中有杏仁、椒、蜜、糖、姜汁、猪肾等；用干姜和杂面做烧饼，姜汁调蜜治寒痢，用小豆汁治卒下血等，都是典型的药膳食疗。书中对于食物禁忌，叙述尤其详细，大多数的病症治疗都列出明确的禁忌。咎殷《食医心镜》，书中以食物药品为主，记载药膳食疗方211首，治疗各种疾病；南唐陈士良把《神农本草经》、《新修本草》、《本草拾遗》等书中有关饮食的药物加以整理分类，把食疗药膳与四时饮食联系起来，附以己见，著《食性本草》十卷，该书对药膳作了较为系统的总结，为药膳的发展做出了很大的贡献。除此还出现《孙真人食忌》、《食谱》、《孟诜食经》、《茶经》、《煎茶水记》、《食经》（段文昌）、《膳夫经手录》、《食医心镜》、《食法》、《四时食法》、《食经》（朱思）、《食经》（卢仁宗）等药膳食疗著作。

五、宋代时期

宋代（960～1279年）时期药膳食疗全面发展。药膳著作数量有很多，但大都亡佚，其中较集中的现存食疗专著《太平圣惠方》及《圣济总录》都专设"食治门"，即食疗学的专篇。前书100卷，其中第96、第97两卷专论食疗，载方160首，占全书的1%，大约用来治疗28种病证，包括中风、风邪痴病、骨蒸痨、三消、霍乱、耳聋、五淋、五痔、脾胃虚弱、一切痢疾等。值得注意的是，在食治门中，以药膳出现的方剂明显增多，而药膳以粥品、羹、饼、茶等剂型出现。其中以粥品用得最多，如豉粥、粳米桃仁粥、杏仁粥、黑豆粥、鲤鱼粥、薏仁粥等，表明粥品在宋以后的药膳中，已占据主要地位。除此还有《本心斋蔬食谱》（记载了由水果和蔬菜制成的菜肴如山药、芦根、枸杞子等）、《养老奉亲书》（全书集方231首，药膳食疗方达162首，占三分之二多，并指出"缘老人之性，皆厌于药，而喜于食"）、《梦溪忘怀录》（其中列了9种粥品、7种粉品和2种果品如百合粥、枸杞子粥等，并明确指出配方、煮法、食法等）、《糖霜谱》、《谷菜宜法》、《食鉴》、《食治通说》、《膳夫录》、《野菜谱》、《蔬食谱》、《江餐撰要》、《草食论》、《录古今服食导养方》、《食禁经》、《服食导养方》、《调膳摄生图》、《中朝食谱》。此时期药膳食疗得到了迅速的发展，出现了粥、羹、饼、茶、粉、果、酒等药膳剂型。

六、元代时期

元代（1271～1368年）时期，忽思慧的《饮膳正要》是我国最早的一部营养学专著。记载了乞马粥、撒速汤、地仙煎、石榴浆、松节酒、牛髓膏子、五磨茶、杏子油、牛肉脯、水晶角儿、肉饼儿、黑子儿饼、山药托、服桂、经带面、大麦片粉、玉华水、鸡头粉馄饨、手撒面、茄馒头、天花包子、荷莲兜子、小龙棋子、鱼脍、鼓儿签子、梅子丸、攒牛蹄、蒲黄瓜荠等食疗药膳，收载食物230余种。在食药谱中，包括各门疾病的治疗的方剂也有很多，如椒羹面（川椒9g，白面120g做成面条）治疗胃弱呕吐不能食；良姜粥（良姜15g，研散煮粥）治疗心腹冷痛；生地黄粥（生地黄汁二合，冲入粥内食用）；桃仁粥（桃仁90g去皮尖和入煮粥）治疗咳嗽胸满喘急；葵花羹治小便癃闭不通；黑牛髓煎（黑牛髓250g、生地黄汁250g、白沙蜜250g熬成膏）治疗肾弱、骨败、瘦弱；鸡头羹粉（鸡头粉及羊脊骨一付，生姜汁一合，合入五味和做羹）治湿痹腰痛；鹿蹄汤（鹿蹄四只，陈皮、草果各6g，共煮烂）治疗腰脚疼痛风虚；羊肚羹（羊肚、粳米、葱白、豆豉、蜀椒、生姜）治疗反胃呕吐等，这些都是典型的药膳方。除了谈到对疾病的治疗，还首次从营养学的观点出发，强调正常人应加强饮食营养的摄取，用以预防疾病，并详细记载了饮食卫生、服用药食的禁忌及食物中毒的表现。此外《馔史》、《饮食须知》、《酒小史》、《饮食制度集》也有类似的记载。

七、明代时期

明代（1368～1644年）时期是中医药膳食疗进入更加完善的阶段。《本草纲目》中除了包含数以百计可供药用的食物外，还提出相当多的药膳食疗方，如酒煮熟乌鸡治风虚，赤小豆、豆腐等十来种食物治疗劳倦，诸米粥治脾胃症，羊肉加蒜薤作生食，各种鸡、鸡卵治虚寒痢，羊脂同阿胶煮粥治痢痛；还有用猪肉做脯炙食治噎口痢等。《救荒本草》记载了可供荒年救饥食用的植物414种，并将其详细描图，讲述其产地、名称、性味及烹调方法。《古今医统》，其中列有菜、汤、酒、醋、酱油、鲜果、酥饼、蜜饯的多种药膳食品；《易牙遗意》中收载有韭饼、薄荷饼、糖杨梅、荆芥糖、茴香汤、梅苏汤等多种药膳；《遵生八笺·饮馔服食笺》，其中列有汤品类32种，熟水类12种，粥糜类38种，果实粉面类18种，脯酢类50种，家蔬类64种，酿造类28种，甜食类58种，法制药类24种，神秘服食类44种；《养生方》记载了食疗方，如麦芽配雀卵烹制用于补虚，茯苓配乳猪烹制用于美容。此外还有《食疗便民》、《茶寮记》、《饮食须知》、《食治养老方》、《食物本草》（卢和）、《救荒野谱》、《食品集》、《瓜蔬疏》、《瓜蔬》、《夷门广牍尊生食品类选录十一种》、《茶董》、《饮撰服饰普》、《食饮录》、《野菜笺》、《食物集要》、《野草博录》、《食物宜忌》、《食物本草》（孟笨）、《食物本草》（姚可成）、《酒史》、《笺补神农食物本草》、《食史》、《茶录》、《茶谱》、《茶蔬》、《食经》、《饮书》、《野菜谱》、《随息居饮食谱》等。这一时期的药膳食疗学还有一个突出的特点，就是提倡素食的思想得到进一步的发展，如《粥谱》重视素食，这对于食疗、养生学的发展均有帮助。

八、清代时期

清代时期医家对药膳非常重视，强调食疗与节食对人生命的重要性。《老老恒言》尤其注意老年人的药膳防病养生，对老年人的食粥论述最详，曾提出"粥能益人，老年尤宜"，指出粥可分三品，上品"气味轻清，香美适口"，中品"稍逊"，下品"重浊"，并提出"老年有竟日食粥，不计顿，饥即食，亦能身体强健，享大寿"，书中共提出上品粥36种，中品粥27种，下品粥37种，其中上品粥类有：莲米粥、芡实粥、藕粥、杏仁粥、胡桃粥、菊花粥、枸杞叶粥、薄荷粥等；中品粥类有：茯苓粥、赤小豆粥、大枣粥、龙眼肉粥、牛奶粥等；下品粥类有：地黄粥、葱白粥、养肝粥、鲤鱼粥等，此是后代用于老年滋补、健脾益肾、治疗一般虚弱的常用粥品。此外还有《饮食篇》、《食鉴本草》、《食治秘方》、《食物本草会纂》、《食饮撰录》、《居常饮膳录》、《食愈方》、《颐生秘旨》、《古今治验食物单方》、《食宪鸿秘》、《食物本草备考》、《食物小录》、《食物考》、《随园食单》、《调疾饮食辨》、《养小录》、

《本草饮食谱》、《食物常用药物》、《诚斋食物记》、《粥谱》、《每日食物却病考》、《药饵食物辨性》、《食单》、《饮食考》等。

九、近现代

近年来，随着健康保健事业蓬勃发展，人民生活水平和生活质量不断提高，民众的养身保健理念发生了根本性的转变，未病先防、既病防变、病愈防复的全面预防思想更加深入人心。食疗药膳越来越受到人们的重视。上海在1985年成立了上海药膳协会，全国第一家食疗药膳专门研究室也在上海市中医院内由市卫生局正式批准成立；1994年北京举办首届亚洲药膳会议并出版了会议论文集；1995年，位于北京小汤山康复中心的北京国际药膳博物馆成立，与此同时，以周文泉先生为首组建的中国药膳研究会获批成立；2001年10月中国药膳研究会召开了全球华人厨师药膳烹调学术交流会。随着经济体制的改革，我国保健食品的研究和开发进入新的领域，其主要标志是：保健食品，康复研究中心，中国药膳专业学校的建立，药膳餐厅的普及，全国各地保健食品杂志和报刊的创办，电视台及电台开辟有"药膳"专栏，药膳书籍的大量出版。2014年，中医药膳食疗网（www.zyyssl.com）也对药膳进行了系统的归类分析。除此之外，药膳食疗在临床治疗上以中医药膳理论为指导逐渐得到应用。据资料显示，药膳在国外也深受人们的喜爱，特别是日本、朝鲜、德国等国家，把药膳食疗称为"蓝色疗法"、"天然疗法"、"非药物疗法"等。

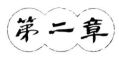

[中医药膳食疗的特点及分类]

一、中医药膳的特点

中医药膳食疗和中医其他临床学科一样，坚持以中医理论为应用基础，强调整体观念、辨证施膳，以烹调工艺为制作手段，达到可口、服食方便、滋补强身、促进健康的目的；重视药食同源药物和食物的使用，避免配伍禁忌及不良反应的发生。

1. 以中医理论为应用基础，辨证施膳

中医药膳食疗要以中医理论为指导思想，所以运用食疗药膳必须突出中医理论，中医讲究整体观念和辨证论治，中医食疗药膳的调配要遵循中药药性的归经理论、食物性味理论，注重五味与五脏关系，以脏补脏；提倡辨证用膳，因人、因时、因症施膳。

（1）同病异膳：同为感冒，风寒感冒，宜食辛温解表、宣肺散寒、清淡易消化药膳，如芫荽生姜汤、姜糖饮、生姜粥、防风粥、葱白粥等；风热感冒，宜食清热宣肺解表、清淡易消化药膳，如薄荷粥、银花饮、桑菊薄荷饮、芦根大米粥等；时疫感冒，宜食清热解毒解表药膳，如板蓝根绿茶、菊枯茶；体虚感冒，宜食益气解表药膳，如人参薄荷饮、五果茶等；暑湿感冒，宜食清热解表、祛暑利湿药膳，如绿豆粥、扁豆花粥、苦瓜茶等。

（2）异病同膳：如气血虚弱引起的闭经、痛经、胎漏、胎动不安等疾病，均宜食用补气养血的膳食。

（3）五味与五脏相结合：酸味食物乌梅、枸杞子用于肝阴不足；苦味食物苦瓜、莲子芯、绿茶用于心火上炎、内热之证；甘味食物大枣、山药用于脾胃虚弱、营养不良；辛味食物葱、姜、芫荽用于表证、肺气不宣；咸味食物甲鱼、海马用于肾虚。

（4）药膳食疗组合与应用都必须以中医理论为基本原则，强调是中药、食物、调味品的合理组合，而不是随意的搭配。

2. 以烹调工艺为制作手段

中医药膳以传统的烹调工艺为主要制作手段，充分发挥食物和药物的有效作用，使药膳既有一般食物营养的基本功能及色、香、味、形特征，同时也拥有防治疾病、增进健康、改善体质的重要作用。药膳的烹制方法有：煲、炖、炒、焖、蒸、煮、卤、炸、烧、烤、冒、泡、拌、粥、糕、汤、酒、饮等，烹制强调中药、食物、调味品的合理组合，通过调配及精细的烹调，以及现代烹饪技术在口感、色泽方面的不断改进，达到可口、服食方便。

3. 以滋补强身、促进健康为主要目的

药膳与治病服药不同，它是在治疗疾病期间，通过对症选择性地进食，对疾病加以调

养，改善风、寒、暑、湿、燥、火等因素对人体的影响，辅助药物发挥疗效。对于无病之人，用药膳调节机体阴阳、气血、津液，可起到防病强身、延年益寿之效。

4. 中医药膳食疗以预防为主

"治未病"是中医药膳食疗的重要思想。

（1）培养正气，提高抗病能力。要求饮食有节，顾护脾胃，食用山药、茯苓、薏苡仁、扁豆、大枣、益脾饼、八宝饭等健脾益气膳食。

（2）既病防变。早期诊治，如感冒以及外感病的初期，常用葱豉汤、香薷饮等药膳；控制疾病的转变，如脾湿痰浊型肥胖，常用荷叶减肥茶、荷叶粥等药膳。

二、中医药膳的分类

中医药膳种类繁多，一般按药膳品种、功效、治疗疾病的方法等方面分类。

1. 根据药膳的品种分类

有汤、菜肴、粥、膏、茶、药酒、饭食、汁饮、糖果、羹、糕等。

（1）汤：当归生姜羊肉汤、十全大补汤、赤小豆鲤鱼汤等。

（2）菜肴：韭菜花炒虾仁、海带炖豆腐、丁香鸡等。

（3）粥：山药粥、山楂枸杞粥、山药薏米芡实粥等。

（4）膏：龟苓膏、桂圆参蜜膏、五汁蜜膏等。

（5）茶：桑叶菊花茶、橘皮丁香茶、罗汉果茶等。

（6）药酒：乌梢蛇酒、鹿茸酒、桑葚枸杞酒等。

（7）饭食：山药茯苓包子、芡实饺子、马齿苋包子等。

（8）汁饮：山楂银菊饮、马齿苋藕汁、姜糖苏叶饮等。

（9）糖果：柿霜糖、姜汁糖等。

（10）羹：通乳羹、桂圆银耳大枣羹、杏仁荸荠藕粉羹等。

（11）糕：芡实八珍糕、开胃山楂糕、八仙糕等。

2. 根据药膳功效分类

（1）解表药膳：具有发散表邪、解除表证的作用，能使肌表之邪外散或从汗而解，适用于感冒以及外感病的初期。多选用辛味中药与食物、调味品组成药膳，如姜糖饮、葱豉汤、芫荽生姜汤、荆芥姜糖茶、荆芥薄荷粥等。

（2）清热药膳：具有清热、泻火、凉血、解热毒、退虚热、燥湿等作用，适用于表邪已解、内无积滞的里热证。多选用寒凉的中药与食物、调味品组成药膳，如清暑益气汤、鲜马齿苋粥、银花莲肉粥、鱼腥草炖猪排骨等。

（3）泻下药膳：具有滑润大肠、促进排便或引起腹泻等作用，适用于大便秘结、胃肠积滞、实热内结及水肿停饮等里实证。如麻仁紫苏粥、麻仁当归猪蹄汤、郁李仁赤小豆粥、麻子仁粥等。

（4）祛风湿药膳：具有祛除风湿、解除痹痛等作用，适用于风湿痹痛、筋脉拘挛、麻木不仁、腰膝酸痛、下肢痿弱，或热痹关节红肿。多选用辛散苦燥的中药与食物、调味品组成药膳，如乌梢蛇酒、薏米干姜粥、五加皮酒等。

（5）芳香化湿药膳：具有化湿运脾等作用，适用于脾因湿困、运化失职而致的脘腹痞满、呕吐泛酸、大便溏泻、食少倦怠、舌苔白腻，或湿热困脾之口甘多涎，以及湿温、暑湿、兼治阴寒闭暑等。多选用辛香温燥的中药与食物、调味品组成药膳，如三鲜茶、薏米芦根荷叶粥、砂仁羊肉汤等。

（6）利水渗湿药膳：具有通利水道、渗湿利水等作用，适用于小便不利、水肿、淋浊、黄疸、水泻、带下、湿疮、痰饮等水湿内盛之病证。多选用甘淡或苦、多寒凉或平的中药与食物、调味品组成药膳，如车前草薏米猪肚汤、五苓粥、薏苡仁粥等。

（7）温里散寒药膳：具有温里散寒、温经止痛、补火助阳或回阳救逆等作用，适用于里寒证，包括中焦寒证、心肾阳衰之亡阳证、肾阳虚证、寒滞肝脉之疝痛、风寒湿痹、经寒痛经等。多选用辛，或兼苦、或兼甘，性温热的中药与食物、调味品组成药膳，如当归生姜羊肉汤、羊肉肉桂汤、花椒姜糖水、肉桂粥等。

（8）理气药膳：具有疏畅气机，治疗气滞或气逆等作用，适用于脾胃气滞之脘腹胀痛、嗳气吞酸、恶心呕吐、腹泻或便秘，肝气郁滞之胁肋胀痛、抑郁不乐、疝气疼痛、乳房胀痛、月经不调，肺气壅滞之胸闷胸痛、咳嗽气喘等证。多选用辛、苦，气多芳香、性多偏温的中药与食物、调味品组成药膳，如陈皮佛手粥、橘红茶、玫瑰花粥等。

（9）消食药膳：具有消食化积、增进食欲等作用，适用于食积不化所致的脘腹胀满、嗳腐吞酸、恶心呕吐、大便失常及脾胃虚弱、消化不良等证。多选用味甘、性平的中药与食物、调味品组成药膳，如山楂糕、莱菔子粥、鸡内金粥等。

（10）驱虫药膳：具有驱除或杀灭肠道寄生虫等作用，适用于肠道寄生虫病，如蛔虫病、蛲虫病、钩虫病、绦虫病等。多选用苦，多入脾、胃或大肠经的中药与食物、调味品组成药膳，如榧子粥、榧子天冬饮、椒醋汤等。

（11）止血药膳：具有制止机体内外出血等作用，适用于咯血、咳血、吐血、衄血、便血、尿血、崩漏、紫癜及创伤出血等，兼治血热、血瘀、疮肿及胃寒等证。如槐花荆芥饮、小蓟齿苋粥、马齿苋槐花粥等。

（12）活血祛瘀药膳：具有通利血脉、促进血行、消散瘀血等作用，适用于血行不畅、瘀血阻滞所引起的多种疾病，如瘀血内阻之经闭、痛经、月经不调、产后瘀阻、癥瘕、胸胁脘腹痛、跌打损伤、瘀血肿痛、关节痹痛、痈肿疮疡等证。多选用辛苦，多归心、肝经而入血分的中药与食物、调味品组成药膳，如三七当归鸡、三七炖田鸡、桃仁粥、益母草瘦肉汤等。

（13）化痰止咳平喘药膳：具有祛痰或消痰，能减轻或制止咳嗽和喘息等作用，适用于外感或内伤所致的咳嗽、气喘、痰多，或痰饮喘息，或因痰所致的瘰疬瘿瘤、阴疽流注、癫痫惊厥等。多选用辛或苦，多入肺经，辛开宣散、苦燥降泄、温化寒清的中药与食物、调味品组成药膳，如罗汉果润肺汤、白芥子粥、白果炖雪梨、川贝蒸白梨、糖橘饼、瓜蒌饼等。

（14）安神药膳：具有安定神志等作用，适用于神志不安的病证，症见心悸、失眠、多梦、癫狂、惊痫等。多选用金石贝壳类，或为植物类，多入心、肝经的中药与食物、调味品组成药膳，如龙眼酸枣饮、莲子人参汤、酸枣仁小米粥、柏子仁炖猪心等。

（15）平肝息风药膳：具有平抑肝阳、息风止痉等作用，适用于肝阳上亢之头晕目眩、肝风内动、癫痫抽搐、小儿惊风、破伤风等证。多选用入肝经，介类或虫类药的中药与食物、调味品组成药膳，如天麻木耳汤、夏枯草煲猪肉、菊楂决明饮、天麻鱼头汤等。

（16）补气药膳：具有补气以增强脏腑功能活动等作用，适用于脾气虚之食少便溏、神疲乏力、脱肛，以及肺气虚之少言懒语、久咳虚喘、易出虚汗等气虚证。多选用甘温的中药与食物、调味品组成药膳，如山药茯苓包子、人参莲肉汤、参枣米饭、十全大补汤、八珍糕、八宝鸡汤等。

（17）补血药膳：具有养血，兼能滋阴等作用，适用于血虚、阴血亏虚、女性月经量少、延期甚至闭经等证。多选用甘温或甘寒不一，能补充人体血之不足及体内被耗损的物质，改善和消除精血不足证候的中药与食物、调味品组成药膳，如归参炖母鸡、菠菜猪肝汤、归芪蒸鸡、十全大补汤、八珍糕、八宝鸡汤等。

（18）补阴药膳：具有滋阴补液，兼能润燥等作用，适用于心悸健忘、失眠多梦，干咳少痰、潮热盗汗，虚劳、遗精、女子月经量少诸证。多选用甘凉滋润的中药与食物、调味品组成药膳，如百合粥、沙参麦冬瘦肉汤、洋参雪耳炖燕窝、生地麦冬饮等。

（19）补阳药膳：具有温脾养肾、助阳化湿等作用，适用于肾阳不足之畏寒肢冷、阳痿遗精、宫冷不孕、夜尿频多，以及脾肾阳虚之泄泻、肺肾两虚之喘嗽等阳虚证。多选用温热燥的中药与食物、调味品组成药膳，如干姜粥、当归生姜羊肉汤、巴戟蒸狗肉、姜附炖狗肉等。

（20）收涩药膳：具有收敛固涩等作用，适用于久病体虚、正气不固所致的自汗、盗汗、久泻、久痢、遗精、滑精、遗尿、尿频、久咳、虚喘，以及崩漏、带下不止等滑脱不禁之证。多选用酸涩，主入肺、脾、肾、大肠经的中药与食物、调味品组成药膳，如乌梅粥、肉豆蔻饼、莲子粥等。

（21）养生保健药膳：本类包含各种保健药膳，如益智药膳，有酸枣仁粥、柏子仁炖猪心等；明目药膳，有决明子鸡肝汤、菊花枸杞茶等；聪耳药膳，有磁石粥、枸杞甲鱼汤等；增白祛斑药膳，有白芷茯苓粥、珍珠拌平菇等；生发乌发药膳，有黑芝麻山药糕、乌发蜜膏等。

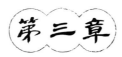

[中医药膳食疗的应用原则及禁忌]

一、中医药膳食疗的应用原则

1. 因证施膳

药膳食疗应遵循辨证食膳原则，以证为选择不同药膳的重要依据，即"因证施膳"。如同为虚劳，血虚者宜选用龙眼肉、阿胶、黑芝麻、当归及补血药膳等；阴虚者宜选用玉竹、百合、枸杞子、桑葚、黄精及补阴药膳等；气虚者宜选用黄芪、山药、人参及补气药膳等；阳虚者宜选用巴戟、鹿茸、菟丝子及补阳药膳等。

2. 因时施膳

根据不同季节气候特点，来考虑药膳食疗的原则，称为"因时施膳"。传统医学根据四季气候的变化提出"用热远热"、"用温远温"、"用凉远凉"、"用寒远寒"的饮食原则，即当气候寒冷的季节则避免食用寒凉的饮食，天热时则避免食用温热的饮食。四季养生有一定的季节特点，春季养肝护肝，夏季清心火祛湿，长夏健脾祛湿，秋季滋阴润燥、养阴润肺，冬季温肾助阳。春季常用的药膳食疗方有淮扁茯苓炖瘦肉、桑菊薄竹饮、山药甘蔗羹、芫荽豆腐鱼头汤、上汤枸杞叶、面蒸夏枯草等；夏季常用的药膳食疗方有车前草赤小豆煲猪肚、清补凉煲老鸭、苦瓜黄豆煲排骨、绿豆薏米粥、木棉花土茯苓煲猪腱、冬瓜莲蓬薏米煲猪肉、赤小豆薏苡仁粥、冬瓜粥等；秋季常用的药膳食疗方有沙参麦冬炖瘦肉、玉参焖鸡、川贝秋梨膏、百合玉竹鲜淮山炖甲鱼、银耳百合羹等；冬季常用的药膳食疗方有当归老姜羊肉汤、巴戟蒸狗肉、韭菜花炒虾仁、生熟地煲脊骨、归地焖羊肉等。

3. 因人施膳

药膳的应用根据不同性别、年龄和生理病理阶段而有所不同，即"因人施膳"。如老年人多补少泻，多温少寒，注重脾肾，五脏兼顾，益气养血，调补阴阳。小儿阳常有余，阴常不足，脏腑娇嫩，易于出现热症、阳症。因此，小儿药膳调补以清淡为主，温补之法尽量少用。经期女性以补血活血为主，药膳应用宜温不宜寒，禁用或慎用性质寒凉之物。孕期女性以养血安胎、补益心脾为主。女性产褥期和哺乳期以补益气血、通经下乳为主。《伤寒杂病论》中以"人"（如"肥人"）、"家"（如"疮家"）、"有"（如"病人有寒"）、"旧"（如"旧微溏"）等词，提示患者是何种素质，强调用法用量要因人而异。

4. 因质施膳

根据不同体质来考虑药膳食疗的原则，称为"因质施膳"。中医学将体质分为平和、气虚、阴虚、阳虚、血虚、痰湿、湿热、气郁、血瘀、特禀等不同类型的体质。由于体质的不同，人体在对外环境的适应性、对疾病的易感性、对治疗的反应性以及临床症状和体征都存在一定差异，药膳食疗的应用也因而不同。

5. 因地施膳

根据不同区域的地理及环境特点，来考虑药膳食疗的原则，称为"因地施膳"。我国东西南北的饮食习惯差异很大，南方炎热、多雨潮湿，热能伤津，湿能伤脾，药膳食疗宜选用清热生津、健脾祛湿之品，如木棉花土茯苓煲猪腱、五指毛桃炖排骨、猪横脷鸡骨草汤、绿豆薏米粥等；北方气温寒冷、少雨、干燥，寒能伤人阳气，易使阳气不足，药膳食疗宜选用温补、滋润之品，如牛羊乳汁、当归老姜羊肉汤、巴戟蒸狗肉、甘草肉桂牛肉汤等。临证常见虽患病相同，因地理环境不同而用膳有别。如外感风寒证，北方严寒地区，用辛温解表药膳量大；南方温热地区，用辛温解表药膳量小。

二、中医药膳食疗的配伍禁忌

中医药膳食疗以滋补强身、促进健康为主要目的，药膳原料选择以平和、甘淡为主。中医药膳禁忌包括：药膳食疗禁用中药；患病期间禁忌；药膳原料（食物与食物，食物与中药）配伍禁忌；因季节、体质与地域的不同在应用方面的禁忌；饮食调配制备方面的禁忌等。药膳原料的选择，除遵守以上配伍关系外，还应注意"顺其志，问所便，问其所欲五味"。即为了加强药膳实际效果，可参考食膳者的喜好，制作成不同类型、不同口味的药膳。

1. 药膳食疗禁用中药名单

八角莲、八里麻、千金子、土青木香、山莨菪、川乌、广防己、马桑叶、马钱子、六角莲、天仙子、巴豆、水银、长春花、甘遂、生天南星、生半夏、生白附子、生狼毒、白降丹、石蒜、关木通、夹竹桃、朱砂、米壳（罂粟壳）、红升丹、红豆杉、红茴香、红粉、羊角拗、羊踯躅、丽江山慈姑、京大戟、昆明山海棠、河豚、闹羊花、青娘虫、鱼藤、洋地黄、洋金花、牵牛子、砒石（白砒、红砒、砒霜）、草乌、香加皮（杠柳皮）、骆驼蓬、鬼臼、莽草、铁棒槌、铃兰、雪上一枝蒿、黄花夹竹桃、斑蝥、硫黄、雄黄、雷公藤、颠茄、藜芦、蟾酥。

2. 药膳食疗中的禁忌

《素问·五藏生成》云："多食咸，则脉凝泣而变色（伤心）；多食苦，则皮槁而毛拔（伤肺）；多食辛，则筋急而爪枯（伤肝）；多食酸，则肉胝䐃而唇揭（伤脾）；多食甘，则骨痛而发落（伤肾），此五味之所伤也。故心欲苦，肺欲辛，肝欲酸，脾欲甘，肾欲咸，此五味之所合也。"相应性味的膳食与脏腑具有促进和维护作用。《素问·宣明五气》云："辛走气，气病无多食辛；咸走血，血病无多食咸；苦走骨，骨病无多食苦；甘走肉，肉病无多食甘；酸走筋，筋病无多食酸。是谓五禁，无令多食。"《素问·生气通天论》云："味过于酸，肝气以津，脾气乃绝；味过于咸，大骨气劳，短肌，心气抑；味过于甘，心气喘满，色黑，肾气不衡。味过于苦，脾气不濡，胃气乃厚。味过于辛，筋脉沮弛，精神乃央。"清代王士雄所撰的《随息居饮食谱》提出：凡症见阴虚内热、痰火内盛、津液耗伤的病人，忌食姜、椒、羊肉之温燥发热饮食；凡外感未除、喉疾、目疾、疮疡、痧痘之后，当忌食芥、蒜、蟹、鸡蛋等发风动气之品；凡属湿热内盛之人，当忌食饴糖、猪肉、酪酥、米酒等助湿生热之品；凡中寒脾虚、大病、产后之人，西瓜、李子、田螺、蟹、蚌等积冷损之饮食当忌之；凡各种失血、痔疮、孕妇等人忌食慈姑、胡椒等动血之饮食……这些理论为今天的药膳食疗有指导意义。

（1）患病期间的膳食禁忌　主要包括：哮喘、过敏性皮炎、肝炎、疥疮等病人，不宜食用鸡、羊、猪头肉、鱼、蟹、虾、韭菜、发菜等；脾胃虚寒、腹痛腹泻患者，忌食生冷之品；风热、痰热患者，忌食腥膻之品；内热和湿热患者，忌食辛辣之品；肝病不宜食用沙丁鱼、青花鱼、秋刀鱼、金枪鱼等鱼类以及生姜及松花蛋等；肝病忌辛辣；心病忌咸；水肿忌盐；骨病忌酸甘；胆病忌油腻；寒病忌瓜果；疮疖忌鱼虾；肝阳、肝风、癫痫、过敏、抽风病忌发物；头晕、失眠忌胡椒、辣椒、茶；外感未除、目疾、疮疡者，忌芥、蒜、蟹、鸡蛋；湿热内盛者，忌饴糖、猪肉、米酒；各种失血、痔疮、孕妇，忌慈姑、胡椒。

（2）药膳食疗中的"十八反"、"十九畏"　中药、食物、调味品相配合部分有可能产生毒性或不良反应。如药膳食疗中存在中药的"十八反"、"十九畏"，应禁用。

"十八反"：本草明言十八反，半蒌贝蔹及攻乌，藻戟遂芫具战草，诸参辛芍叛藜芦。第一句：本草明确地指出了十八种药物的配伍禁忌；第二句：半（半夏）蒌（瓜蒌）贝（贝母）蔹（白蔹）及（白及）攻击或与乌（乌头）相对；第三句：藻（海藻）戟（大戟）遂（甘遂）芫（芫花）都与草（甘草）不和；第四句：诸参（人参、丹参、沙参、元参等所有的参）辛（细辛）芍（赤芍、白芍）与藜芦相背叛。

"十九畏"：硫黄原是火中精，朴硝一见便相争。水银莫与砒霜见，狼毒最怕密陀僧。巴豆性烈最为上，偏与牵牛不顺情。丁香莫与郁金见，牙硝难合京三棱。川乌草乌不顺犀，人参最怕五灵脂。官桂善能调冷气，若逢石脂便相欺。大凡修合看顺逆，炮爁炙煿莫相依。即：硫黄畏朴硝，水银畏砒霜，狼毒畏密陀僧，巴豆畏牵牛，丁香畏郁金，川乌、草乌畏犀角，牙硝畏三棱，官桂畏赤石脂，人参畏五灵脂。

（3）药膳原料（食物与食物，食物与中药）配伍禁忌　常山不宜与葱同食；蜂蜜不宜与葱同食；地黄、首乌不宜与葱、蒜、白萝卜同食；羊肉不宜与荞麦面、西瓜、田螺、梅菜干、铜、丹砂、醋、半夏、菖蒲、栗子同食；狗肉不宜与大蒜、绿豆、姜、杏仁、泥鳅、黄鳝、菠菜同食；猪肉不宜与乌梅、桔梗、黄连、苍术、荞麦、鸽肉、鲫鱼、黄豆豉、豆类、羊肝、田螺、杏仁同食；猪血不宜与地黄、何首乌、黄豆、海带同食；猪心不宜与吴茱萸同食；猪肝不宜与荞麦、鱼肉、菜花、雀肉同食；红薯、白薯、山芋不宜与柿子、香蕉同食；韭菜不宜与菠菜、蜂蜜同食；山楂、石榴、木瓜、葡萄不宜与海鲜类、鱼类同食；芒果不宜与大蒜等辛辣物同食；牛肉不宜与栗子、韭菜、橄榄、蜜同食；鸡肉不宜与芥末、菊花、胡蒜、鲤鱼、狗肉、李子、虾同食；龟肉不宜与猪肉、苋菜同食；甲鱼不宜与桃子、苋菜、鸡蛋、猪肉、兔肉、薄荷、芹菜、鸭蛋、鸭肉、芥末、鸡肉、黄鳝、蟹同食；鲫鱼不宜与厚朴、麦冬、芥菜、猪肝同食；鲤鱼不宜与朱砂、狗肉、甘草、冬瓜同食；鳖肉不宜与猪肉、兔肉、鸭肉、苋菜、鸡蛋同食；蟹不宜与柿、梨、茄子、冰、柑橘、石榴、香瓜同食；山楂不宜与海味（包括鱼、虾、藻类）同食；苹果不宜与鹅肉、绿豆、白萝卜同食；白萝卜不宜与人参、木耳、橘子同食；胡萝卜不宜与白萝卜、酒、醋同食；鸡蛋不宜与柿子同食；白醋不宜与丹参、胡萝卜、茯苓同食；牛奶不宜与香蕉、韭菜、菠菜同食。

（4）药膳食疗中的其他禁忌　阳虚质不宜食用生冷寒凉之品，如西瓜、梨、藕、苦瓜；阴虚质不宜食用温热辛辣之品，如羊肉、狗肉、韭菜、辣椒、葱、蒜、葵花子；痰湿体质不宜食用肥甘油腻、厚味滋补及酸涩之品，如乌梅、石榴等；湿热质不宜食用羊肉、狗肉、鳝鱼、韭菜、生姜、辣椒、酒、胡椒、花椒、蜂蜜及火锅、烧烤之品等。

春季少食寒凉之品；夏季少食辛辣温热之品；秋季慎食辛辣煎烤之物，以免生热伤阴；冬季少食寒凉及过于辛燥之物，以免伤阳或滋生内燥。

妊娠禁忌或慎用：剧毒、性能峻猛、活血祛瘀、破气行滞、攻下通便、辛热及滑利类的膳食。

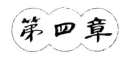

[药膳食疗的中医学理论]

中医药膳食疗是在中医药理论指导下，研究药膳基础理论与实际应用的一门学科。中医学理论体系的主要特点：一是整体观念；二是辨证论治。

一、整体观念

1. 整体观念的概念

所谓整体，即是指事物的统一性和完整性。中医学认为，人体是一个有机整体，构成人体的各个组成部分，在结构上是不可分割的，在功能上是相互协调、相互为用的，在病理上则相互影响，而且与自然界相互关联。这种内外环境的统一性和机体自身的整体性思想，称之为整体观念。

2. 整体观念的内容

包括人体是有机的整体、人与自然界的统一性、人与社会人文环境的整体统一性三个方面。

（1）人体是有机的整体　人体五脏以心为中心，通过经络系统，把五脏、六腑、形体、官窍等组织有机结合成统一体。它们通过精、气、血、津液的作用，来完成人体统一协调的机能活动。它们彼此之间相互沟通，任何局部都是整体的一个组成部分，与整体在形态结构上有着不可分割的关联。人体各脏腑、组织、器官发挥自己的功能作用，这些功能都是整体活动的组成部分，它一方面受整体活动的制约和影响，同时又对整体产生影响，从而表现出整体统一性。

中医学在阐述人体的生理功能、病理变化，以及疾病的诊断和治疗时，都贯穿着"人体是有机的整体"这一基本观点。如内脏有病可反映在相应体表官窍；脏与脏、腑与腑、脏与腑之间在发生病变时可借助于经络而相互传变等。诊断和治疗疾病时，察外知内，注重整体联系；探求病源，整体调节。通过观察五官、形体、色脉、舌象等，分析、判断内脏的病变所在，从而作出正确的诊断。治疗则依据局部病变与整体的联系及其传变规律，从整体上加以调治。

（2）人与自然的统一性　季节气候变化对人体的影响非常明显，伴随四时温热寒凉的变化，人体脏腑气血活动相应地进行调节以与之相适应。人体的脉象也会出现与季节相应的变化，昼夜晨昏的变化，人体亦随之产生相应的阴阳消长、营卫气血运行节律调节，以及机体活动的动静变化。地理环境的差异亦是影响人体的重要因素。不同地域的气候、地质、风俗、生活习惯等，在一定的程度上影响人体的生理机能，而形成体质的差异，反映了不同地域的人群具有各自鲜明的体质特征。人与天地相应，一方面受自然环境的影响，同时又能主动适应自然、改造自然，以利于更好地适应环境变化，减少疾病，保持健康状态。

（3）人与社会人文环境的整体统一性　人和社会关系密切，人生活在社会之中，社会环境可对人的机体和心理产生一定的影响。

二、辨证论治

1. 症、证、病的概念

症，指疾病的外在表现，即症状。病，即疾病的简称，指有特定的致病因素、发病规律和病理演变的异常病变过程，具有特定的症状和体征。从这个意义上讲，中医的"病"与西医的"病"是同一个意思。所谓"证"，是机体在疾病发展过程中某一阶段的病理概括，包括病变部位、原因、性质，以及邪正关系，能够反映出疾病发展过程中某一阶段的病理变化的本质，因而它比症状能更全面、更深刻、更准确地揭示出疾病的发展过程和本质。

2. 辨证与论治的概念

辨证论治，是中医学认识疾病和治疗疾病的基本原则。辨证论治也叫辨证施治，所谓"辨证"，就是将四诊（望、闻、问、切）所收集的资料、症状和体征，通过分析、综合，辨清疾病的原因、性质、部位，以及邪正之间的关系，从而概括、判断为某种性质症候的过程。所谓"论治"，又叫施治，则是根据辨证分析的结果，确定相应的治疗原则和治疗方法。辨证是决定治疗的前提和依据，论治则是治疗疾病的手段和方法。

关于辨病与辨证的关系，中医临床认识和治疗疾病，是既辨病又辨证，并通过辨证而进一步认识疾病。例如感冒是一种疾病，临床可见恶寒、发热、头身疼痛等症状，病属在表，但由于致病因素和机体反应的不同，则又常表现为风寒感冒和风热感冒两种不同的证。只有把感冒所表现的"证"是属于风寒还是属于风热辨别清楚，才能确定是选用辛温解表或是辛凉解表，给予适当的治疗。辨证决定了药膳食疗的方法，如阴虚内热、痰火内盛、津液耗伤，忌食姜、椒、羊肉等辛辣温热之品。

3. 同病异治与异病同治

所谓"同病异治"，即是指同一种疾病，由于发病的时间、地区及患者机体的反应不同，或处于不同的发展阶段，所表现证不同，因而治法就各异。所谓"异病同治"则是指不同的疾病，在其发展过程中，由于出现了相同的病机，因而也可以采用同一种方法来治疗。由此可见，中医治病主要不是着眼于"病"的异同，而是着眼于"证"的区别。所谓"证同治亦同，证异治亦异"，即是"同病异治"或"异病同治"的依据。如同是胃痛，有胃寒、食滞胃痛、肝气犯胃、肝胃郁热、脾胃虚寒等证的不同，所配给的汤膳亦有不同。对胃寒者，配以丁香姜糖、猪肚温胃汤等；对食滞胃痛者，配以鸡内金饼、开胃山楂粥等；肝气犯胃者，配以金橘饮、疏肝和胃饮；对肝胃郁热者，配以茵陈橘皮饮、石斛麦冬茶等；对脾胃虚寒者，配以砂仁粥、吴茱萸粥等。

三、阴阳学说

1. 阴阳学说的基本概念

阴阳，是对自然界相互关联的某些事物和现象对立双方属性的概括，即含有对立统一的概念。

宇宙间的任何事物，都包含着阴和阳相互对立的两个方面，如以天地而言，则"天为阳，地为阴"，由于天气轻清在上故属阳，地气重浊在下故属阴；以水火而言，则"水为阴，火为阳"，由于阴主静故相对静止的事物属阴，阳主动故剧烈欲动的事物属阳；以物质的运动变化而言，则"阳化气，阴成形"，即是指当某一物质出现蒸腾汽化的运动状态时则属阳的功能，出现凝聚成形的运动状态时则属阴的功能。一般来说，凡是剧烈运动的、外向的、上升的、温热的、明亮的，或属于功能方面的皆为阳；相对精致的、内守的、下降的、寒冷的、晦暗的，或属于有形的器质方面的皆属阴。阴和阳的相对属性引入于医学领域，即把对于人体具有推动、温煦、兴奋等作用的物质和功能，统属于阳；对于人体具有凝聚、滋润、抑制等作用的物质和功能，统属于阴。

事物的阴阳属性是相对的。其相对性表现在两个方面：其一，阴阳的可分性，即阴阳双方中的任何一方又可以再分阴阳，即所谓阴中有阳、阳中有阴。如昼为阳，夜为阴。白天则上午为阳中之阳，下午为阳中之阴；夜晚则前半夜为阴中之阴，后半夜为阴中之阳。其二，阴阳的相互转化性，即在一定条件下，阴阳可以发生相互转化，阴可以转化为阳，阳也可以转化为阴。如属阴的寒证在一定条件下可以转化为属阳的热证。病变的寒热性质变化，其证候的阴阳属性也随之改变。

2. 阴阳学说的基本内容

（1）阴阳的对立制约　阴和阳代表着相互对立又相互关联的事物属性。阴阳学说认为自然界一切事物或现象都存在着相互对立、相反相成的阴阳两个方面，如上与下、左与右、天与地、动与静、出与入、升与降、昼与夜、明与暗、寒与热、水与火等。阴阳两个方面的相互对立，主要表现于它们之间的相互制约、相互消长。阴阳双方相互制约和消长的结果，达到动态平衡，称之为"阴平阳秘"。如春、夏、秋、冬四季有温、热、凉、寒的气候变化，春夏之所以温热，是因为春夏阳气上升抑制了秋冬的寒凉之气；秋冬之所以寒凉，是因为秋冬阴气上升抑制了春夏的温热之气的缘故。这是自然界阴阳相互制约、相互消长的结果，生生不息之根本。

（2）阴阳的互根互用　阴和阳是对立统一的，二者既相互对立，又相互依存。

阴阳互根，是说阴和阳任何一方都不能脱离另一方而单独存在。每一方都以其相对的另一方的存在为自己存在的前提和条件。如上为阳，下为阴，没有上也就无所谓下；没有下，也就无所谓上。热为阳，寒为阴，没有热，就无所谓寒；没有寒，也就无所谓热等。阴阳在互根基础上的资生、促进的互用关系，称为阴阳的"互用"，是指阴阳在相互依存的基础上，某些范畴的阴阳关系还体现为相互资生、相互促进的过程。即所谓"阴阳又各互为其根，阳根于阴，阴根于阳，无阳则阴无以生，无阴则阳无以化"。阴阳的互根互用是事物发展变化的条件。就人体而言，不仅仅体现于机体火旺功能之间的相互依存关系，而且还体现于物质与功能之间的相互依存关系，二者之间互根互用的关系，保证了生理活动的正常进行。

此外，阴阳的互根互用，又是阴阳转化的内在根据。这是由于阴和阳是指相关事物的对立双方，或者指同一个事物内部的对立双方，因而阴和阳在一定的条件下，可以各自向着自己相反的方面转化。

（3）阴阳的消长平衡　阴阳的消长平衡，是事物运动变化的形式。阴阳消长的基本形式为：此消彼长，包括阴消阳长和阳消阴长；此长彼消，包括阳长阴消和阴长阳消。

人体在正常生理状态下，阴阳两个对立着的方面，也不是平平静静，各不相关地共处于一个统一体中。如物质与功能之间、兴奋与抑制的转化过程，都是处在相互制约、相互消长的动态之中的。如果只有"阴消阳长"而无"阳消阴长"，或只有"阳消阴长"而无"阴消阳长"，就是破坏了阴阳的相对平衡，导致阴阳的消长失调，形成阴或阳的偏盛或偏衰，对人体来说，也就是病理状态。此即"阴胜则阳病，阳胜则阴病。"由此可见，阴阳消长既可以用来说明人体的生理变化，又可用以分析病理变化，但两者在程度和性质上是有区别的。

（4）阴阳的相互转化　阴阳转化是阴阳学说明事物对立双方在一定的条件下，可以各自向其相反的方向转化的运动变化形式。阴阳学说认为，阴阳对立的双方，在一定的条件下，阴可以转化为阳，阳也可以转化为阴，各自向其相反的方向转化，即阴阳相互转化，一般都表现在事物变化的"物极"阶段。如果说"阴阳消长"是一个量变的过程，那么阴阳转化便是在量变基础上的质变。

阴阳对立双方之所以能够相互转化，是因为对立的双方已相互依附着向其对立面转化的因素，也即存在阴阳依存的关系，这就是事物转化的内在根据。如果没有这种内在根据，事物就不可能发生转化。同时，事物的转化，必须具备一定的外部条件。如果事物有转化的内在根据，而没有外部条件，那么也不能转化。事物转化的条件是各种各样的，随着事物的不同，其促进转化的内部和外部条件也各不相同。

阴阳的消长（量变）和转化（质变）是事物发展变化全程中密不可分的两个阶段，阴阳的消长是其转化的前提，而阴阳的转化，则是其消长发展的结果。

综上所述，阴和阳是事物的相对属性，因而存在着无限可分性。阴阳的对立制约、互根互用、消长平衡和相互转化，说明阴和阳之间的相互关系不是孤立的、静止不变的，它们之间是相互联系的。阴阳对立的两个侧面，必须以对方之存在为自己存在的前提，双方的消长运动是绝对的，双方的平衡则是相对的，双方的消长运动在一定条件下可以产生质的飞跃，从而形成阴阳的转化，这就是中医阴阳学说的全部内容。

3. 阴阳学说的临床应用

阴阳学说，贯穿在中医学理论体系的各个方面，用来说明人体的组织结构、生理功能、疾病在发生发展中的规律，并指导着临床诊断和治疗。

阴阳对立统一的观点认为，人体内部充满着阴阳对立统一的关系。人体所有组织结构，既是有机联系的，又可以划分为相互对立的阴阳两部分。人体脏腑组织，就部位来说，上部为阳，下部为阴；体表属阳，体内属阴。就其背腹四肢内外侧来说，则背属阳，腹属阴；四肢外侧为阳，内侧属阴。以脏腑来分，五脏属里，藏精气而不泻，故为阴；六腑属表，传化物而不藏，故为阳。五脏之中，又各有阴阳所属，即心、肺居于上部（胸腔）属阳，肝、脾、肾位于下部（腹腔）属阴。如具体到每一脏腑，则又有阴阳之分，即心有心阴、心阳；肾有肾阴、肾阳等。总之，人体组织结构的上下、内外、表里、前后各部分之间，以及内脏之间，无不包含着阴阳的对立统一。

（1）在疾病诊断中的应用　中医学认为人体的正常生命活动，是阴阳两个方面保持对立统一协调关系的结果。如以功能与物质相对而言，则功能属于阳，物质属于阴，人体的生理活动是以物质为基础的，没有物质的运动就无以产生生理功能。而生理活动的结果，又不断促进着物质的新陈代谢。因此，人体功能与物质的关系，也就是阴阳相互依存、相互消长的关系。如果阴阳不能相互为用而分离，人的生命也就终止了。中医学认为，疾病的发生是阴阳失去相对平衡，出现偏盛或偏衰的结果。尽管疾病的病理变化复杂多变，但均可以用"阴阳失调"、"阴胜则寒，阳胜则热；阳虚则寒，阴虚则热"来概括说明。机体的阴阳任何一方虚损到一定程度，常可导致对方的不足，即所谓"阳损及阴"、"阴损及阳"，以致最后出现"阴阳两虚"。阴阳失调而出现的病理表现，还可以在一定的条件下，各自向其相反的方面转化，即阳证可以转化为阴证，阴证可以转化为阳证。

诊法方面的应用：用阴阳的属性来分析四诊收集到的临床症状和体征。如以色泽的明暗分阴阳，鲜明者为病在阳分，色泽晦暗为病在阴分。以声息和呼吸气息的动态分阴阳属性，语声高亢洪亮、多言而躁动者，多属实、属热，为阳；语声低微无力，少言而沉静者，多属虚、属寒，为阴；呼吸微弱，多属于阴证；呼吸有力，声高气粗，多属于阳证。以脉象部位分阴阳，则寸为阳，尺为阴；以至数分，则数者为阳，迟者为阴；以形态分，则浮大洪滑为阳，沉小细涩为阴。

辨证方面的应用：阴阳是八纲辨证的总纲。在临床辨证中，首先要分清阴阳，才能抓住疾病的本质，做到执简驭繁。阴阳，大则可以概括整个病证是属阴证、属阳证，小则可分析四诊中一个具体脉证。同样阴阳也可用于外科病证的分类和诊断。属于阳证类型的疾病，如疖、痈、丹毒、脓肿等，多为急性感染性疾病，表现为红、肿、热、痛等症状；属于阴证类型的疾病，如结核性感染、肿瘤等，多为慢性疾病，表现为苍白、平塌、不热、不痛或隐痛等症状。

总之，无论望、闻、问、切四诊或辨证，都应以分别阴阳为首务，只有掌握住阴阳的属性，才能在临证中正确地辨别证候。

（2）在疾病治疗中的应用　阴阳学说用以指导疾病的治疗，一是确定治疗原则，二是归纳药物的性能。

① 确定治疗原则　由于疾病发生发展的根本原因是阴阳失调，因此，调整阴阳、补其不足、泻其有余、恢复阴阳的相对平衡，就是治疗的基本原则。

阴阳偏胜的治疗原则：阴阳偏胜，即阴或阳的过盛有余，为邪气有余之实证。治疗时采用"损其有余"的方法。阳胜则热属实热证，宜用寒凉药以制其阳，治热以寒，即"热者寒之"。阴胜则寒属寒湿证，宜用温热药以制其阴，治寒以热，即"寒者热之"。因二者均为实证，所以称这种治疗原则为"损其有余"，即"实则泻之"。若其相对一方出现偏衰时，则当兼顾其不足，配合以扶阳或益阴之法。

阴阳偏衰的治疗原则：阴阳偏衰，即阴或阳的虚损不足，或为阴虚，或为阳虚。阴虚不能制阳而致阳亢者，属虚热证，一般不能用寒凉药直折其热，须用"壮水之主，以制阳光"（《素问·至真要大论》王冰柱）的方法，即用滋阴壮水之法，以抑制阳亢之盛。若阳虚不能制阴而造成阴盛者，属虚寒证，不宜用辛温发散药以散阴寒，须用"益火之源，以消阴翳"（《素问·至真要大论》）的方法，即用扶养益火之法，以消退阳虚所生的阴寒。对阴阳偏衰的治疗，张景岳根据阴阳互根的原理，提出了阴中求阳、阳中求阴的治法，即是指在用补阳药时，须兼用补阴药；在用补阴药时，须加补阳药，以发挥其互根互用的生化作用。

总之，治疗的基本原则，是泻其有余，补其不足。阳盛者泻热，阴盛者祛寒；阳虚者扶阳，阴虚者补阴，以使阴阳偏胜偏衰的异常现象，复归于平衡协调的正常状态。

② 归纳药物的性能　药物的性能，主要依据其气（性）、味和升降浮沉来决定，而药物的气、味和升降浮沉，又皆可用阴阳归纳来说明，作为指导临床用药的依据。

药性：主要是指寒、热、温、凉四种，又称"四气"。其中寒凉属阴（凉次于寒），温热属阳（温次于热）。能减轻或消除热证的药物，一般属于寒性或凉性，如黄芩、栀子等。反之，能减轻或消除寒证的药物，一般属于温性或热性，如附子、干姜之类。

五味：就是辛、甘、酸、苦、咸五种味。虽另有淡味或涩味，但习惯上仍称为五味，其中辛、甘、淡属阳，酸、苦、咸属阴。

升降浮沉：升是上升，降是下降，浮为浮散，沉为重镇等作用。一般具有升阳发表、祛风散寒、涌吐、开窍等功效的药物，多上行向外，其性升浮，升浮者为阳；而具有泻下、清热、利尿、重镇安神、潜阳熄风、消导积滞、降逆、收敛等功效的药物，多下行向内，其性皆沉降，沉降者为阴。

总之，治疗疾病，就是根据病证的阴阳偏胜偏衰情况，确定治疗原则。再结合药物性能的阴阳属性，选择相应的药物，以纠正由疾病引起的阴阳失调状态，从而达到治愈疾病之目的。

四、五行学说

1. 五行的学说的含义

五行，即是木、火、土、金、水五种物质的运动。我国古代人民在长期的生活和生产实践中，认识到木、火、土、金、水是人类生存不可缺少的最基本物质，故五行最初称作"五材"。

五行学说，是在"五材"说的基础上形成的，在对木、土、火、金、水五种物质的朴素认识基础上，进行抽象而逐渐形成的理论概念。

木的特性：古人称"木曰曲直"。"曲直"，实际是指树木的生长形态，为枝干曲直，向上向外周舒展。因而引申为具有生长、升发、条达舒畅等作用的事物，均归属于木。

火的特性：古人称"火曰炎上"。"炎上"，是指火具有温热、上升的特性。因而引申为具有温热、升腾等作用的事物，均归属于火。

土的特性：古人称"土爱稼穑"。"稼穑"，是指土有播种和收获农作物的作用。因而引申为具有生化、承载、受纳等作用的事物，均归属于土。故有"土载四行"、"万物土中生，万物土中灭"和"土为万物之母"之说。

金的特性：古人称"金曰从革"。"从革"，是指"变革"的意思。引申为具有清洁、肃降、收敛等作用的事物，均归属于金。

水的特性：古人称"水曰润下"。是指水具有滋润和向下的特性。引申为具有寒凉、滋润、向下运行等作用的事物，均归属于水。

2. 五行相生相克

（1）相生　是指这一事物对另一事物具有促进、助长和资生的作用，由于五行之间存在着相互促进的联系，称之为五行相生。

五行相生的次序是：木生火，火生土，土生金，金生水，水生木。就五行相生关系来说，五行中的任何"一行"，都存在"生我"和"我生"两个方面的联系。《难经》中比喻为"母"与"子"的关系，即生我者为母，我生者为子。如以火行为例，生我者木，我生者为土，这样就称木为火之母，土为火之子。

（2）相克　是指这一事物对另一事物的生长和功能具有抑制和制约的作用。五行之间具有这种相克关系，就称为五行相克。

五行相克的次序是：木克土、土克水、水克火、火克金、金克木。就五行相克关系来说，五行中的任何一行，都有"克我"和"我克"两个方面的联系。《内经》中称作"所不胜"和"所胜"的关系，即克我者为所不胜，我克者为所胜。如以火行为例，克我者为水，我克者为金，这样就称水为火之所不胜，金为火之所胜。

相生与相克是不可分割的两个方面。没有生，就没有事物的发生和成长；没有克，就不能维持其正常协调关系下的变化和发展。正因为事物之间存在着相生和相克的联系，才能在自然界维持生态平衡，在人体维持生理平衡，故说"制则生化"。只有依次相生、依次相克，如环无端，才能生化不息，并维持着事物之间的动态平衡。

（3）相生相克的反常　相生相克一般用来说明事物的正常状态，当事物发生反常时，则用相乘相侮与子母相及的理论来说明。

相乘相侮：乘，即是以强凌弱的意思。五行中的相乘，是指五行中某"一行"对被克的"一行"克制太过，从而引起一系列的异常相克反应，也称为"过克"。侮，在这里是指"反侮"。五行中的相侮，是指由于五行中的某"一行"过于强盛，对原来"克我"的"一行"进行反侮，所以反侮亦称反克。五行之间的正常关系遭到破坏，引起相克的关系反常，凡以相克次序一致的叫做相乘，与相克次序相反的叫做相侮，又叫反侮。如木影响到土，是与相克次序一致的，就叫木乘土；木影响到金，是与相克次序相反的，就叫木侮金。导致相乘相侮的原因是，由于五行中某一行发生太过或不及，这样就引起一系列的异常相克反应。《素问·五运行大论》说："气有余，则制己所胜而侮所不胜；其不及，则己所不胜侮而乘之，己所胜而侮之。"这对相乘相侮产生的原因及其次序作了很好的说明。

子母相及：也叫子母相犯。及，影响所及。犯，侵犯。五行之间的正常关系遭到破坏，引起相生关系的反常，凡与相生次序一致的叫做母及子（母病及子），与相生次序相反的叫做子及母（子病犯母、子盗母气）。如木影响到火，是与相生次序一致，就叫母及子；木影响到水，是与相生次序相反的，就叫子病及母。

3. 五行学说的临床应用

（1）在疾病诊断中的应用　五行学说将人体的内脏分别归属于五行，以五行的特性来说明五脏的生理活动特点。如肝喜条达，有疏泄的功能，木有生长、升发的特性，故以肝属"木"；心阳有温煦的作用，火有阳热的特性，故以心属"火"；脾为生化之源，土有生化万物的特性，故以脾属"土"；肺气主肃降，金有清肃、收敛的特性，故以肺属"金"；肾有主水、藏精的功能，水有润下的特性，故以肾属"水"。

五行学说还用以说明人体脏腑组织之间生理功能的内在联系。如肾（水）之精以养肝，肝（木）藏血以济心，心（火）之热以温脾，脾（土）化生水谷精微以充肺，肺（金）清肃下行以助肾水，这就是五脏相互资生的关系。肺（金）气清肃下降，可以抑制肝阳的上亢；肝（木）的条达，可以疏泄脾土的壅郁；脾（土）的运化，可以制止肾水的泛滥；肾（水）的滋润，可以防止心火的亢烈；心（火）的阳热，可以制约肺金清肃的太过，这就是五脏相互制约的关系。

此外，人体与外界环境四时五气以及饮食五味等的关系，也都是运用五行学说来加以说明的。所以，五行学说应用于生理，就在于说明人体脏腑组织之间，以及人体与外在环境之间相互联系的统一性。

由于脏腑都具有五行的属性，因此从本脏所主的色、味、脉等外在的表现，可以用来诊断脏腑的疾病。如在诊断本脏病中，面见青色，喜食酸味，脉见弦象，可以诊断为肝病；面见赤色，口味苦，脉象洪，可以诊断为心火亢盛。脾虚的病人，面见青色，为木来乘土；心脏病人，面见黑色，为水来乘火等。也可从他脏所主的色、味、脉来诊断五脏疾病的传变情况。如脾虚病人，面见青色，脉现弦象，为肝病传脾（木乘土）；肺病之人，面见红色，脉现洪象，为心病传肺（火乘金）等。五脏中任何一脏有病，都可以传及其他四脏，用五行学说来分析，存在着相乘、相侮、母病及子和子病及母四种传变关系。再如从色与脉之间的生克关系来判断疾病的预后。如肝病面色青，见弦脉，为色脉相符。如不见弦脉，反见浮脉，则属相胜之脉，即克色之脉（金克木），为逆，主预后不良；若见沉脉，则属相生之脉，即生色之脉（水生木），为顺，主预后良好。其他四脏亦可据此判断。

（2）在疾病治疗中的运用　五行学说也用以说明在病理情况下，脏腑间的互相影响。如肝病可以传脾，是木乘土，脾病也可以影响肝，是土侮木；肝脾同病，互相影响，即木郁土虚或土壅木郁。肝病还可以影响心，为母病及子；影响肺，为木侮金；影响肾，为子病及母。肝病是这样，其他脏器的病变也是如此，都可以用五行生克乘侮的关系，说明它们在病理上的相互影响。掌握了五脏病变的传变规律以后，临床上除针对有病脏器进行治疗外，还要注意其可能被传及的脏器，采取预防性治疗措施，控制其传变。

根据相生规律确定治疗原则和方法，多用于母病及子或子病及母（即子盗母气）等病证。治疗原则为：虚则补其母，实则泻其子。治法主要有滋水涵木、培土生金、金水相生、益火补土等。

根据相克关系来确定治疗原则和方法，多用于因为相克关系紊乱而导致的乘侮病证。治疗原则为：抑强扶弱。治法主要有抑木扶土法、培土制水法、佐金平木法、泻南补北法等。五行归类表见表4-1。

表 4-1　五行归类表

五行	五味	五脏	五腑	五官	行体	五华	五液	五脉	情志	藏魂	五时	五补
木	酸	肝	胆	目	筋	爪	泪	弦	怒	魂	春	升补
火	苦	心	小肠	舌	脉	面	汗	洪	喜	神	夏	清补
土	甘	脾	胃	口	肉	唇	涎	缓	思	意	长夏	淡补
金	辛	肺	大肠	鼻	皮	毛	涕	浮	悲	魄	秋	平补
水	咸	肾	膀胱	耳	骨	发	唾	滑	恐	志	冬	温补

五、五脏

1. 心

心的生理功能主要有：一是主血脉，二是主神志，并且与舌、面等有联系。手少阴心经与手太阳小肠经在心与小肠之间相互络属，故心与小肠相为表里。

（1）主血脉，推动血液运行　所谓心主血脉，主要指心脏有推动血液在脉管内运行的作用。如果心气不足，则血脉不畅，导致心的血脉瘀阻，出现胸闷胸痛、口唇青紫、脉搏细弱或节律不整等症。心对血液的生成也有一定的作用。饮食物经过脾胃的消化吸收，将精微上输于心肺，经心肺的气化作用，而化生为血液。其中心对于血液的生成还有化赤的作用。因此，心脏的正常搏动和血液的正常运行，也有赖于全身血脉充盈。

（2）主神志，主管精神活动　心主神志，又称心主神明，或心藏神。即是指心有主管精神、意识、思维活动的功能。根据现代生理学的认识，人的精神、意识和思维活动，是大脑的生理功能，即大脑对外界客观事物的反映。在中医学的藏象学说中，将人的精神、意识、思维活动不仅归属于五脏，而且主要归属于心。心的气血充盈，则神志清晰、思考敏捷、精力充沛；如气血不足就会导致心神失常，出现心悸、失眠、健忘、多梦等症。

（3）开窍于舌，其华在面　从经络上说，心的气血上通于舌，从而保持了舌体的生理功能。心气的盛衰，血脉的盈亏变化，可以从面部的色泽反映出来。所以说心是"其华在面"。心血充盈，心气强健，则面色红润有光泽；如果心血不足，心气虚弱，则可见面色苍白无华。

2. 肺

在诸脏腑中，肺位最高，故称"华盖"。由于肺叶娇嫩，不耐寒热，易被邪侵，故又称"娇脏"。肺的主要生理功能是主气、司呼吸，主宣发肃降、通调水道。手太阴肺经与手阳明大肠经相互络属于肺与大肠，故肺与大肠相为表里。

（1）主气　司呼吸，一是肺主呼吸之气。人体是通过呼吸，使体内之气与自然界之气不断交换，以维持人体正常的生理功能。二是肺主一身之气，"肺朝百脉"，肺通过心脉使气散布全身，以营养各组织器官而维持它们的正常功能活动，若肺气不足，则会出现呼吸无力、咳喘气短等症。

（2）主宣发与肃降　肺主宣发，是指肺气有向上宣发和向外布散的作用。若肺气不能得到宣发而雍滞，则可见胸满胸闷、鼻塞、咳嗽痰多等症。肺主肃降指的是肺气有通降和清肃的作用，如果肺的肃降功能失常，造成肺气上逆，就会出现喘息、憋闷、咳嗽等症。

（3）主通调水道　肺对体内外水液的输布、运行和排泄起着疏通和调节的作用。肺主宣发，使水液向上向外布散全身，外送皮毛，起滋润濡养作用，同时代谢后的水液在卫气的作用下生成汗液，排出体外。肺主肃降，使体内的水液不断向下输送，经过肾的气化作用，生成尿液排出体外。

（4）朝百脉，主治节　肺朝百脉是说全身的血液，都通过经脉而聚会于肺内，通过肺的呼吸，进行气体的交换，然后再输布到全身。所以，血液的正常循行，亦有赖于肺气的正常敷布和调节。

（5）开窍于鼻，其华在毛　鼻是肺呼吸的通道，与肺相通，所以称"鼻为肺窍"。如果肺气失和，可导致鼻塞、流涕、嗅觉失灵等症。肺脏通过宣发作用，把卫气和津液输布于体表，使周身皮肤、毛发、肌肉得到滋养，皮肤和毛发才能润泽、光亮，同时也能护卫肌表、抵御外邪。如果肺气虚弱，则容易感冒，可见自汗、气短、咳喘无力等症。

3. 脾

脾与胃同属于消化系统的主要脏器，而机体生命活动的维持和气血津液的生化，都有赖于脾胃运化的水谷精微，故称脾胃为气血生化之源、"后天之本"。足太阴脾经与足阳明胃经相互络属于脾胃，故脾和胃相为表里。

（1）主运化　一是运化水谷，食物中的水谷精微，要靠脾的运化功能，转输和布散到全身，如果脾不健运，则营养物质的消化、运输和吸收过程失常，出现腹胀、腹泻、食欲不振、消瘦、倦怠无力等症。二是运化水湿，主要指脾有调节水液代谢，防止水液在体内停滞的作用，如果脾气虚，运化水液的功能减弱，则导致水液代谢障碍，引发多余的水湿停滞于局部，出现痰饮、水肿、泄泻、腹水等症。

（2）主升　一是升清，即脾气将水谷精微物质上输于肺，再由肺宣发散布至全身。如果脾的升清作用失常，则导致清窍失养而出现头晕目眩等症。二是升举脏器，即脾气能维持脏器的位置相对固定，如果脾气的升托作用减弱，可导致内脏下垂。

（3）主统血　脾统血是指能够统摄血液，使其在脉道内正常运行而不致溢出脉外。如果脾气虚弱，统血的功能失常，就会出现便血、尿血、妇女崩漏、皮肤血斑等症，中医称之为"脾不统血"。

（4）主肌肉、四肢　脾主肌肉、四肢。当脾气健旺时，清阳之气遍布全身，所以四肢灵活，肌肉丰满、强健有力。若脾气不足，脾失健运，则会出现肌肉萎软、四肢倦怠、瘦弱无力等症。

（5）开窍于口，其华在唇　如果脾气运化正常，气血充足，则口唇就会红润光泽。所以说，脾"其华在唇"。如果脾失健运，就会出现食欲不振、不思饮食、腹胀、便溏、口腻、口甜、口淡乏味等症。

4. 肝

肝的主要生理功能是主疏泄和藏血，并且与筋、目等有密切联系。肝与胆，不仅是足厥阴肝经与足少阳胆经相互络属于肝胆之间，而且肝与胆本身也直接相连，互为表里。

（1）主藏血　肝是人体贮藏血液的器官。血可滋养肝脏本身，还可维持肝的阴阳平衡，制约肝阳，防止肝阳上亢。如果肝藏血的功能失常，会出现血液方面的病变，可见两眼昏花、干涩；筋肉拘挛，屈伸不利；妇女月经量少，甚至闭经等症。而如果肝气过于亢盛，肝不能藏血，就会导致各种出血病证，如吐血、呕血、衄血、妇女月经多甚至崩漏等症。

（2）主疏泄　一是调畅气机。气机的正常运行，全赖肝的疏泄功能，才能使得全身之气的升降出入畅达、协调。如果肝主疏泄的功能失常，气机也随之失调，人体则会出现肝气郁结，气不能推动血行，血流不畅，瘀阻于脉络，可见胸胁刺痛、月经不调。二是调节情志。人的情志活动，除与心有关外，还与肝的疏泄、舒展有关。如果肝失疏泄，气血失调，就会肝气抑郁，可见胸胁胀满、沉闷不乐、多疑善虑、月经不调等症，而肝气亢奋，可见急躁易怒、头晕目眩、失眠多梦、耳鸣耳聋等症。三是促进消化吸收。脾胃是具有消化功能的主要脏器，而肝的疏泄功能与脾胃的消化功能密切相关。肝的疏泄功能，一方面能调畅脾胃气机，使脾胃之气维持正常的升清降浊功能。另外，肝又能促进胆液的生成与排泄。胆液由肝之余气积聚而成，在肝的疏泄作用下，排入肠道，以助消化。

（3）主筋、其华在爪　筋即筋膜（包括肌腱）。肝血充盈，才能使肢体的筋膜得到充分的濡养，从而维持正常的运动。如果肝血虚少，血不养筋，可见肢体麻木、手足震颤、屈伸不利等症；如果邪热太盛，耗灼肝阴，则可见四肢抽搐、颈项强直、牙关紧闭等症。这些症状都被统称为"肝风"。"爪为筋之余"，肝血足，筋强力壮，则爪甲坚韧有光泽。肝血虚，则爪甲因失养而变薄变软，色泽枯槁，甚至变形。

（4）开窍于目　五脏六腑的精气，通过血脉的传运，都上注于目。但肝主藏血，肝血充足，双目才能润泽有神，所以说"肝开窍于目"。如果肝血不足，可见双目干涩、视物不明、夜视模糊等症；肝火上炎，可见双目红肿、赤痛、生翳等症；肝风内动，可见两目斜视、上视等症。

5. 肾

肾位于腰部，左右各一，腰为肾之府。肾在脏腑系统中，是一个极为重要的脏器，由于肾藏有"先天之精"，为脏腑阴阳之本，生命之源，故称为"先天之本"。

（1）主藏精，主生长、发育与生殖　藏精，是说肾对精气具有封藏作用。肾所藏的精气包括"先天之精"和"后天之精"。所谓"先天之精"，是指禀受于父母的生殖之精，它与生俱来，是构成胚胎发育的原始物质，并具有生殖、繁衍后代的基本功能。所谓"后天之精"，则是指维持人体生命活动的营养物质。即是出生之后，来源于摄入的饮食物，通过脾胃运化功能而生成的水谷之精气，主要分布于五脏六腑而成为脏腑之精气，以发挥其滋养濡润作用，而脏腑之精气经过代谢平衡后所剩余的部分，则亦被输注于肾，成为肾精的组成部分。"先天之精"与"后天之精"的来源虽然不同，但却同藏于肾，而构成精气。精气是构成人体的基本物质，也是人体生长发育及各种功能活动的物质基础。所以肾具有促进机体生长、发育和生殖的能力。

① 主生长、发育　人体的生、长、壮、老、已的生命过程，与肾中精气的盛衰密切相关。如幼年时期，肾中精气开始充盛，人体生长发育迅速，更换乳牙，头发亦逐渐茂盛；随着年龄的增长，肾中精气逐步旺盛，身体日益健壮，筋骨坚强，精神饱满，肌肉强壮，牙齿坚固，头发黑亮；待到老年，肾中精气逐渐衰减，人体逐渐衰老，不但生殖机能丧失，而且

头发斑白，牙齿动摇，耳聋失聪，面憔无华。

② 主生殖　人体的生殖机能主要与肾有关。一方面肾能藏精，肾精是人体胚胎发育的基本物质，是生命起源的物质基础；另一方面，肾精能化生"天癸"。所谓"天癸"，乃是一种能够促使生殖机能成熟的物质，由先天之精所化，在后天之精的滋养下成熟。随"天癸"的发生、发展和衰减，人体的生殖器官和生殖机能出现发育、成熟及衰退的同步变化。

（2）主水液　肾主水液，主要是指肾中精气的气化功能，对于体内津液的输布和排泄，维持体内津液代谢的平衡，起着极为重要的调节作用。肾的气化作用有赖于肾阳和肾气，肾之阳气的蒸腾汽化，使水液中清者上升，浊者下降。清者上升，是指含有营养物质的津液，在肾阳的蒸腾作用下，经三焦水道而上升复归于肺，布散周身；浊者下降，则指经过代谢后多余的水液，在肾的气化作用下，注于膀胱而为尿。尿液的生成和排泄，在维持体内津液代谢的平衡中又起着极其关键的作用，故说肾主水液。

（3）主纳气　肾主纳气是指肾有帮助肺吸气和降气的功能，所以有"肺主呼气，肾主纳气"的说法。如果肾气不足，固纳不力，就会导致肾不纳气，可见呼吸困难、呼多吸少、动则喘息等症。

（4）濡养温煦脏腑　肾中除藏有精气外，还有肾阴、肾阳。肾阴，对机体各组织器官起着滋养和濡润作用；肾阳，对机体各组织器官起着温煦和推动作用。二者之间相互依存、相互制约，维持着脏腑阴阳的相对平衡，是各脏阴阳的根本。所以，肾阴、肾阳又称为元阴和元阳、真阴和真阳。

（5）开窍于耳及二阴，其华在发　"肾气通于耳"，如果肾气虚少，则可见耳鸣、耳聋等症。二阴，指前阴与后阴。前阴有排尿与生殖的作用，后阴仅有排泄粪便的功能，所以有"肾司二便"的说法，如果肾气不足，可见小便不利、癃闭、尿频、遗尿、遗精、月经不调、不孕、大便干结、五更泄泻等症。肾藏精，精能生血，精足则血旺，血旺则毛发光泽滋润，故此说肾"其华在发"。因此，老年人肾气虚衰，则毛发变白、干枯、脱落。

在五脏中脾肾尤为重要，中医有"脾为后天之本，肾为先天之本"的说法。

六、六腑

六腑，即胆、胃、小肠、大肠、膀胱和三焦。六腑的功能与膳食的消化、吸收、排泄以及水液的代谢密切相关。

1. 胆

胆与肝直接相连，附于肝之短叶间，内贮胆汁。胆与肝又有经脉相互络属，故互为表里。胆的生理功能是贮藏和排泄胆汁，以助食物的正常消化。胆汁，为清净之液。味苦，色黄绿，由肝之精气所化生，汇集于胆，泄于小肠，以助水谷之纳化，故是脾胃运化功能得以正常进行的重要条件。

2. 胃

胃，又称胃脘，分上、中、下三部。上部称上脘，包括贲门部分；中部称中脘，即胃体部位；下部称下脘，包括幽门部分。胃的主要生理功能是受纳与腐熟水谷，胃以降为和。胃与脾又有经脉相互络属，故为表里。主要功能：一是收纳、腐熟水谷。胃中的水谷，经过胃气腐熟消磨，使水谷中的精微物质逸出并由脾运化至全身。如果胃功能失常，就会出现胃肠功能减弱引起的食欲不振、胃脘满闷等症。二是主通降。胃气以降为顺，胃气只有下行，才能把腐熟的饮食水谷下转入小肠，以便进一步的消化、吸收和排泄。如果胃的通降功能失常，或者出现胃失和降，可见脘腹胀满疼痛、口臭泛酸、大便不通等症；或者出现胃气上逆，可见恶心呕吐、嗳气呃逆等症。

3. 小肠

小肠是一个相当长的管道器官，位居腹中，其上口在幽门处与胃之下口相接，其下口在阑门处与大肠之上口相连。小肠的主要生理功能是受盛、化物和泌别清浊。小肠与心有经脉相互络属，故小肠与心相为表里。功能有以下两个方面：一是受盛化物。指小肠接受、盛纳胃腐熟的饮食物，消化和吸收其中的精微物质。如果小肠的受盛功能出现异常，可见腹部胀痛、大便溏泄等症。二是分清泌浊。小肠将经过小肠消化后的饮食物，分为水谷精微和食物残渣两个部分；将水谷精微吸收，并将食物残渣向大肠输送；小肠在吸收水谷精微的同时，也吸收了大量的水液，使无用的水液渗入于膀胱，故又称"小肠主液"。

4. 大肠

大肠接受小肠泌别清浊后的糟粕（食物残渣），吸收剩余的水液后，成为粪便，排出体外，故又有"大肠主津"之说。大肠是传导糟粕的通道。如果大肠传导糟粕的功能失常，就会导致大便排泄的异常。

5. 膀胱

膀胱位于小腹中央，为贮尿的器官。膀胱的主要生理功能是贮尿和排尿。膀胱和肾直接相通，二者又有经脉相互络属，故膀胱与肾相为表里。如果肾气不足，气化失常，不司膀胱开合，就会出现排尿不畅、小便不利，甚至癃闭等症；或者尿频尿急、小便失禁等症。

6. 三焦

三焦是上、中、下焦的总称，是六腑之一。上焦是指横膈以上的胸部，包括了心、肺两脏。其主要生理功能是主气司呼吸，主血脉，将饮食所化生的水谷精气敷布周身，如雾露一样滋养全身脏腑组织，故"上焦如雾"，为主气的升发和宣散。中焦是指横膈以下，脐以上的腹部，包括了脾胃在内。其主要生理功能是腐熟水谷、运化水谷精微，以"泌糟粕，蒸津液"为主，为升降之枢。故"中焦如沤"，为气血生化之源。下焦的部位是指胃以下的部位和脏器，如小肠、大肠、肾和膀胱等，均属于下焦。下焦的生理功能，以向外排出糟粕和水液为主，故谓"下焦如渎"。

三焦的生理功能主要是通行元气和运行水液两个方面。

（1）通行元气　元气以三焦为通行的道路，才能得以送达五脏六腑，充养全身，以推动全身脏腑组织的功能活动。

（2）运行水液　三焦有疏通水道、运行水液的功能。人体水液的代谢是由肺、脾、肾、膀胱等多个脏腑共同协作完成的。但必须以三焦为通道，通过三焦的气化作用，水液才能正常地输布、运行。

三焦有总司人体气化的功能，它是水谷精微生化和水液代谢的通路，与饮食物自受纳、腐熟，到精气的敷布，代谢产物的排泄，都有密切的关系。

七、五脏与六腑的关系

五脏与六腑的关系，实际上就是阴阳表里关系。脏属阴、腑属阳，脏为里、腑为表，一脏一腑、一阴一阳、一表一里相互配合，并有经脉相互络属，从而构成了脏腑之间的密切联系。即心与小肠、肺与大肠、脾与胃、肝与胆、肾与膀胱互为表里相属，或脏腑相合。

1. 心与小肠的关系

心与小肠通过经脉相互联系，心经属心络小肠，小肠属小肠络心。在生理上相互联系，小肠分别清浊，其清者可转化为心血。心主血脉，将气血输送于小肠，有利于小肠的受盛和化物。

在病理上，心与小肠互相影响传变，如心火炽盛，可以循经下移于小肠，引起小肠泌别清浊的功能失常，出现小便短赤、灼热疼痛甚或尿血等症。此即谓"心火移热于小肠"。反之，小肠有热，也可循经上扰于心，出现心烦、口舌生疮等症。

2. 肺与大肠的关系

肺与大肠亦通过经脉的相互络属而构成表里相合关系。在生理上，肺主肃降，肺气的下降可以推动大肠的传导，有助于糟粕下行。而大肠传导正常，腑气通畅，亦有利于肺气的下降。

在病理上，肺失清肃，津液不能下达，大肠失润，传导失常，可见大便干结难下；若肺气虚弱，推动无力，大肠传导无力，可见大便困难，中医称之为"气虚便秘"。反之，若大肠腑气不通，传导不利，则肺气壅塞而不能下降，出现胸闷、咳喘、呼吸困难等，是谓上窍不通则下窍不利，下窍不利则上窍为之闭塞。在治疗中，中医常通过通腑泄热治疗肺热咳喘，亦常采用宣降肺气治疗大肠腑气不通。

3. 脾与胃的关系

脾与胃通过相互络属而构成表里关系。脾与胃的相互配合，主要体现在如下三个方面。

① 脾主运化，胃主受纳，一纳一运，相互协调配合，共同完成饮食物的消化吸收及其精微的输布，以营养全身。在生理上，胃主受纳，饮食物进入胃腑之后，由胃进行腐熟，即初步消化，为脾的运化水谷精微提供了物质基础；而脾主运化，即消化、吸收、布散水谷精微，则又为胃的再一次受纳创造条件。在病理上，胃主受纳与脾主运化相互影响，胃之受纳失常则脾之运化不利，脾失健运则胃纳失常，出现恶心呕吐、脘腹胀满、不思饮食等，中医称为"脾胃不和"。

② 脾气主升，胃气主降，一升一降，相互协调。在生理上，脾气上升，则水谷之精微得以输布；胃气下降，则饮食水谷及其糟粕才得以下行。脾升胃降，气机调畅，方能维持饮食物消化吸收的正常进行。在病理上，脾升胃降相互影响。脾气不升，水谷夹杂而下，出现泄泻甚则完谷不化；胃气不降反而上逆，可见恶心呕吐、呃逆嗳气。

③ 燥湿相合。在生理上，脾属阴，喜燥而恶湿；胃属阳，喜润而恶燥，两脏燥湿相合，相互为用而协调共济，方能完成饮食物的腐熟和运化过程。

在病理上脾阳易损，而导致水湿不运；胃阴易伤，而致消化异常。在临床上亦应注意保护脾阳、胃阴。

4. 肝与胆的关系

胆附于肝，有经脉互为络属，因而构成表里关系。胆汁来源于肝之余气，胆汁的正常排泄和发挥作用，又依靠肝的疏泄功能。肝主疏泄，调畅情志；胆主决断，与人之勇怯相关。

肝胆之间相互作用，在病理上，若肝的疏泄功能失常，就会影响胆汁的分泌与排泄。反之，若胆汁排泄不畅，则亦会影响肝的疏泄。临床可见口苦、纳呆、腹胀、胁肋胀痛，甚或黄疸。此外肝胆病变还常引起精神、情志异常，可见多疑善虑、胆怯易惊等。

5. 肾与膀胱的关系

肾与膀胱通过经脉相互络属，构成表里关系。膀胱的贮尿和排尿功能，均依赖于肾脏的气化。肾气充足，则固摄有权，膀胱开合有度，以维持津液的正常代谢。

在病理上，肾的功能失常，常会影响到膀胱。如肾气虚衰，固摄无权，则膀胱开合无度，可见尿频、小便清长、遗尿，甚或尿失禁等；若肾阳虚衰，肾与膀胱气化不利，可见小便不利，甚或癃闭等。

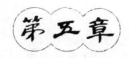

[中药的药性理论]

中药的药性理论包括四气、五味、升降浮沉、归经、有毒无毒等。

一、四气

四气，又称四性，即指药物具有的寒、热、温、凉四种药性。它反映药物影响人体阴阳盛衰和寒热变化的作用特点，是说明药物作用性质的重要概念之一。平性，是指药物寒热偏性不明显者。药性寒热温凉，是从药物作用于机体所发生的反应概括出来的，与所治疾病的寒热性质相反。四气的确定是以用药反应为依据，病证寒热为基准。温性、热性的药物一般具有发散风寒、温里散寒、补火助阳、温经通络、回阳救逆等作用；而寒性、凉性的药物则有疏散风热、滋阴、清热泻火、凉血、解热毒等作用。

寒性膳食原料有马齿苋、玉竹、决明子、百合、绿豆、蕨菜、生菜、空心菜等；凉性膳食原料有小蓟、余甘子、罗汉果、淡豆豉、小米、荞麦、小麦、大麦、枸杞菜；温性膳食原料有龙眼肉、肉豆蔻、佛手、糯米、平菇、黄花菜、芥菜、洋葱等；热性膳食原料有肉桂、干姜、高良姜、胡椒、羊肉、辣椒粉、芥末；平性膳食原料有山药、乌梢蛇、乌梅、火麻仁、黄豆、豌豆、蚕豆、芝麻、芋头等。

二、五味

五味是指中药所具有的酸、苦、甘、辛、咸五种与味相关的特性。除此之外还有淡味和涩味，但酸、苦、甘、辛、咸是与五行、五脏相配属的主要药味，所以一般称为五味。

1. 辛

能行、能散。能行是指辛味药物能促进气血流通，也就是行气消滞、活血化瘀的作用。能散是指辛味有发散表邪作用。表邪即指侵犯人体肌表的六淫之邪。辛味药多辛散燥烈，易耗气伤阴（津），故气虚、阴（津）亏、表虚多汗等不宜用。

辛味膳食原料有丁香、八角茴香、小茴香、白芷、芥菜、洋葱、韭菜、芫荽等。

2. 甘

能补、能和、能缓。能补是指甘味药具有补益作用，能补益人体的气血阴阳，或扶助人体正气、振奋脏腑功能，或滋补阴血的不足、改善虚弱状况。能和即"和中、调和诸药"。能缓指甘味具有缓和毒性、烈性，缓解痉挛、疼痛等作用。甘味性多腻滞，易助湿碍脾，古人有"中满忌甘"之说，即脾虚湿滞勿用甘味滋补之品。

甘味膳食原料有刀豆、小蓟、山药、山楂、代代花、玉竹、菜豆、小米、红薯、土豆等。

3. 酸

能收、能涩。能收能涩是指酸味药具有收敛固涩的作用，具体体现为止泻、敛汗、涩精、缩尿、止带、止血等制止人体阴液滑脱的效果，以及敛肺气而止咳嗽、收敛心神而安神等无形的作用。酸味药具有生津作用，可用于胃阴不足之口干舌燥、不思饮食、舌红少苔，或舌苔剥落等症，还可用于津液耗伤、筋脉失养而致的筋脉拘挛、屈伸不利之证。酸味药大多能收敛邪气，凡邪未尽之证均当慎用。

酸味膳食原料有山楂、马齿苋、乌梅、木瓜、苹果、桃、柚子、草莓、石榴等。

4. 苦

能泄、能燥、能坚。能泄即通泄、降泄和清邪。能燥指燥除湿邪，治疗水湿之证，由于湿症有寒湿、湿热的不同，故苦味药相应地分为苦寒燥湿和苦温燥湿两类。能坚用于肾阴亏虚导致的相火亢盛之证。此处的"坚阴"并不是苦味的直接效应，而是通过苦味的清泻火热作用而达到存阴液的目的。因苦燥易伤阴津，阴津不足者不宜用。苦寒之药易伤伐脾胃阳气，用量过大，或服用过久，易致脾胃阳虚，食欲不振、大便稀溏，故素体脾虚者亦当慎用。

苦味膳食原料有苦杏仁、郁李仁、栀子、香橼、黄花菜、枸杞菜、苦瓜、莴笋、芹菜等。

5. 咸

能下、能软。能下指咸味具有泻下作用，用于热结大肠、大便秘结不通。能软指咸味药能软坚散结，用于消除瘿瘤、瘰疬、痰核、疮痈、肿块等。

咸味膳食原料有决明子、牡蛎、昆布、菊苣、海参、淡菜、田螺、带鱼、海蜇等。

6. 淡

能渗、能泄。能渗能泄是指淡味能渗泄水湿，具有利尿渗湿的作用，用以治疗痰饮、湿浊、水肿、小便不利等证。

淡味膳食原料有白扁豆花、茯苓、淡竹叶、薏苡仁、冬瓜、菜豆、银耳、芦笋等。

7. 涩

收敛固涩。由于酸味和涩味功用基本相同，故常酸涩并称。

涩味膳食原料有乌梅、白果、余甘子、沙棘、芡实、莲子、高粱、菠萝、柿子等。

8. 芳香味

在药膳中还有芳香味，芳香味的中药具有化湿醒脾、开窍醒脑、辟秽化浊等。如草果、藿香、芫荽、香椿、茴香等。

三、升降浮沉

升降浮沉反映药物作用的趋向性，这种趋向与所疗疾患的病势趋向相反，与所疗疾患的病位相同。凡花、叶类质轻的药多主升浮，如菊花、桑叶、金银花、薄荷、辛夷等；种子、果实及矿物、贝壳类质重的药多主沉降，如苏子、枳实、熟地黄等。凡气味薄者多主升浮，如苏叶、银花；气味厚者多主沉降，如熟地黄、大黄等。凡性温热、味辛甘的药为阳性，多主升浮，如桂枝、葱、姜、花椒等；而性寒凉、味酸苦咸的药为阴性，多主沉降，如杏仁、莲子、冬瓜等。升浮类药能上行向外，分别具有升阳发表、祛风散寒、涌吐、开窍等作用，宜用于病位在上在表或病势下陷类疾病的防治；沉降类药能下行向内，分别具有泻下、清热、利水渗湿、重镇安神、潜阳息风、消积导滞、降逆止呕、收敛固涩、止咳平喘等作用，宜用于病位在下在里或病势上逆类疾病的防治。此外，升降浮沉与炮制和烹调有关，姜汁炒则散，酒炒则升，醋炒则收敛，盐水炒软坚下行。在复方配伍中，性属升浮的药物在同较多沉降药配伍时，其升浮之性可受到一定的制约。反之，性属沉降的药同较多的升浮药同用，其沉降之性亦能受到一定程度的制约。

四、归经

归是指药物作用部位的归属，经是指人体的脏腑经络。归经是药物作用的定位概念，就是把药物的作用与人体的脏腑经络密切联系起来，以说明药物作用对机体某部分的选择性，从而为临床准确用药提供依据。如热证有肺热、肝热等不同，治肺热咳喘，即选归肺经而善清肺热的黄芩、桑白皮等；治肝热或肝火证，即选归肝经而善清肝火的龙胆草、夏枯草等。

五、有毒无毒

有毒与无毒，从狭义上讲，是指药物用于人体后能否造成伤害而言。所谓狭义的"毒"，即指药物可以对人体造成伤害的性质。有毒的药物，大多性质强烈，作用峻猛，极易损害人体，常用治疗量范围较小、安全性低，药量稍微超过常用治疗量，即可对人体造成伤害。所谓广义的"毒"是指药物偏性的总称。孕妇、老幼及体弱者忌用或慎用毒烈之品。药食同源药物中"有毒"的有白果、蝮蛇、苦杏仁。

六、中药及药膳食疗配伍方法

1. 单行

即不用其他中药、食物、调味品等辅助，单独用一味中药制作药膳。如独参汤、参须茶、凉拌马齿苋。

2. 相须

性能功效相同的两种中药与食物、调味品合用，以相互增强作用。如山药配母鸡，能增强滋补作用；巴戟天炖狗肉，能增强壮阳功能；鲤鱼（利水消肿）与赤小豆（健脾利湿）炖煮，治疗肾病综合征，既能利小便消肿治其标，又能改善肾病的低蛋白血症治其本。

3. 相使

用一种中药或食物为主，配合其他中药、食物或调味品，以提高主药或主食物的功效。如生姜炖羊肉，加强温中以助散寒；黄芪与茯苓相配，补气以助利水；赤小豆蒸乌骨鸡，乌骨鸡补虚强壮为主，赤小豆健脾燥湿为辅，为肾炎久病水肿的良方；石膏竹叶粥用于中暑，石膏注重清热，再以竹叶清心热，米粥养阴，共凑疗效。

4. 相畏或相杀

不同性味功效的药食相配，用一味减轻另一味的不良反应或毒性，叫做相畏或相杀。如生姜与螃蟹相配，生姜能减轻螃蟹的寒性；海产品多有腥味，加醋或生姜等去腥；如扁豆中含有一种毒素，用大蒜可以减轻或消除等。

5. 相恶

一种中药或食物能降低另外一种中药或食物的功效。如人参恶萝卜，萝卜能耗气降气而降低人参补气功效；狗肉、羊肉配绿豆或冬瓜，冬瓜之寒凉，可降低狗肉、羊肉的温补；牛肉与栗子一起食用，栗子中的维生素C易与牛肉中的微量元素发生反应，削弱栗子的营养价值；猪肝与番茄、辣椒一起食用，番茄和辣椒富含维生素C，具有很强的还原性质，在猪肝含有铜元素存在时更容易氧化分解。这些药食因相恶而不易配伍组合。

6. 相反

两种药食相配合易产生毒性或不良反应。如中药中出现的"十八反"、"十九畏"。

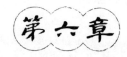

[药膳制作基本操作]

一、药膳原料的准备

1. 中药的炮制

净选：清除杂质、分离和清除非药用部位以适应药膳的应用。

去根或茎：用茎部分的药物一般需除去主根、支根、须根等非药用部位，如石斛、芦根、藕节等。用根部的药物往往需除去残茎，如防风。

去皮壳：一些药物的表皮（栓皮）及果皮、种皮属非药用部位（如桃仁、苦杏仁去皮），或果皮与种子两者作用不同（如白扁豆去皮），故除去或分离，以达到洁净药物或分离不同的药用部位。另一些药物外皮有一定毒副作用也应除去。

去毛：有些药物表面或内部常着生许多绒毛，服后会刺激咽喉引起咳嗽或其他有害作用，故需除去，消除其副作用。根据不同药物，去毛方法也不相同，如鹿茸的茸毛先用刀器基本刮净，再置酒精灯上稍燎一下，用布擦净毛茸。

去心：去心作用包括除去非药用部位（牡丹皮、地骨皮、巴戟天、五加皮的木质心不入药用，在产地趁鲜将心除去）、分离药用部位（莲子的心清心热，而莲子肉能补脾涩精，故需分别入药）。

去芦：芦又称芦头，一般指药物的根茎、叶茎等部位，习惯去芦的药物有人参、党参、桔梗、地榆、牛膝、续断等。

此外，还有去核、去瓤、去枝梗、去头尾足翅、去残肉等。

2. 食物的初步加工

食物的初步加工主要包括：禽类、畜类、水产品的加工，干货涨发，蔬果原料、调味品的准备等。

食物形状加工：①煮制中，冬瓜、凉瓜、佛手瓜等常带皮使用；青橄榄原粒使用；干菜宜剪成段，如菜干、剑花等；小的冬菇、猴头菇可原个使用，大的宜切成片。②焖制中，冬瓜、萝卜等宜切成长方块或三角形。

3. 原料的初步熟处理

根据原料的特性和菜肴的需要，用水或油对原料采用炟、飞水、滚、煨、炸等方法进行初步熟处理。如干莲子、鲜菇用沸水炟；动物内脏、鲜鱿鱼、肉料进行飞水；牛腩、猪肺、原个猪肚冷水滚；腰果、花生进行油炸等。

药膳食疗方中的中药和食物不能采用同一种方法烹调，或者药膳食疗方中的中药种类太多，中药的主要有效成分不易溶出时，中药和食物需单独预制作，以备合烹。

二、药膳制作方法

药膳制作主要有炖、焖、蒸、煮、熬、炒、卤、炸、烧、煨、粥、酒等方法。

1. 炖

炖是将中药与食物加清水，放入调味品，武火烧开，用小火或微火，煮至熟烂的烹调方法。要点为：腥膻味的原料入锅前，一定要在沸水锅内汆去血污或腥膻；药物一般用纱布包好，入锅前最好用清水浸漂几分钟；炖的时间一般掌握在 2 ～ 3h 左右；炖法适用于肌纤维粗韧的肉类和耐长时间加热的原料或药料。其特点是原汁原味，质地软烂，如十全大补汤、黄芪鹌鹑。

2. 焖

焖是先将药物和食物用油炝加工后，加入汤水和调味品，用文火焖至酥烂的烹制方法。要点为：先将原料切成小块；油炝之前，应先将锅中油炼至适当温度；油炝之后，再加入药物、调料、汤汁，切记盖紧锅盖；用文火焖熟。其特点是酥烂、汁浓、味厚，如枣杏焖鸡、参芪鸭条。

3. 蒸

蒸是利用水蒸气加热来烹制药膳的方法。将原料经炮制加工后放入耐高温容器内，加入调味品，加汤汁或清水（不加汤汁或清水者为旱蒸），待水沸武火时上笼蒸熟（笼内温度可高达120℃以上），火候视原料的性质而定。要点为：一般不易蒸熟烂的药膳可用武火，需保持形状和色泽美观的用中火慢蒸；有些药膳在蒸熟后还要进行第二次调味，如整条鱼、鸡等。

蒸法有：①粉蒸，拌好药、食物后再包米粉上笼蒸，如荷叶粉蒸鸡等；②包蒸，拌好药、食物后用菜叶或荷叶包严上笼蒸，如荷叶凤脯；③封蒸，拌好药、食物后置容器中加盖，湿绵纸封严上笼蒸，如虫草鸭子等；④清蒸，即清炖，与隔水炖法相似，将药物和食物放在容器中，加调料、白汤或清水上笼蒸，如田七鸡等；⑤扣蒸，拌好药、食物后排放在特定容器内上笼蒸（其法分明扣、暗扣，明扣为面形朝上排成，暗扣为面形朝下排成），蒸好后再翻扣在汤碗中，如参蒸鳝段、天麻鱼头等；⑥气锅蒸，拌好药、食物后放在一种特制的土陶气锅内蒸制的方法，此种锅的底部中心有一气筒直通锅内，蒸汽由气筒冲入锅内的原料中，由于上面有盖，这样蒸汽一方面充当热量传递的媒介，另一方面蒸汽与原料结合后的生成物又随水汽凝沉于锅中，其特点是有利于保持原汁和药性，如虫草气锅鸡等。

4. 煮

煮是将中药和食物一起放入适量汤汁或清水中，并用武火烧沸，再用文火煮熟的烹调方法。要点为：煮的时间比炖的短，适用于体小、质软的材料。其特点是口味清鲜。

5. 熬

熬是将药物食物经初加工炮制后，入锅加清水，用武火烧沸后加入调料，再改用文火熬至汁稠烂熟的烹制方法。要点为：将原料用水涨发，择去杂质，撕成小块；武火烧沸后撇净浮沫，再用文火；所需时间比炖更长，一般都在3h以上；多适用于烹制含胶质重的原料。其特点是汁稠味浓。

6. 炒

先将油锅烧热后，倒入药膳原料，用武火快速翻炒至熟的一种烹调方法。要点为：使用中药汁液入药膳炒的，可先用药液调拌食物，或将药液直接加入锅内，或成膳后勾汁，炒时先烧热锅，用油滑锅后，再注入适量的油烧至适当温度，下入原料用手勺或铲翻炒，动作要迅速，炒熟或断生即成；直接可以食用的味美色鲜的药物也可以同食物一起炒成；芳香性的药物大多在临起锅时勾汁加入，以保持其气味芬芳。

炒法有：①生炒，药食原料不上浆，先投入热油锅中炒至五六成熟，再放入配料一起炒至八成熟，加入调味品，迅速颠翻几下，断生即好，如生煸枸杞等。②熟炒，食物加工成半熟或全熟后，切成片、块，放入热油锅煸炒，先后加入药物、辅料、调味品和汤汁，翻炒几下即成。本法所制药膳特点是鲜香入味，如解暑酱包兔等。③滑炒，将食物和药物加工成丝、丁、片、条，用食盐、淀粉、鸡蛋调匀上浆后，放入武火热油的锅里迅速滑散翻炒，对汁投料，急火速成，本法所制药膳特点是滑嫩香鲜，如杜仲腰花等。④干炒，将食物和药物经刀工切制后，再调味拌渍（不用上浆），放入八成热的油锅中翻炒，待水气炒干微黄时，加入调料同炒，汁尽起锅，其特点干香脆嫩，如枸杞肉丝等。

7. 卤

卤是将经过初加工后的中药与食物，放入卤汁中，卤至熟透的烹调方法。要点为：卤汁的配制；卤汁每次使用过后，要注意保持清洁，避免腐败变质。其特点是味厚气香。

8. 炸

炸是将药膳原料加工调味后，挂糊或不挂糊，投入热油中，加热至熟或黄脆的方法。要点为：要求武火，油热，原料下锅时有爆炸声，掌握好火候，防止过热烧焦。

炸法有：①清炸，将食物生料或半生熟料加酱油、绍酒、食盐、调料和药汁后，下油锅炸，一般清炸的原料都不挂糊。本法所制药膳外脆里嫩，如山楂肉干等。②干炸，将药物和食物生料加调料拌渍后，经过药糊挂糊再下入油锅中炸熟。本法所制药膳里外酥透，如解暑酱包兔等。③软炸，将无骨食物切成形状较小的块、片、条，用调料、药粉调成浆挂糊后，下到五六成热的温油锅里炸制，本法讲究温度，不宜过高过低，以免发生烧焦或脱浆的现象。炸时避免粘连，炸到外表发硬（约七八成熟），然后用漏勺捞出，待油温升高后再炸一次。本法所制药膳的特点是略脆鲜嫩，如软炸淮山兔等。④酥炸，将原料加工（煮、蒸熟烂）后，在外挂上蛋和药粉调糊，下油锅炸至深黄色发酥即可。本法所制药膳特点是香酥肥嫩，如淮山肉麻丸等。炸法还有松炸、包炸等方法。

9. 烧

烧是先将药膳原料煸、炒或炸处理后，调味调色，再加入药物和汤或清水，武火烧开，文火焖透，烧至汤汁浓稠的方法。要点为：掌握好汤或清水的量，一次加足，避免烧干或汁多。其特点是汁稠味鲜。烧法有生烧、干烧等方法。

10. 煨

煨是用文火或余热将中药、食物进行较长时间烹制的方法。要点为：将药食炮制后置于容器中，加入调味品和适量水慢慢煨至软烂，特点是汤汁浓稠、口味肥厚；沿袭民间单方的烹制法，即烹制的药物和食物预先经过一定的方法处理，再用阔荷叶或湿草纸包裹好，埋入刚烧的草木灰中，利用草木灰余热将其煨熟。本煨法时间较长，过程中要添几次热灰。

11. 制药膳粥

将中药与米谷共同煮熬而成。要点：制药粥的方法主要分两种。一种是药、米同煮，适用于那些能够食用而且适宜和米谷同锅烹煮的中药。这类药粥不但效用显著，还能丰富药粥的滋味和形色，如莲实粥、苡仁红枣粥等。另一种是药、米分制，具体又分两种形式。

（1）提汁　即提取药物浓汁，再与米谷同煮粥。其法又分为"汁煮粥"和"粥掺汁"两种。"汁煮粥"，先将药物榨汁或提汁，再与米谷同煮，此法适用于不宜与米谷同煮的中药，如甘蔗粥、竹叶粥等；还适用于不能食用或者感官刺激太强的药物，如当归、川芎。"粥掺汁"，先将药物榨汁或提汁，待米谷煮熟成粥后，将药汁掺入粥内调匀，此法适用于鲜嫩汁多的中药，如生地黄粥等。

（2）打粉　将药物研末，待粥熟后，一边撒入药粉，一边搅匀，粥稠即可。主要适用于不宜久煮而又可以食用的中药，如荜茇粥等。其特点：简易方便，吸收快捷，不伤脾胃，老少皆宜，可作病愈体虚者调养之用，有的还能治疗或辅助治疗某些疾病，长期服用可滋补强壮，抗衰延年。

12. 制药酒

是指用白酒、黄酒浸泡中药而制成的澄清液体或中药等经过酿制成的酒。

要点为：先将药物适当初加工（如洗净、粉碎或切段等），再加入白酒；可根据具体情况选用浸渍法、渗滤法或其他适宜方法制酒剂，目前药膳餐厅大都采用浸泡法，工业生产上一般采用渗滤法。浸泡后，须再经静置、澄清、过滤、分装。有的在澄清后加入冰糖或蜂糖调味。其特点为：使药物之性借酒的力量遍布到身体的各部位，多用于治疗风湿痹痛以及气滞血瘀等证。

13. 其他制作方法

烤是将中药打粉和食物拌匀，加入调味品，用火烤制的烹调方法；拌是将食物和中药加入调料，拌匀的烹调方法；饭食类制作是以稻米、糯米、小麦面粉等为基本材料，加入具有补益且性味平和的药物制成的米饭和面食类食品；糖是将药物研粉，与白糖同放入锅内，加少量水，用中火熬成稠状液体，倒入容器内，凝固的烹调方法；糕是将药物和食物打粉，加入调料拌匀，经过烙、烤、蒸制而成的烹调方法；其他如熘、炝、腌、冻、烩、挂霜等烹调方法也是药膳常用的制作方法。

药膳制作过程中处理的方法还有煸炒（如菜软、辣椒、荷兰豆、芥蓝等）、干煸（如韭黄、银针等）、滚煨（笋料、鲜滚等）、泡油再煨（如西兰花等）及炸（如干果、雀巢等）等多种。

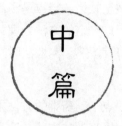

中篇

药膳食疗原料

第七章

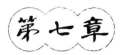

[食物原料]

第一节　谷粟豆类

黄豆

【来源】为豆科植物大豆的黄色种子。

【别名】黄大豆、枝豆。

【性味与归经】甘，平。归脾、胃、大肠经。

【功效应用】宽中导滞，健脾利水，解毒消肿。用于食积泻痢，腹胀食呆，疮痈肿毒，脾虚水肿，外伤出血。现有用于单纯性消化不良，下乳汁，寻常疣。

【用法与用量】30～90g，可煮食、炒食、油炸食等。

【按语】1.消化功能不良、慢性消化道疾病患者应少食大豆。2.患有严重肝病、肾病、痛风、低碘者应禁食。3.不宜多食，多食易胀气。

黑米

【来源】为禾本科植物菰的果实。

【别名】菰米、黑糯米、贡米、药米等。

【性味与归经】甘，寒。归胃、大肠经。

【功效应用】除烦止渴，和胃理肠，补肾健脾。用于心烦，口渴，大便不通，小便不利，小儿泄泻。

【用法与用量】煎汤，9～15g，可煮粥饭、蒸饭等。

【按语】1.黑米煮粥前浸泡至少一夜，且煮粥时完全煮烂可食用。2.消化不良者不宜食用未煮烂的黑米。

豌豆

【来源】为豆科豌豆属一年生草本植物豌豆的种子。

【别名】毕豆、冬豆、蜜糖豆、蜜豆、雪豆、寒豆、回回豆、荷兰豆、麦豆等。

【性味与归经】甘，平。归脾、胃经、大肠经。

【功效应用】和中下气，通乳利水，解毒。用于消渴，吐逆，泄利腹胀，霍乱转筋，乳少，脚气水肿，疮痈。

【用法与用量】60～125g，可用于炒食、煎食、蒸食、烩食等。

【按语】1.豌豆粒多食会发生腹胀，过食可引起消化不良、腹胀等。2.豌豆不宜加碱煮食（破坏维生素等营养成分）。

蚕 豆

【来源】为豆科植物蚕豆的种子。

【别名】胡豆、佛豆、罗汉豆、南豆、夏豆等。

【性味与归经】甘、微辛，平。归脾、胃经。

【功效应用】健脾利水，解毒消肿。用于膈食，水肿，疮毒。现有用于食少膈食等症。

【用法与用量】内服：煎汤，30～60g；或研末；或作食品（蚕豆亦粮亦蔬，干蚕豆可以作为主食，或炒或煮或炸，并可以制成许多副食品）。

【按语】1.蚕豆不宜与田螺同食。2.痔疮出血、消化不良、慢性结肠炎和尿毒症患者最好不食蚕豆。3.内服不宜过量，过量易致食积腹胀。4.对本品过敏者禁服。5.少数人食蚕豆可引起"蚕豆黄病"。

芋 头

【来源】属天南星科草本植物芋的根茎。

【别名】清芋、芋艿、毛芋等。

【性味与归经】甘、辛，平。归肠、胃经。

【功效应用】健脾补虚，散结解毒。用于脾胃虚弱，纳少乏力，消渴，瘰疬，腹中癖块，肿毒，鸡眼，疥癣，烫火伤，赘疣。

【用法与用量】60～120g，可制作菜肴、点心，也可作为主食蒸熟蘸糖食用。

【按语】支气管哮喘，气滞引起的胸闷、腹胀和两肋胀痛者忌食芋头。生芋头有小毒，不可食用，若芋头味发涩，也不能食用。多食滞气固脾，生食有毒，麻舌。

绿 豆

【来源】为豆科草本植物绿豆的成熟种子。

【别名】青小豆、植豆、宫绿、交豆等。

【性味与归经】甘，寒。归心、肝、胃经。

【功效应用】清热，消暑，利水，解毒。用于暑热烦渴，感冒发热，霍乱吐泻，痰热哮喘，头痛目赤，口舌生疮，水肿尿水，疮疡痈肿，风疹丹毒，药物及食物中毒。现有用于小便不利，淋沥涩痛，湿疹，皮肤瘙痒，痱子等症。

【用法与用量】内服煎汤，15～30g；大剂量用120g，或研末，或生研绞汁（可掺米煮饭作主食，也可直接煮汤，或与谷类配合煮粥食用）。

【按语】1.脾胃虚寒滑泄者慎服。2.忌用铁锅煮食绿豆。3.绿豆不宜煮得过烂，以免使营养素遭到破坏，降低清热解毒功效。不宜食用未煮烂的绿豆，未煮烂的绿豆不容易消化。

菜 豆

【来源】为豆科植物菜豆的荚果。

【别名】芸豆、四季豆、花豆、相思豆、老虎豆、祛湿豆、荷包豆、雪山豆等。

【性味与归经】甘、淡，平。

【功效应用】滋养解热，利尿消肿。用于暑热烦渴，水肿，脚气。现有用于便溏泄泻。

【用法与用量】煎汤，60～120g。内服煮食，适量（可煮可炖，可做糕点、豆馅、甜汤、豆沙等）。

【按语】1.夹生菜豆不宜吃，夹生菜豆可导致腹泻、呕吐。2.菜豆可造成胀肚，消化功能不良、有慢性消化道疾病者应尽量少食。

小 米

【来源】为禾本科植物粟子的种子，去壳即为小米。

【别名】粟米、稞子、秫子、黏子。

【性味与归经】甘、咸，凉（陈者苦寒）。归脾、胃、肾经。

【功效应用】和中，益肾，除热，解毒。用于脾胃虚热，反胃呕吐，腹满食少，消渴，泻痢，烫火伤。陈粟米：除烦，止痢，利小便。

【用法与用量】15～30g；或煮粥。小米可以酿酒、酿醋。

【按语】1.小米忌与杏仁同食，《日用本草》："与杏仁同食，令人吐泻。"2.小米和虾皮性味不和，同食会致人恶心、呕吐。3.不能与醋同食，醋中含有机酸，会破坏小米中的类胡萝卜素，降低营养价值。4.性凉，素体虚寒、小便清长者应少食。5.小米洗用时不要用手搓，忌长时间浸泡或用热水淘米。

红薯

【来源】为旋花科植物番薯的块茎。

【别名】番薯、红苕、白薯、山芋、地瓜等。

【性味与归经】甘，平。归脾、肾经。

【功效应用】补中和血，益气生津，宽肠胃，通便秘。用于脾虚水肿，便泄，疮病肿毒，大便秘结。现有用于维生素缺乏症，夜盲等症。

【用法与用量】内服：适量，生食或煮食。可作粉条、粉丝等。

【按语】1.湿阻中焦，气滞食积者慎服。2.煮熟的红薯应当趁热吃，切忌冷了再吃，否则难以消化。3.患有糖尿病、疟疾、腹胀等症者忌食。4.素体脾胃虚寒者不宜多食。(《本草纲目拾遗》)

土豆

【来源】为茄科草本植物马铃薯之块茎。

【别名】山药蛋、洋芋、土芋、马铃薯等。

【性味与归经】甘，平。归胃、大肠经。

【功效应用】和胃健中，解毒消肿。用于胃病，疟腮，痈肿，湿疹，烫伤。现有用于扁桃体炎、恶心呕吐等症。

【用法与用量】内服：适量，煮食或煎汤。

【按语】1.脾胃虚寒腹泻者应少食。2.霉烂或生芽较多的土豆均含过量龙葵碱，极易引起中毒，不能食用。

高粱

【来源】为禾本科一年生草本植物高粱的种仁。

【别名】蜀黍、番黍、蜀秫、秫米、木稷、芦粟、乌禾等。

【性味与归经】甘，涩，温。归脾、胃、肺经。

【功效应用】健脾止泻，化痰安神。用于脾虚泄泻，霍乱，消化不良，痰湿咳嗽，失眠多梦。现有用于喘咳等症。

【用法与用量】内服：煎汤，30～60g；或研末。

【按语】糖尿病有便秘现象者和体质燥热者不宜食用。

花生

【来源】为豆科植物落花生的种子。

【别名】落花生。

【性味与归经】甘，平。归肺、脾、胃经。

【功效应用】健脾养胃，润肺化痰。用于脾虚不运，反胃不舒，乳妇奶少，肺燥咳嗽，大便燥结。现有用于血小板减少性紫癜，小儿百日咳等症。

【用法与用量】内服：煎汤，30～100g；生研冲汤，每次10～15g；炒熟或煮熟食，30～60g。

【按语】1.易长青春痘者，不宜大量食用。2.体寒湿滞，肠滑便泄者慎服。3.霉花生有致癌作用，不宜食。

荞 麦

【来源】为蓼科植物荞麦的成熟种子。

【别名】乌麦、花荞、荞子、甜荞等。

【性味与归经】甘，微酸，寒。归脾、胃、大肠经。

【功效应用】健脾消肿，下气宽肠，解毒敛疮。用于肠胃积滞，泄泻，痢疾，绞肠痧，白浊，带下，自汗，盗汗，疮疡，丹毒，瘰疬，发背，瘰病，烫火伤。

【用法与用量】内服：入丸、散，或制面食服。是糖尿病患者的保健食品。

【按语】1.荞麦不宜与猪肉同食。2.脾胃虚寒者及肿瘤病人忌食荞麦。3.不宜久服。4.凡已服绿矾者忌服荞麦。

粳 米

【来源】为禾本科植物粳稻的种仁。

【别名】稻米、大米。

【性味与归经】甘、咸，平。归脾、胃、肺经。

【功效应用】补气健脾，除烦渴，止泻痢。用于脾胃气虚，食少纳呆，倦怠乏力，心烦口渴，泻下痢疾。

【用法与用量】内服：煎汤，9～30g；或水研取汁。

小 麦

【来源】为禾本科植物小麦的子粒。

【别名】冬小麦、白麦、淮小麦。

【性味与归经】甘，凉。归心、脾、肾经。

【功效应用】养心，益肾，除热，止渴。用于脏燥，烦热，消渴，泻痢，痈肿，外伤出血，烫伤。

【用法与用量】内服：小麦煎汤，50～100g；或煮粥。小麦面炒黄温水调服。

【按语】1.《纲目》："小麦面畏汉椒、萝菔。"2.《随息居饮食谱》："南方地卑，麦性黏滞，能助湿热，时感及疟、痢、疳、疸、肿胀、脚气、痞满、痧胀、肝胃痛诸病，并忌之。"3.未发酵的小麦不易消化，老人、小孩不宜多食。

玉　米

【来源】为禾本科植物玉蜀黍的种子。

【别名】包谷、包米。

【性味与归经】甘，平。归脾、大肠经。

【功效应用】调中开胃，利尿消肿。用于食欲不振，小便不利，水肿，尿路结石。现有用于慢性胃炎。

【用法与用量】内服：煎汤，30～60g；煮食或磨成细粉作饼。

【按语】脾胃虚弱者，食后易腹泻。

大　麦

【来源】为禾本科植物大麦的种子。

【别名】倮麦、牟麦、饮麦、赤膊麦。

【性味与归经】甘，凉。归脾、肾经。

【功效应用】健脾和胃，宽肠，利水。用于腹胀，食滞泄泻，小便不利。

【用法与用量】内服：煎汤，30～60g；或研末。可做汤、做粥、做面包等。主要用途是生产啤酒。

【按语】大麦性凉，故身体虚寒、大便溏薄者少食或不食。

糯　米

【来源】为禾本科植物糯稻的种子。

【别名】元米、江米、缎米。

【性味与归经】甘，温。归脾、胃、肺经。

【功效应用】补中益气，健脾止泻，缩尿，敛汗，解毒。用于脾胃虚寒泄泻，霍乱吐逆，消渴尿多，自汗，痘疮，痔疮。

【用法与用量】内服：煎汤，30～60g；或入丸、散；或煮粥。

【按语】凡发热，咳嗽痰黄，黄疸，腹胀之人忌食。糯米黏腻，若作糕饼，更难消化，故婴幼儿及老年人和病后消化力弱者忌食糯米糕饼。

燕麦

【来源】为禾本科燕麦属植物燕麦的子粒。

【别名】油麦、玉麦、铃铛麦、苏鲁、元麦、米麦、野麦、雀麦、杜老草、午腥草。

【性味与归经】甘，平。

【功效应用】止汗，催产。用于汗出不止，难产。

【用法与用量】内服：煎汤，15～30g。

黑大豆

【来源】为豆科植物大豆的黑色种子。

【别名】乌豆、枝仔豆、橹豆、料豆、零乌豆、黑豆。

【性味与归经】甘，平。归心、脾、肾经。

【功效应用】活血利水，祛风解毒，健脾益肾。用于水肿胀满，风毒脚气，黄疸水肿，肾虚腰痛，遗尿，风痹筋挛，产后风痉，口噤，痈肿疮毒，药物、食物中毒。

【用法与用量】内服：煎汤，9～30g。碾粉、浸酒、煮食、制丸均可。

【按语】1.脾虚腹胀、肠滑泄泻者慎服。2.黑大豆炒熟后热性大，多食者易上火，故不宜多食。3.忌与蓖麻子、厚朴、龙胆同食。

第二节　蔬菜类

蕨菜

【来源】为蕨科草本植物蕨菜的嫩苗。

【别名】蕨萁、龙头菜、蕨儿菜、猫爪子、拳头菜、鹿蕨菜等。

【性味与归经】甘、微苦，寒。归肝、胃、大肠经。

【功效应用】清热利湿，降气化痰，止血。用于感冒发热，黄疸，痢疾，带下，噎膈，肺结核咳血，肠风便血，风湿痹痛。现有用于脱肛，高血压，头昏失眠，慢性风湿性关节炎，产后痢疾。

【用法与用量】内服：煎汤，9～15g。研末，或煮食、炒食。

【按语】1.不宜生食、久食。2.脾胃虚寒及生疥疮者慎服。

卷心菜

【来源】为十字花科植物甘蓝的茎叶。

【别名】圆白菜、洋白菜、球甘蓝、包菜。

【性味与归经】甘，平。归肝、胃、肠经。

【功效应用】清利湿热，健胃通络，散结止痛。用于湿热黄疸，消化道溃疡疼痛，关节不利，虚损益肾补虚。现有用于胃、十二指肠球部溃疡，甲状腺肿大，甲亢。

【用法与用量】内服：绞汁饮，200～300ml；或适量拌食、煮食。

【按语】1.脾胃虚寒、腹泻以及小儿脾弱者不宜多食。2.腹腔和胸外科手术后、胃肠溃疡出血特别严重时及患肝病时不宜食用。3.忌切碎后冲洗。

豆芽菜

【来源】豆芽菜是黄豆芽、绿豆芽、黑豆芽、小豆芽的总称。

【别名】豆芽、巧芽、如意菜、掐菜、银芽、大豆芽等。

【性味与归经】甘，凉。归脾经。

【功效应用】清热消暑，解毒利尿。用于暑湿烦渴，酒毒，小便不利，目翳。黄豆芽健脾养肝；绿豆芽清热解毒、利尿除湿；黑豆芽养肾。绿豆芽现有用于白带，肾盂肾炎，尿道炎，热毒疮痈。

【用法与用量】内服：煎汤，30～60g；或捣烂绞汁或凉拌。

【按语】脾胃虚寒、腹泻者不宜过多食用，与生姜搭配食用，可去寒。

鸡腿菇

【来源】为白蘑科真菌的子实体。

【别名】刺蘑菇、鸡腿蘑。

【性味与归经】甘，平。

【功效应用】益胃，清神，安神除烦，消痔，降糖。用于食欲不振，神疲，痔疮，对糖尿病有辅助治疗作用。

【用法与用量】煎汤，30～60g；或入丸、散。炒食，炖食，煲汤均久煮不烂，口感滑嫩，清香味美。

生 菜

【来源】为菊科植物生菜的茎、叶。

【别名】莴苣、莴笋、蒿菜。

【性味与归经】苦、甘，凉。归胃经。

【功效应用】清热解毒，止渴。用于热毒疮肿，口渴。

【用法与用量】30～60g。生吃、炒食。

【按语】1.脾胃虚弱者慎服。2.适合女性、肥胖者、神经衰弱者和抵抗力低下者食用。3.生菜与大蒜搭配食用，有消炎去火的作用；与豆腐搭配食用，更加强其美肤、瘦身的功效；与蚝油搭配食用不仅味道鲜美，更有补脑益智的作用。4.生菜对乙烯极为敏感，易诱发赤褐斑点，保存时应远离苹果、梨和香蕉这些易释放乙烯的水果。

平 菇

【来源】为侧耳科植物侧耳的子实体。

【别名】杂蘑、北风菌、蚝菌等。

【性味与归经】甘，微温。归肝、肾经。

【功效应用】追风散寒，舒筋活络，补肾壮阳。用于腰腿疼痛，手足麻木，筋络不舒，阳痿遗精，腰膝无力。现有用于病后体虚，软骨病，高血压等症。

【用法与用量】内服：煎汤，6～9g。

【按语】平菇特别适合女性、儿童、心脑血管疾病患者、肝炎病患者和尿路结石患者食用。平菇是制作中药"舒筋散"的成分之一。用白糖水浸泡摘好的平菇片，不但能长时间保存，保持香味和水分，而且在烹饪时还有提鲜的作用。新鲜平菇用保鲜膜包裹后放冰箱冷藏，可保存3～7天，或用开水煮透，沥干水分后放冰箱冷冻室，可保存10～20天。

空心菜

【来源】为旋花科植物蕹菜的茎叶。

【别名】蕹菜、瓮菜、藤藤菜、竹叶菜、无心菜、空筒菜。

【性味与归经】甘，微寒。归肝、心、大肠、小肠经。

【功效应用】清热凉血，解毒利湿。用于鼻衄，便血，尿血便秘，淋浊，痔疮，痈肿，折伤，蛇虫咬伤。现有用于口臭，高血脂，高血压，糖尿病等症。

【用法与用量】60～120g，可炒或做汤。

【按语】体质偏寒、脾胃虚弱大便溏泻者不宜过多食用。

金针菇

【来源】为伞菌目白蘑科金针菇属，是一种菌藻地衣类。

【别名】金钱菇、朴菇、构菌、黄耳蕈。

【性味与归经】甘、咸，寒。归脾、胃、肾经。

【功效应用】补肝，益肠胃，抗癌。用于肝病，胃肠道炎症，溃疡，癌症。

【用法与用量】内服：煎汤，30～50g。

【按语】1.脾胃虚寒者慎服。2.金针菇不宜生吃。

西葫芦

【来源】为葫芦科植物菜瓜的果实。

【别名】茭瓜、白瓜、番瓜、美洲南瓜、夏南瓜等。

【性味与归经】甘，寒。归胃、小肠经。

【功效应用】除烦热，生津液，利小便，润肺止咳。用于烦热口渴，小便不利，水肿，口疮，肺燥咳嗽。

【用法与用量】内服：适量，生食；或煮熟。

【按语】1.生食过量损伤脾胃。2.脾胃虚寒者慎服。

茭　白

【来源】为禾本科植物菰的花茎经茭白黑白粉的刺激而形成的纺锤形肥大的菌瘿。

【别名】茭笋、菰笋、茭耳菜、绿节。

【性味与归经】甘，寒。归肝、脾、肺经。

【功效应用】解热毒，除烦渴，利二便。用于烦热，消渴，二便不通，黄疸，痢疾，热淋，目赤，乳汁不下，疮疡。现有用于便秘，心胸烦热，高血压，肺痈，酒皶鼻等症。

【用法与用量】30～60g。可凉拌，可与肉类、蛋类同炒，还可做成水饺、包子、馄饨的馅，或制成腌品。

【按语】1.脾虚泄泻者慎服。2.茭白不宜与蜂蜜一起食用。3.患泌尿系结石、滑精腹泻之人忌食。

猴头菇

【来源】为齿菌科植物猴头菌的子实体。

【别名】猴菇、猴头、猬菌、猴头菌、猴菌菇、刺猬菌等。

【性味与归经】甘，平。归脾、胃经。

【功效应用】健脾养胃，安神，抗癌。用于体虚乏力，消化不良，失眠，胃与十二指肠溃疡，慢性胃炎，消化道肿瘤。

【用法与用量】内服：煎汤，10～30g，鲜品30～100g；或与鸡鸭共食。

黄花菜

【来源】为百合科多年生草本折叶萱草的含苞欲放的花蕊。

【别名】金针菜、萱菜、忘忧草。

【性味与归经】苦、辛，温。归肝、脾、肾经。

【功效应用】利尿消肿止血，养血平肝。用于小便不利，水肿，淋病，吐血，衄血，大肠下血及肝血亏虚、肝阳上亢的头晕、耳鸣。现有用于孕妇少乳，停乳等症。

【用法与用量】内服：煎汤，6～9g。干黄花菜经开水泡后，可炒食，也可作汤食用。

【按语】1.有皮肤瘙痒症者禁止食用。2.支气管哮喘者忌食。

木 耳

【来源】为木耳科植物木耳的子实体。

【别名】黑木耳、云耳、树鸡、木娥、桑耳、松耳。

【性味与归经】甘，平。归肺、脾、大肠、肝经。

【功效应用】补气养血，润肺止咳，止血，降压，抗癌，清肠排石。用于气虚血亏，肺虚久咳，咳血，衄血，血痢，痔疮出血，妇女崩漏，高血压，眼底出血，子宫颈癌，阴道癌，跌打损伤。

【用法与用量】内服：煎汤，3～10g。炒食、凉拌均可。

【按语】虚寒溏泻者慎服。

银 耳

【来源】为银耳科银耳的子实体。

【别名】白木耳、桑鹅。

【性味与归经】甘、淡，平。归肺、胃、肾经。

【功效应用】滋补生津，润肺养胃。用于虚劳咳嗽，痰中带血，津少口渴，病后体虚，气短乏力。现有用于防治癌症放化疗期白细胞下降等症。

【用法与用量】内服：煎汤，3～10g。或炖冰糖、肉类服。

【按语】1.风寒咳嗽者及湿热酿痰致咳者禁用。2.糖尿病患者慎食。

枸杞菜

【来源】为茄科灌木植物枸杞的嫩茎叶。

【别名】枸杞苗、枸杞芽。

【性味与归经】苦、甘，凉。归肝、脾、肾经。

【功效应用】补虚益精，清热明目。用于虚劳发热，烦渴，目赤晕痛，降翳夜盲，崩漏带下，热毒疮肿。现有用于急性结膜炎，视力减退，五劳七伤，白带等症。

【用法与用量】鲜品60～240g。煮食、炒食、凉拌均可。

【按语】大便滑泄之人忌食。

芥 菜

【来源】为十字花科植物芥菜的嫩茎叶。

【别名】护生草、菱角菜、辣菜、黄芥、青菜、大芥、皱叶芥等。

【性味与归经】辛，温。归肺、胃、肾经。

【功效应用】利肺豁痰，消肿散结。用于寒饮咳嗽，痰滞气逆，胸膈满闷，砂淋，石淋，牙龈肿烂，乳痈，痔肿，冻疮，漆疮。现有用于鼻出血，膀胱结石，小便不通等症。

【用法与用量】内服：煎汤，10～15g；或用鲜品捣汁。

【按语】1.目疾、疮疡、痔疮、便血及阴虚火旺之人慎食。2.芥菜的全草提取物有催产作用，所以孕妇忌食用。3.过敏者禁服。

香 菇

【来源】为侧耳科植物香菇的子实体。

【别名】冬菰、冬菇、香信、合蕈、台蕈、菊花菇。

【性味与归经】甘，平。归胃、肝经。

【功效应用】扶正补虚，健脾开胃，祛风透疹，化痰理气，解毒，抗癌。用于正气衰弱，神倦乏力，纳呆，消化不良，贫血，佝偻病，高血压，高脂血症，慢性肝炎，盗汗，小便不禁，水肿，麻疹透发不畅，荨麻疹，毒菇中毒，肿瘤。

【用法与用量】内服：煎汤，6～9g，鲜品15～30g。煲汤、炒食均可。

【按语】1.脾胃寒湿气滞者禁服。2.香菇生成嘌呤物质较多，痛风者慎食。

洋 葱

【来源】为百合科植物洋葱的鳞茎。

【别名】葱头、玉葱、球葱、圆葱、胡葱、洋葱头。

【性味与归经】辛，温。归肺经。

【功效应用】健胃理气，解毒杀虫，降血脂。用于食少腹胀，创伤，溃疡，滴虫性阴道炎，高脂血症。现有用于食欲不振，风寒感冒，肺结核咯血，咳嗽痰多等症。

【用法与用量】30～120g。生食或烹食。

【按语】1.洋葱的香辣味对眼睛有刺激作用，多食易目糊和发病。2.洋葱性温，外感热证或阴虚内热者不宜食用。3.患瘙痒性皮肤病之人忌食。4.湿热者慎食。

丝 瓜

【来源】为葫芦科植物的鲜嫩果实。

【别名】天丝瓜、绵瓜、布瓜、天罗瓜、天吊瓜、纯阳瓜、倒阳瓜、天络丝等。

【性味与归经】甘，凉。归肺、肝、胃、大肠经。

【功效应用】清热化痰，凉血解毒。用于热病身热烦渴，咳嗽痰喘，肠风下血，痔疮出血，血淋，崩漏，痈疽疮疡，乳汁不通，无名肿毒，水肿。

【用法与用量】内服：煎汤，9～15g，鲜品60～120g；或烧存性为敷，每次3～9g。

【按语】1.脾胃虚寒、腹泻者不宜服。2.肾阳虚弱者不宜多服。

苦 瓜

【来源】为葫芦科攀援草本植物苦瓜的果实。

【别名】癞瓜、癞葡萄、凉瓜红姑娘、锦荔枝。

【性味与归经】苦，寒。归心、脾、肺经。

【功效应用】祛暑涤热，明目，解毒。用于暑热烦渴，消渴，赤眼疼痛，痢疾，疮痛肿毒。现有用于热痱，湿疹，小儿痢疾，糖尿病，肥胖等症。

【用法与用量】煎汤，6～15g，鲜品30～60g。又可炒、煎、烧、蒸、酿。

【按语】脾胃虚寒者慎服。

冬 瓜

【来源】为葫芦科植物冬瓜的果实。

【别名】白瓜、水芝、白冬瓜、地芝、东瓜、枕瓜。

【性味与归经】甘、淡，微寒。归肺、大肠、小肠、膀胱经。

【功效应用】利尿，清热，化痰，生津，解毒。用于水肿胀满，淋证，脚气，痰喘，暑热烦闷，消渴，痈肿，痔漏，并解丹毒、鱼毒、酒毒。

荸 荠

【来源】为莎草科植物荸荠的球茎。

【别名】乌芋、地栗、马蹄、凫茈、凫花、红慈姑等。

【性味与归经】甘,微寒。归肺、胃经。

【功效应用】清热生津,化痰,消积。用于温病口渴,咽喉肿痛,痰热咳嗽,目赤,消渴,痢疾,黄疸,热淋,食积,赘疣。现有用于高血压等症。

【用法与用量】内服:煎汤,60～120g;或捣汁,或浸酒。

【按语】1.荸荠性寒滑,且不易消化,食之过量令人腹胀,故小儿及消化能力弱者不宜多食;脾肾虚寒而无热者宜少食;血虚者慎服。2.荸荠最好煮熟食,生吃应用开水先略烫,以防感染姜片虫病。

竹　笋

【来源】为禾本科植物淡竹叶的嫩苗。

【别名】毛笋、毛竹、竹肉、竹胎、竹萌等。

【性味与归经】甘,寒。归胃、大肠经。

【功效应用】清热消痰,利尿消肿,健脾开胃。用于痰热咳嗽,痢疾,消化不良。现有用于糖尿病(肺热型),小儿泻痢脱肛,便秘等症。

【用法与用量】内服:煎汤,30～60g。

【按语】1.上消化道出血、消化道溃疡、食道静脉曲张、尿路结石者忌食。2.小孩和脾虚患者不适宜。

莴　笋

【来源】为菊科植物莴苣的根和叶。

【别名】莴苣、莴菜、千金菜等。

【性味与归经】苦、甘,凉。归胃、肠经。

【功效应用】利尿,通乳,清热解毒。用于小便不利,尿血,乳汁不通,虫蛇咬伤,肿毒。

【用法与用量】内服:煎汤,30～60g。还可腌制及制作泡菜。

【按语】脾胃虚弱者慎服。

芦　笋

【来源】为禾本科植物芦苇的嫩苗。

【别名】石柏、芦尖、龙须菜等。

【性味与归经】甘、淡,微寒。归心、肺、胃经。

【功效应用】清热生津,利水通淋。用于热病口渴心烦,肺痈,肺痿,淋病,小便不利，解食鱼、肉中毒。现有用于肺结核，肝癌等症。

【用法与用量】30～60g，可煎汤、煮食、炒食、生食。

【按语】1.脾胃虚寒者慎服。2.痛风病人不宜多食。3.芦笋含有丰富的叶酸，是孕妇的最佳蔬食选择。4.芦笋不宜生吃，否则可能引起腹胀、腹泻。5.芦笋中的叶酸很容易被破坏，所以若用来补充叶酸应避免高温烹煮，最佳的食用方法是用微波炉小功率热熟。

茄 子

【来源】为茄科植物茄的果实。

【别名】落苏、矮瓜、吊菜籽、茄瓜等。

【性味与归经】甘、酸，微寒。归肝、脾、胃、大肠经。

【功效应用】清热解毒，活血，消肿。用于肠风下血，热毒疮痈，皮肤溃疡。现有用于小便不利，水肿，肝炎，咳嗽等症。

【用法与用量】15～30g。茄子的食用方法有烧、炒、蒸、焖、油炸、凉拌、干制等。

【按语】1.《食疗本草》："不可多食，动气，亦发痼疾。热者少食之，无畏。患冷人不可食，发痼疾。"2.体质虚冷、脾胃虚寒、慢性肠滑腹泻及肺寒者慎食。3.茄子性寒，食时往往配以温热的葱、姜、蒜、香菜等。

苋 菜

【来源】本品为苋菜植物苋的茎叶。

【别名】青香苋、红苋菜、野刺苋、米苋等。

【性味与归经】甘，寒；（野苋菜）有小毒。归大肠、小肠经。

【功效应用】清热解毒，通利二便。用于痢疾，二便不通，蛇虫咬伤，疮毒。现有用于麻疹不透，尿道炎，膀胱炎，小便涩痛等症。

【用法与用量】30～60g，可炒食、煎汤、煮粥。

【按语】1.慢性腹泻、脾虚便溏者慎服。2.苋菜不宜与甲鱼和龟肉同食。

番 茄

【来源】为茄科植物番茄的果实。

【别名】番柿、西红柿、洋柿子。

【性味与归经】甘、酸，微寒。归肝、脾、胃经。

【功效应用】生津止渴，健脾消食。用于口渴，消化不良，食欲不振。现有用于高血压，血管硬化，夜盲，小儿厌食等症。

【用法与用量】煎汤或煮食，亦可生食。

【按语】1.便溏泄泻者不宜多食。2.青番茄不宜食用，未熟的番茄中含有龙葵碱，食之会有不适感，特别是口腔会感到苦涩，严重者出现口干、发麻、恶心、呕吐、腹泻等中毒症状。3.不宜空腹食用番茄。空腹时胃酸多，易形成硬块堵塞胃内物的排出，引起胃扩张，发生腹胀、腹痛等症状。

紫　菜

【来源】为红毛菜科植物甘紫菜的叶状体。

【别名】紫英、子菜、索菜、乌菜、坛紫菜、甘紫菜、条斑紫菜。

【性味与归经】甘、咸，寒。归肺、脾、膀胱经。

【功效应用】化痰软坚，利咽，止咳，养心除烦，利水除湿。用于瘿瘤，咽喉肿痛，咳嗽，烦躁失眠，脚气，水肿，小便淋痛，泻痢。现有用于高血压，慢性支气管炎等症。

【用法与用量】15～30g，煎汤或制成干品嚼食。

【按语】1.不宜多食，多食腹胀。2.不宜与柿子、橘子同食。3.变蓝紫色者忌食。4.素体脾胃虚寒、腹痛便溏者忌食。

蘑　菇

【来源】为蘑菇科植物蘑菇的子实体。

【别名】蘑菰、麻菰、肉蕈、鲜蘑、干蘑、蘑子蕈、蘑菇草。

【性味与归经】甘，平。归肠、胃、肺经。

【功效应用】健脾开胃，平肝安神。用于饮食不消，纳呆，乳汁不足，高血压症，神倦欲眠。现有用于糖尿病，黄疸性肝炎，小儿麻疹透发不畅等症。

【用法与用量】内服：煎汤，6～9g，鲜品150～180g。炒食或煮食。

【按语】1.气滞者慎服。2.蘑菇性滑，大便泄泻者慎食，其动气发病，不宜多食。3.蘑菇生成嘌呤物质较多，痛风者慎用。

大白菜

【来源】为十字花科植物白菜的叶球。

【别名】黄牙菜、黄矮菜、黄芽白菜、结球白菜等。

【性别与归经】甘，平。归胃经。

【功效应用】通利肠胃，养胃和中，利小便。用于感冒，百日咳，消化性溃疡出血，燥热咳嗽，咽炎声嘶等。

【用法与用量】100～500g，白菜适宜多种烹调方法。

【按语】脾胃虚寒者慎用。

菠 菜

【来源】为藜科草本植物菠菜的带根全草或茎叶。

【别名】角菜、菠棱菜、波斯菜、赤根菜、鹦鹉菜。

【性味与归经】甘，平。归肝、胃、大肠、小肠经。

【功效应用】清热生津润燥，养血止血，平肝。用于热病口渴，衄血，便血，头痛，目眩，目赤，夜盲症，消渴引饮，便秘，痔疮。现有用于高血压等症。

【用法与用量】内服：适量，煮食；或捣汁。

【按语】1.菠菜含草酸，患软骨病、腹泻、肾炎、肾结石者不宜多食。2.脾胃虚寒、泄泻者不宜多食。3.不宜与含钙丰富的豆类及其制品以及排骨、木耳、海带、虾米等同煮，否则影响钙吸收，易发生尿路结石与肝胆结石。

芹 菜

【来源】为伞形科芹菜的茎叶。

【别名】水芹、旱芹、香芹、药芹、西芹、楚葵。

【性味与归经】甘、苦，凉。归肺、胃、肝经。

【功效应用】清热平肝，祛风，利水，止血，解毒。用于肝阳眩晕，高血压，风热头痛，咳嗽，黄疸，小便淋痛，尿血，崩漏，带下，疮痈肿毒。现有用于动脉硬化，痰多等症。

【用法与用量】9～15g，鲜品30～60g；或绞汁，或入丸剂。

【按语】脾胃虚寒、肠滑泄泻者及孕妇不可多食。

韭 菜

【来源】为百合科植物韭的叶。

【别名】扁菜、起阳草、钟乳草、草钟扎、懒人菜、懒人草、长生韭、壮阳草。

【性味与归经】辛，温。归肝、胃、肺、肾经。

【功效应用】温中补肾，行气散瘀，解毒。用于肾虚阳痿，里寒腹痛，噎膈反胃，胸痹疼痛，衄血，吐血，尿血，痢疾，痔疮，痈疮肿毒，漆疮，跌打损伤。

【用法与用量】60～120g；或煮粥或炒熟、作羹。

【按语】1.阴虚内热及疮疡、目疾患者慎食。2.隔夜韭菜含有的硝酸盐可转化为亚硝酸盐，不宜食用。

白萝卜

【来源】为十字花科草本植物萝卜的根茎。

【别名】莱菔、罗菔、荠根、土酥等。

【性味与归经】辛、甘，凉。归脾、胃、肺经。

【功效应用】消食下气，化痰，止血，解渴，利尿。用于消化不良，食积胀满，吞酸，吐食，腹泻，痢疾，便秘，痰热咳嗽，咽喉不利，咳血，吐血，衄血，便血，消渴，淋浊。

【用法与用量】30～100g；或煎汤、煮食。

【按语】1.脾胃虚寒者不可多食、生食。2.服人参、地黄时，一般不宜食萝卜。3.红萝卜和白萝卜不能放在一起煮食。

胡萝卜

【来源】为伞形科草本植物胡萝卜的根。

【别名】红萝卜、金笋、葫芦藤等。

【性味与归经】甘，辛，平。归脾、肝、肺经。

【功效应用】健脾和中，滋肝明目，化痰止咳，清热解毒。用于脾虚食少，体虚乏力，脘腹痛，泻痢，视物昏花，雀目，咳喘，百日咳，咽喉肿痛，麻疹，水痘，疖肿，烫伤，痔漏。现有用于夜盲，小儿消化不良等症。

【用法与用量】内服：煎汤，30～120g；或生吃，或捣汁，或煮食。《本草省常》："宜熟食，多食损肝难消，生食伤胃。"胡萝卜素是脂溶性的，须与肉类一同烹调。

【按语】1.胡萝卜忌与过多的醋同食，否则容易破坏其中的胡萝卜素。2.胡萝卜素为脂溶性维生素，大量食用会贮藏于人体内，使皮肤的黄色素增加，停食2～3个月后会自行消退。

莲 藕

【来源】为睡莲科草本植物莲的肥大根茎。

【别名】藕、莲、荷梗、灵根、光旁等。

【性味与归经】甘，凉。归心、脾、胃经。

【功效应用】利水除湿，清热解毒。用于脚气，水肿，淋浊，带下等。现有用于肾虚遗精，呕吐不止，口渴，痢疾，痔疮，消渴，口干，心中烦热等症。

【用法与用量】煎汤，9～15g，鲜品30～90g；或捣汁。

【按语】1.脾胃消化功能低下、大便溏泻者不宜生食。2.煮熟食用忌选铁锅铁器。

黄 瓜

【来源】为葫芦科植物黄瓜的果实。

【别名】胡瓜、王瓜、刺瓜等。

【性味与归经】甘，凉。归肺、脾、胃经。

【功效应用】清热，利水，解毒。用于热病口渴，小便短赤，水肿尿少，水火烫伤，汗斑，痱疮。现有用于小儿热痢等症。

【用法与用量】内服：适量，煮熟或生用；或绞汁服。

【按语】中寒吐泻及病后体弱者禁服。

南 瓜

【来源】为葫芦科植物南瓜的果实。

【别名】番瓜、倭瓜、饭瓜、北瓜、窝瓜等。

【性味与归经】甘，温。归脾、胃经。

【功效应用】解毒消肿。用于肺痈，哮证，痈肿，烫伤，毒蜂蜇伤。现有用于糖尿病等症。

【用法与用量】内服：适量，蒸食或生捣汁。

【按语】1.南瓜性偏壅滞，故不宜多食，否则易生湿发黄，令人腹胀。凡患气滞中满湿阻者忌服。2.诸瓜皆寒而南瓜独温，故对于脾胃虚寒之人，南瓜更为适宜，但因其太甜，食后容易壅气，故在煮熟起锅时加些葱花，可起到预防作用。胃热炽盛者少食。3.冬季因南瓜不易保存，多先将其晒干研粉。

第三节　禽畜水产类

猪 肉

【来源】为猪科动物猪的肉。

【别名】豕肉、豚肉、彘肉等。

【性味与归经】甘，平。归脾、胃、肾经。

【功效应用】补肾滋阴，养血润燥，益气，消肿。用于肾虚羸瘦，血燥津枯，燥咳，消渴，便秘，虚肿。

【用法与用量】煮食，30～60g。

【按语】1.湿热、痰滞内蕴者慎服。2.猪肉不宜与乌梅、甘草、鲫鱼、虾、鸽肉、田螺、杏仁、驴肉、羊肝、香菜、甲鱼、菱角、荞麦、鹌鹑肉、牛肉同食。3.食用猪肉后不宜大量饮茶。4.肥胖人群及血脂较高者不宜多食。5.猪蹄补气血，润肌肤，通乳汁，托疮毒，用于虚劳羸瘦，气血不足，产后乳少，面皱少华，痈疽疮毒；猪肾补肾阴，理肾气，通膀胱，止消渴，用于肾虚所致的腰膝酸痛、肾虚遗精、耳聋、水肿、小便不利；猪肚补虚弱，健脾胃，用于虚劳羸瘦、咳嗽、脾虚食少、消渴、小便频数、泄泻、水肿脚气、妇人赤白带下、小儿疳积等。

鸡 肉

【来源】为雉科动物家鸡的肉。

【性味与归经】甘，温。归脾、胃经。

【功效应用】温中益气，补精填髓。用于虚劳羸弱，病后体虚，食少纳呆，反胃，腹泻下痢，消渴，水肿，小便频数，崩漏，带下，产后乳少。现有用于肝血不足，头晕，眼花等症。

【用法与用量】内服适量，煮食或炖汤。

【按语】1.肥腻壅滞，有外邪者皆忌食之。2.鸡肉不宜与鲤鱼、芥末、大蒜、菊花、芝麻同食。3.实证、邪毒未清者慎用。

鸭 肉

【来源】为鸭科动物家鸭的肉。

【别名】鹜肉、家凫肉、扁嘴娘肉、白鸭肉等。

【性味与归经】甘、咸，平。归脾、肺、肾经。

【功效应用】补益气阴，利水消肿。用于虚劳骨蒸，咳嗽，水肿。

【用法与用量】内服：适量，煨烂熟，吃肉喝汤。

【按语】1.外感未清，脾虚便溏，肠风下血者禁食。2.鸭肉忌与兔肉、杨梅、核桃、鳖、木耳、胡桃、大蒜、荞麦同食。3.对于素体虚寒，受凉引起的不思饮食、胃部冷痛、腹泻清稀、腰痛及寒性痛经以及肥胖、动脉硬化、慢性肠炎者应少食；感冒患者不宜食用。

牛 肉

【来源】为牛科动物黄牛或水牛的肉。

【别名】黄牛肉、水牛肉等。

【性味与归经】甘，水牛肉性凉，黄牛肉性温。归脾、胃经。

【功效应用】补脾胃，益气血，强筋骨。用于脾胃虚弱，气血不足，虚劳羸瘦，腰膝酸软，消渴，吐泻，痞积，水肿。

【用法与用量】内服：煮食、煎汁，适量，或入丸剂。

【按语】1.黄牛肉性温，热盛、温热症者不宜食用。2.牛蹄筋强筋壮骨，益气补虚，温中暖中。用于虚劳羸瘦、腰膝酸软、产后虚冷、腹痛寒疝、中虚反胃；牛肚补益脾胃，入脾、胃经，用于病后体虚、脾胃虚弱、消化不良等。

狗 肉

【来源】为犬科动物狗的肉。

【别名】犬肉、地羊肉、黄耳肉、乌龙肉等。

【性味与归经】酸、咸，温。归脾、胃、肾经。

【功效应用】补脾暖胃，温肾壮阳，填精。用于脘腹胀满，水肿，腰痛膝软，阳痿，寒疝，久败疮。现有用于肾虚之遗尿、耳鸣、小便频数，不孕不育，痔漏等症。

【用法与用量】内服：煮食，适量。

【按语】1.阴虚内热、素多痰火及热病后者慎服。2.脑血管病、心脏病、高血压病、脑卒中后遗症患者不宜食用。3.忌吃半生不熟的狗肉，以防寄生虫感染。4.狗鞭温肾壮阳，补益精髓，用于男子阳痿不育、遗精、腰膝酸软，女子虚寒带下、产后体虚。

羊 肉

【来源】为牛科动物山羊或绵羊的肉。

【别名】羖肉、羝肉、羯肉等。

【性味与归经】甘，热。归脾、胃、肾经。

【功效应用】温中健脾，补肾壮阳，益气养血。用于脾胃虚寒，食少反胃，泻痢；肾阳不足，气血亏虚，虚劳羸瘦，腰膝酸软，阳痿，寒疝，产后虚羸少气，缺乳。

【用法与用量】内服：煮食或煎汤，125～250g；或入丸剂。

【按语】1.外感时邪或有宿热者禁服。2.孕妇不宜多食。3.羊肉与西瓜同食会伤元气。4.加胡桃仁、生姜同煮，可去膻气。5.羊肚补益脾气，温中健胃，用于脾胃虚弱、形体消瘦、饮食减少、四肢乏力、大便溏薄、气阴不足、多饮多食、小便频多、自汗盗汗等。羊肾补肾气，益精髓，用于肾虚劳损、腰脊疼痛、足膝痿弱、耳聋、消渴、阳痿、尿频、遗溺。羊奶补虚润燥，开胃止呕，解毒，用于虚劳羸瘦、消渴、便秘、反胃。

兔 肉

【来源】为兔科动物蒙东北兔、华南兔、家兔、蒙古兔及高原兔等的肉。

【别名】菜兔肉、美容肉、保健肉、野兔肉等。

【性味与归经】甘，寒。归肝、大肠经。

【功效应用】健脾补中，凉血解毒。用于胃热消渴，反胃吐食，肠热便秘，肠风便血，湿热痹，丹毒。现有用于宫颈癌等症。

【用法与用量】内服煎汤或煮食，100～300g。

【按语】孕妇及经期女性、有明显阳虚症状的女子、脾胃虚寒者不宜食用。

鸽 肉

【来源】为鸠鸽科动物原鸽、家鸽、岩鸽的肉。

【别名】鹁鸽、飞奴等。

【性味与归经】咸，平。归肝、肾、肺经。

【功效应用】滋肾益气，祛风解毒，调经止痛。用于虚羸，妇女血虚经闭，消渴，久疟，麻疹，肠风下血，恶疮，疥癣。

【用法与用量】内服：煮食，适量。

【按语】不宜多食。

鹅 肉

【来源】为鸭科动物鹅的肉。

【别名】鹅、舒雁、家雁等。

【性味与归经】甘，平。归脾、肺、肝经。

【功效应用】益气补虚，和胃止渴。用于脾胃虚弱，中气不足，倦怠乏力，少食虚羸，消渴等。现有用于气阴不足之气短咳嗽、纳少等症。

【用法与用量】内服：适量，煮熟，食肉或汤汁。

【按语】1.鹅肉不易消化，不宜多食。2.湿热内蕴、皮肤疮毒者禁食。

燕 窝

【来源】为雨燕科动物金丝燕及多种同属燕子类用唾液或唾液与绒羽等混合凝结所筑成的巢窝。

【别名】燕菜、燕根、燕蔬菜等。

【性味与归经】甘，平。归肺、胃、肾经。

【功效应用】滋阴润肺，化痰止咳，益气补中，添精补髓。用于阴虚咳嗽，咳血，脾胃虚弱，身体虚弱等。

【用法与用量】内服：煎汤或蒸服，5～10g。

鲤 鱼

【来源】为鲤科动物鲤鱼的肉或全体。

【别名】鲤拐子、赤鲤、赖鲤等。

【性味与归经】甘，平。归脾、胃、肾、胆经。

【功效应用】健脾和胃，利水下气，通乳，安胎。用于胃痛，泄泻，水湿肿满，小便不利，脚气，黄疸，咳嗽气逆，胎动不安，妊娠水肿，产后乳汁稀少。

【用法与用量】内服：蒸汤或煮食，100～240g。

【按语】1.风热者慎服。2.鲤鱼忌与绿豆、芋头、牛羊油、猪肝、鸡肉、荆芥、甘草、南瓜、赤小豆和狗肉同食，也忌与中药中的朱砂同服；鲤鱼与咸菜相克，可引起消化道癌肿。

草 鱼

【来源】为鲤科动物草鱼的肉。

【别名】鲩鱼、混子、草鲩、草根鱼、草青等。

【性味与归经】甘，温。归胃、脾经。

【功效应用】平肝祛风，温中和胃。用于虚劳，肝风头痛，久疟，食后饱胀，呕吐泄泻。

【用法与用量】内服：蒸煮，100～200g。

【按语】鱼胆有毒不能吃。

鲍 鱼

【来源】为鲍科动物杂色鲍、皱纹盘鲍、耳鲍、羊城鲍的肉。

【别名】鳆鱼、鲍螺、九孔、紫鲍、盘鲍、大鲍、石决明、白戟鱼、阔口鱼、明目鱼等。

【性味与归经】甘、咸，平。归肝、肾经。

【功效应用】滋阴清热，益精明目，调经润肠。骨蒸，咳嗽，青盲内障，月经不调，带下，肾虚小便频数，大便燥结。现有用于产后乳汁不下等症。

【用法与用量】内服：煮食或煎汤。

【按语】1.脾胃虚弱者不可多食。2.鲍鱼忌与鸡肉、野猪肉、牛肝同食。3.高血压、高血脂、痛风患者要慎食。

鲈　鱼

【来源】为鲐科动物鲈鱼的肉。

【别名】花鲈、鲈板、鲈子鱼、花寨等。

【性味与归经】甘，平。归脾、肾、肝经。

【功效应用】益脾胃，补肝肾。用于脾虚泻痢，消化不良，痔积，百日咳，水肿，筋骨痿弱，胎动不安，疮疡久不愈合。现有用于慢性结肠炎，萎缩性胃炎等症。

【用法与用量】煮食，60～240g；或作鲙食。

【按语】1.《嘉佑本草》："多食发疮肿，不可与乳酪同食。"2.患有皮肤病疮肿者忌食。

鸡　蛋

【来源】为母鸡所产的卵。

【别名】鸡卵、鸡子等。

【性味与归经】甘，平。归脾、胃、肺经。

【功效应用】滋阴润燥，养血安胎。用于热病烦闷，燥咳声哑，目赤咽痛，胎动不安，产后口渴，小儿疳积，疟疾，烫伤，皮炎，虚劳羸弱。

【用法与用量】内服：煮、炒，1～3枚；或生服，或沸水冲；或入丸剂。

【按语】1.有痰饮、积滞及宿食内停者，高热、肾病、胆固醇过高患者忌食。2.腹泻、肝炎、肾炎、胆囊炎、胆石症之人忌食；老年高血压、高血脂、冠心病患者，宜少食。3.与鹅肉同食损伤脾胃；与兔肉、柿子同食导致腹泻；也不宜与甲鱼、鲤鱼、豆浆、茶同食。4.鸡子黄：性味甘平，入心、肾经。功用滋阴润燥，养血息风。《伤寒杂病论》中共3个方用及鸡子黄，如百合鸡子汤，治百合病误用吐法，大伤阴液之证；排脓散治痈疮脓成，精血受损之证，俱取鸡子黄滋阴清虚热、养血润燥之功。《伤寒》黄连阿胶汤，用之治少阴病，心中烦，不得卧着，以其补脾而润燥也。5.鸡子白：性味甘凉，功用润肺利咽，清热解毒。

蟹

【来源】为方蟹科动物中华绒螯蟹和日本绒螯蟹的肉和内脏。

【别名】螃蟹、横行介士、毛蟹、稻蟹、河蟹、淡水蟹、毛夹子、大闸蟹、方蟹等。

【性味与归经】咸，寒。归肝、胃经。

【功效应用】清热，散瘀，消肿解毒。用于湿热黄疸，产后瘀滞腹痛，筋骨损伤，痈肿疔毒，漆疮，烫伤。

【用法与用量】烧存性研末，或入丸剂5～10g。

【按语】外邪未清，脾胃虚寒及宿患风疾者慎服。

鳖

【来源】为鳖科动物中华鳖的肉。

【别名】甲鱼、水鱼、团鱼、王八等。

【性味与归经】甘，平。归肝、肾经。

【功效应用】滋阴凉血，补肾。用于阴血亏损所致骨蒸劳热，五心烦热，午后低热，遗精等。现有用于癌症。

【用法与用量】内服：煎汤，250～500g，熬膏或入丸、散。

【按语】1.脾胃阳虚及孕妇忌服。2.忌苋菜。3.肠胃功能虚弱、消化不良者应慎吃，尤其是患有胃肠炎、胃溃疡、胆囊炎等消化系统疾病患者不宜食用。

虾类

【来源】为长臂虾科动物青虾等多种淡水虾和龙虾科动物龙虾等海产虾。

【别名】草虾、河虾、龙虾、对虾、基围虾等。

【性味与归经】甘，温。归肝、胃、肾经。

【功效应用】补肾壮阳，通乳，托毒。用于肾虚阳痿，产妇乳少，麻疹透发不畅，阴疽，恶核，丹毒，臁疮。

【用法与用量】内服：煮食或炒食。

【按语】1.湿热泻痢、痈肿热痛、疥癞瘙痒者慎服。2.对海鲜过敏者慎食，虾忌与獐肉、鹿肉配伍。3.阴虚火旺和疮肿及皮肤病患者忌食。

海参

【来源】为刺参科动物刺参、绿刺参、化刺参的全体。

【别名】辽参、海男子等。

【性味与归经】甘、咸，平。归肾、肺经。

【功效应用】补肾益精，养血润燥，止血。用于精血亏损，虚弱劳怯，阳痿，梦遗，小便频数，肠燥便秘，肺虚咳嗽咯血，肠风便血，外伤出血。

【用法与用量】内服：煎汤，煮食，15～30g。

【按语】1.脾虚不运、外邪未尽者禁服。2.海参不宜与甘草、醋同食。3.患急性肠炎、菌痢、感冒、咳痰、气喘及大便溏薄、出血兼有瘀滞及湿邪阻滞的患者忌食。

淡　菜

【来源】为贻贝的肉经烧煮暴晒而成的干制食物。

【别名】海红、壳菜、东海夫人等。

【性味与归经】甘，咸，温。归肾、肝经。

【功效应用】补肝肾，益精血，消瘿瘤。用于虚劳羸瘦，眩晕，盗汗，阳痿，腰痛，吐血，崩漏，带下，瘿瘤。现有用于高血压等症。

【用法与用量】内服：煎汤，15～50g；或入丸、散。

田　螺

【来源】为田螺科动物田螺或其同属动物。

【别名】黄螺、螺蛳。

【性味与归经】甘、咸，寒。归脾、肝、膀胱经。

【功效应用】清热，利水，止渴，解毒。用于小便赤涩，目赤肿痛，黄疸，脚气，水肿，消渴，痔疮，疔疮肿毒。

【用法与用量】内服：适量，煎汤。

鲫　鱼

【来源】为鲤科鲤属食用鱼类。

【别名】鲋鱼等。

【性味与归经】甘，平。归脾、胃、大肠经。

【功效应用】健脾和胃，利水消肿，通血脉。用于脾胃虚弱，纳少反胃，产后乳汁不行，痢疾，便血，水肿，痈肿，瘰疬，牙疳。

【用法与用量】内服：适量，煮食或煅研入丸、散。

【按语】1.不宜和大蒜、砂糖、芥菜、沙参、蜂蜜、猪肝、鸡肉、野鸡肉、鹿肉，以及中药麦冬、厚朴一同食用。2.吃鱼前后忌喝茶。

青　鱼

【来源】为鲤科动物青鱼。

【别名】乌鲩，螺蛳鱼，乌青鱼等。

【性味与归经】甘，平。归脾经。

【功效应用】化湿除痹，益气和中。用于脚气湿痹，腰脚软弱，胃脘疼痛，痢疾。

【用法与用量】内服：煮食，100～200g。

【按语】1.青鱼忌与李子同食，忌用牛、羊油煎炸。2.不可与荆芥、白术、苍术同食。

带 鱼

【来源】为带鱼科带鱼属动物。

【别名】鞭鱼、白带鱼等。

【性味与归经】甘，平。归胃经。

【功效应用】补虚，解毒，止血。用于病后体虚，产后乳汁不足，疮疖痈肿，外伤出血。现有用于肝炎，脾胃虚寒饮食减少，妇女更年期食少便溏，体倦乏力，烦躁不安等症。

【用法与用量】内服：鱼肉煎汤或炖服，150～250g；或蒸食其油；或烧存性研末。

【按语】1.带鱼属动风发物，凡患有疥疮、湿疹等皮肤病或皮肤过敏者忌食；癌症患者及红斑狼疮患者忌食；痈疖疔毒和淋巴结核、支气管哮喘者亦忌之。2.带鱼忌用牛油、羊油煎炸；不可与甘草、荆芥同食。

海 蜇

【来源】为海蜇科动物海蜇的加工品。

【别名】水母、石镜等。

【性味与归经】咸，平。归肝、肾、肺经。

【功效应用】清热平肝，化痰消积，润肠。用于肺热咳嗽，痰热哮喘，食积痞胀，大便燥结，高血压病。

【用法与用量】内服：煎汤，30～60g。

【按语】脾胃寒弱勿食。

鳝 鱼

【来源】为鳝科动物黄鳝的肉或全体。

【别名】黄鳝、长鱼等。

【性味与归经】温，甘。归肝、脾、肾经。

【功效应用】益气血，补肝肾，强筋骨，祛风湿。用于虚劳，痞积，阳痿，腰痛，腰膝酸软，风寒湿痹，产后淋沥，久病脓血等。现有用于体虚痔疮出血等症。

【用法与用量】内服：煮食，100～250g；捣肉为丸或焙研为散。

【按语】1.凡病属虚热及外感病患者不宜食。2.鳝鱼不宜与狗肉、狗血、南瓜、菠菜、红枣同食。

鱿　鱼

【来源】为枪乌贼科动物鱿鱼的肉或全体。

【别名】柔鱼、枪乌贼等。

【性味与归经】甘、咸，平。

【功效应用】祛风除湿，滋补，通淋。用于风湿腰痛，下腋溃烂，腹泻，石淋，白带，痈疮疖肿，病后或产后体虚，小儿疳积。

【用法与用量】内服：煮食，50～100g。

【按语】脾胃虚寒者，高血脂、高胆固醇血症、动脉硬化等心血管病及肝病患者，湿疹、荨麻疹等疾病患者忌食。

鸡　肝

【来源】为鸡科动物鸡的肝。

【性味与归经】甘，微温。归肝、肾、脾经。

【功效应用】补肝肾，明目，消疳，杀虫。用于肝虚目暗，目翳，小儿疳积，妊娠胎漏，小儿遗尿，妇人阴浊。

【用法与用量】内服：煎汤，适量；或入丸、散。

【按语】高胆固醇血症、肝病、高血压和冠心病患者应少食。

猪　肝

【来源】为猪科动物猪的肝脏。

【性味与归经】甘、苦，温。归肺、胃、肝经。

【功效应用】补气健脾，养肝明目。用于肝虚目昏，夜盲，脾胃虚弱，小儿疳积，脚气水肿，久痢脱肛，带下。

【用法与用量】内服：煮食或煎汤，60～150g；或入丸、散。

【按语】1.猪肝忌与鱼肉、雀肉、荞麦、菜花、黄豆、豆腐、鹌鹑肉、野鸡同食。2.不宜与豆芽、西红柿、辣椒、毛豆、山楂等富含维生素C的食物同食。

猪　心

【来源】为猪科动物猪的心。

【性味与归经】甘、咸，平。归心经。

【功效应用】养心安神，镇惊。用于惊悸怔忡，自汗，失眠，神志恍惚，癫，狂，痫。

【用法与用量】内服：煮食，适量；或入丸剂。

【按语】1.猪心胆固醇含量偏高，高胆固醇血症者应忌食。2.猪心不宜与乌梅、甘草、鲫鱼、香菜、甲鱼、菱角、荞麦同食。3.忌吴茱萸。

乌骨鸡

【来源】为雉科动物乌骨鸡的肉。

【别名】乌鸡、药鸡、武山鸡、羊毛鸡、绒毛鸡、松毛鸡等。

【性味与归经】甘，平。归肝、肾、肺经。

【功效应用】补肝肾，益气血，退虚热。用于虚劳赢瘦，骨蒸痨热，消渴，遗精，滑精，久泻，久痢，崩中，带下。

【用法与用量】内服：煮食，适量；或入丸、散。

【按语】感冒发烧、咳嗽多痰时忌食。

鹌 鹑

【来源】为雉科鹌鹑属动物。

【别名】赤喉鹑等。

【性味与归经】甘，平。归大肠、心、肝、脾、肺、肾经。

【功效应用】益中气，止泻痢，壮筋骨。用于脾虚泻痢，小儿疳积，风湿痹症，咳嗽。

【用法与用量】内服：煮食，1～2只；或烧存性，研末。

【按语】1.不宜与猪肉、猪肝、蘑菇、木耳同食。2.老人及外感、痰热未清者慎服（《食经》）。

鹌鹑蛋

【来源】为雉科动物鹌鹑所产的卵。

【别名】鹑鸟蛋、鹌鹑卵。

【性味与归经】甘，平。归心、肝、肺、胃、肾经。

【功效应用】补中益气，健脑。用于脾胃虚弱，肺痨，肋膜炎，神经衰弱，失眠，健忘，心脏病。

【用法与用量】内服：煮食，适量。

【按语】1.脑血管病人不宜多食鹌鹑蛋。2.鹌鹑蛋胆固醇较高，不宜多食（《山东药用动物》）。

鸭　蛋

【来源】为鸭科动物母鸭所产的卵。

【性味与归经】甘，凉。归心、肺经。

【功效应用】滋阴清肺，平肝，止泻。用于胸膈结热，肝火头痛眩晕，齿痛，咳嗽，泻痢。

【用法与用量】内服：煎汤，煮食或开水冲服，1～2个。宜盐腌煮食。

【按语】1.中老年人多食久食容易加重血管系统的硬化和衰老。2.鸭蛋不宜与甲鱼、李子同食。3.脾阳虚，寒湿泻痢，以及食后气滞痞闷者禁食。

鳕　鱼

【来源】为鳕科动物鳕鱼的肉。

【别名】大口鱼、大头鱼、大头腥等。

【性味与归经】甘，平。

【功效应用】活血，止痛，通便。用于跌打骨折，便秘。

【用法与用量】内服：煮食，适量。

【按语】痛风、尿酸过高患者不宜食用。

鲳　鱼

【来源】为鲳科鲳鱼的肉或全体。

【别名】平鱼、鲳鳊鱼等。

【性味与归经】甘，平。

【功效应用】益气养血，柔筋利骨。用于脾胃虚弱，消化不良，血虚，病后体虚，筋骨酸痛，四肢麻木。现有用于产后气血虚弱，乳汁不足等症。

【用法与用量】内服：煮食或炖服，30～60g。

【按语】1.鲳鱼属于发物，有慢性疾病和过敏性皮肤病的人不宜食用。2.不宜与羊肉同食。

黄花鱼

【来源】为石首鱼科黄花鱼的肉或全体。

【别名】黄鱼、石首鱼、石头鱼。

【性味与归经】甘，平。归胃、脾、肝、肾经。

【功效应用】补肾，益气健脾，明目，止痢。用于病后、产后体虚，乳汁不足，肾虚腰痛，水肿，视物昏花，头痛，胃痛，泻痢。

【用法与用量】煮食炖食，每次100～250g。

【按语】1.黄鱼是发物，哮喘病人和过敏体质的人应慎食。2.黄鱼不宜与荆芥、荞麦同食。

第四节　水果和坚果类

梨

【来源】为蔷薇科植物梨的果实。

【别名】白梨。

【性味与归经】甘、微酸，凉。归肺、胃、心经。

【功效应用】生津止渴，清肺化痰。用于肺燥咳嗽，热病烦躁，津少口干，消渴，目赤，疮疡，烫火伤。

【用法与用量】生食，绞汁饮服，或蒸、煮、煎汤、熬膏等食用。

【按语】脾胃虚寒、腹泻、慢性肠炎、寒痰咳嗽、伤风感冒、糖尿病、消化不良及产后妇女不宜食用。

橘

【来源】为芸香科植物橘及其栽培变种的成熟果实。

【别名】黄橘、橘子等。

【性味与归经】甘、酸，平。归肺、胃经。

【功效应用】理气和胃，润肺生津。用于消渴，呕逆，胸膈结气。现有用于食欲不振，咳嗽痰多等症。

【用法与用量】适量，作食品；亦可蜜煎。

【按语】1.不宜与萝卜、牛奶同食。2.不可多食，风寒咳嗽及有痰者不宜食。

柠檬

【来源】为芸香科植物柠檬的果实。

【别名】黎檬、宜母子、药果、檬子、里木子、宜母果等。

【性味与归经】甘、酸，凉。归肺、胃经。

【功效应用】生津解渴，和胃安胎，化痰。用于胃热伤津，中暑烦渴，食欲不振，脘腹痞胀，肺燥咳嗽，妊娠呕吐。

【用法与用量】绞汁饮或生食。

【按语】1.风寒咳嗽及有痰饮者，患有糖尿病者不宜食。2.胃酸过多者忌食。

芒 果

【来源】为漆树科植物芒果的果实。

【别名】檬果、漭果、蜜望等。

【性味与归经】甘、酸，微寒。

【功效应用】益胃，生津，止呕，止咳，利尿，活血通经。用于口渴，呕吐，食欲不振，咳嗽，小便不利，妇女闭经。

【用法与用量】鲜果剥皮，直接食用。

【按语】1.不宜与大蒜同食。2.皮肤病、肿瘤、糖尿病患者应忌食。3.饱餐后禁食，过敏体质者不宜食用。

西 瓜

【来源】为葫芦科植物西瓜的果实。

【别名】寒瓜。

【性味与归经】甘，寒。归心、胃、膀胱经。

【功效应用】清热利尿，生津止渴，解暑，除烦，利小便。用于暑热烦渴，热盛津伤，小便不利，喉痹，口疮。

【用法与用量】生食，绞汁饮。

【按语】1.脾胃虚寒或兼见便溏腹泻的病人不宜食。2.中寒湿症者禁服。

荔 枝

【来源】为无患子科植物荔枝的果实。

【别名】离支、丽枝等。

【性味与归经】甘、酸，温。归脾、肝经。

【功效应用】养血健脾，行气消肿。用于病后体虚，津伤口渴，脾虚泄泻，呃逆，食少，瘰疬。现有用于五更泄，老年阳痿，白带过多等症。

【用法与用量】煎汤，5～10枚；或烧存性研末；或浸酒。

【按语】1.出血病患者、阴虚火旺体质者、妇女妊娠以及小儿均应忌食。
2.老年人便秘者、青春痘生疮者、伤风感冒者或有急性炎症者，食用荔枝会
加重病症。

香 蕉

【来源】为芭蕉科植物香蕉的果实。

【别名】蕉子，蕉果。

【性味与归经】甘，寒。归脾、胃、大肠经。

【功效应用】清热，润肠，滑肠，润肺止咳，解酒毒。用于热病烦渴，便秘，痔
疮，肺燥咳嗽，解酒毒。

【用法与用量】生食或炖食，1～4根。

【按语】糖尿病患者、胃酸过多者、关节炎或肌肉疼痛患者忌食。香蕉性寒，含
钠盐多，有明显水肿和需要禁盐的病人不宜多吃。

葡 萄

【来源】为葡萄科植物葡萄的果实。

【别名】草龙珠。

【性味与归经】甘、酸，平。归脾、肺、肾经。

【功效应用】补气血，强筋骨，利小便。用于气血虚弱，肺虚咳嗽，心悸盗汗，
烦渴，风湿痹痛，淋病，水肿，痘疹不透。

【用法与用量】煎汤，15～30g；或捣汁；或熬膏；或浸酒。

【按语】阴虚内热、胃肠实热或痰热内蕴者慎服。葡萄可以补充维生素，不过孕
妇还是要少吃，因为酸的东西吃太多可能会影响钙的吸收，而且葡萄含糖高，会使肚
中的羊水增多。

猕猴桃

【来源】为猕猴桃科植物猕猴桃的成熟果实。

【别名】藤梨。

【性味与归经】甘、酸，寒。归肾、胃、肝经。

【功效应用】解热，止渴，和胃消食，通淋。用于烦热，消渴，肺热干咳，消化
不良，湿热黄疸，石淋，痔疮。

【用法与用量】煎汤，30～60g；或生食，或榨汁饮。

【按语】1.脾胃虚寒者慎服。2.猕猴桃与牛奶同食会出现腹胀、腹痛、腹泻。

菠 萝

【来源】为凤梨科植物凤梨的果实。

【别名】番梨、露兜子、凤梨等。

【性味与归经】甘、微涩，平。归脾、胃经。

【功效应用】解热止渴，消食，祛湿。用于虚热烦渴，水肿，小便不利，腹泻，消化不良。

【用法与用量】生食，绞汁，煎汤等。

【按语】菠萝不宜与鸡蛋一起吃，鸡蛋中的蛋白质与菠萝中的果酸结合，易使蛋白质凝固，影响消化。

苹 果

【来源】为蔷薇科植物苹果的果实。

【别名】柰、柰子、天然子等。

【性味与归经】甘、酸，凉。归肺、胃、心经。

【功效应用】除烦，醒酒，益胃，生津。用于津少口渴，脾胃泄泻，食少腹胀，饮酒过度。

【用法与用量】可生食，或捣汁，或熬膏。

【按语】1.溃疡性结肠炎者不宜生食。2.苹果不可与胡萝卜同食，易产生诱发甲状腺肿的物质。3.不宜多食，过量食用易致腹胀。4.阳气不足者应少食或加温后食用。

桃

【来源】为蔷薇科植物桃的成熟果实。

【别名】桃实。

【性味与归经】甘、酸，温。归肺、大肠经。

【功效应用】生津，润肠，活血，消积，益气血，润肤色。用于津少口渴，肠燥便秘，闭经，积聚。

【用法与用量】鲜食，作脯食。

【按语】1.内热偏盛，易生疮疖，糖尿病患者不宜多吃，婴儿、孕妇、月经过多者忌食。2.不宜常服，易生内热（《日用本草》）。3.忌与甲鱼同食。

柚 子

【来源】为芸香科植物柚的果实。

【别名】香栾、朱栾、内紫等。

【性味与归经】甘、酸，寒。

【功效应用】消食，化痰，醒酒。用于饮食积滞，食欲不振，醒酒。现有用于咳嗽痰多等症。

【用法与用量】适量鲜果实去皮后生食。

【按语】1.脾虚便溏者慎食。2.高血压患者不宜吃柚子，特别是葡萄柚。

樱 桃

【来源】为蔷薇科植物樱桃的果实。

【别名】楔、荆桃、含桃、朱樱、乐桃、麦桃、梅桃。

【性味与归经】甘、酸，温。归脾、肾经。

【功效应用】补脾益肾。用于脾虚泄泻，肾虚遗精，腰腿酸痛，四肢不仁，瘫痪。现有用于风湿关节疼痛，痛经等症。

【用法与用量】煎汤，30～150g，浸酒。

【按语】1.不宜多食，多食令人吐。2.有溃疡症状者、上火者慎食。3.糖尿病者忌食。4.热性病及虚热咳嗽、便秘者忌食，肾功能不全、少尿者慎食。

草 莓

【来源】为蔷薇科植物草莓的果实。

【别名】红莓、洋莓、地莓。

【性味与归经】甘、微酸，凉。归脾、胃经。

【功效应用】清凉止渴，健胃消食。用于口渴，食欲不振，消化不良；癌症患者如鼻咽癌、肺癌、扁桃体癌、喉癌者均可食用。

【用法与用量】内服，适量。

【按语】痰湿内盛、肠滑便泻者、尿路结石病人不宜多食。

柿 子

【来源】为柿科植物柿的果实。

【别名】柿钱、柿丁、柿子把。

【性味与归经】甘、涩，凉。归肺、心、大肠经。

【功效应用】清热，润肺，生津，解毒。用于咳嗽，吐血，热渴，口疮，热痢，便血。

【用法与用量】内服：适量，作食品；或煎汤；或烧炭研末；或在未成熟时，捣汁冲服。

【按语】1.凡脾胃虚寒、痰湿内盛、外感咳嗽、脾虚泄泻、疟疾等症，禁食鲜柿。2.不宜与酸菜、黑枣、鹅肉、螃蟹、甘薯、鸡蛋、白酒、醋同食。

石 榴

【来源】为石榴科植物石榴的果实。

【别名】笑天果、丹若、金粟、丹若。

【性味与归经】甘、酸，温。归脾、肺经。

【功效应用】止血，驱虫。用于痢疾，肠风下血，崩漏，带下，虫积腹痛，痛疮，疥癣，烫伤。现有用于咽喉炎，口干，音哑，口舌生疮等症。

【用法与用量】鲜石榴果实成熟后，去皮生食，或绞汁饮服或煎汤服。

【按语】1.不宜与西红柿、螃蟹、西瓜、土豆同食。2.不宜多食，多食易伤肺损齿。3.石榴果皮有毒，服用时必须注意。

栗 子

【来源】为壳斗科植物板栗的种仁。

【别名】板栗、栗果、樸子、庵子、粟果、大栗。

【性味与归经】甘、咸，平。归脾、肾经。

【功效应用】益气健脾，补肾强筋，活血消肿，止血。用于脾虚泄泻，反胃呕吐，脚膝酸软，筋骨折伤肿痛，瘰疬，吐血，衄血，便血。

【用法与用量】内服：生食、煮食或炒存性研末服，30～60g。

【按语】1.食积停滞、脘腹胀满痞闷者禁服。2.糖尿病、风湿病患者及脾胃虚弱者忌食。

甘 蔗

【来源】为禾本科植物甘蔗的茎秆。

【别名】竿蔗、糖梗。

【性味与归经】甘，寒。归肺、脾、胃经。

【功效应用】清热生津，润燥和中，解毒。用于烦热，消渴，呕哕反胃，虚热咳嗽，大便燥结，痈疽疮肿。

【用法与用量】煎汤，30～90g，或榨汁饮。

【按语】1.脾胃虚寒，痰湿咳嗽者慎用。2.甘蔗有解酒功能，但不能与白酒同食，同食易生痰。

葵花籽

【来源】为菊科草本植物向日葵的种子。

【别名】葵花子、葵子、向日葵籽。

【性味与归经】甘，平。归脾、胃、大肠经。

【功效应用】透疹，止痢，透痈脓。用于疹发不透，血痢，慢性骨髓炎。现代有用于高脂血症，动脉硬化，高血压病。

【用法与用量】去壳取仁生嚼，炒熟食，榨油，煎汤等。

【按语】瓜子一次不宜吃得太多，以免上火、口舌生疮。

南瓜子

【来源】为葫芦科一年生蔓生藤本植物南瓜的种子。

【别名】南瓜仁、白瓜子、金瓜米、窝瓜子、倭瓜子。

【性味与归经】甘，平。归大肠经。

【功效应用】下乳，利水消肿，驱虫。用于绦虫、血吸虫、钩虫、蛲虫病、产后缺乳，产后手足水肿，百日咳，痔疮。

【用法与用量】内服：煎汤，30～60g；研末或制成乳剂。

【按语】胃热病人宜少食，否则会感到脘腹胀满。

椰子

【来源】为棕榈科椰子属植物类胚乳（椰肉）。

【别名】奶桃、可可、越王头等。

【性味与归经】甘、辛，平。归心、脾经。

【功效应用】补脾益肾，催乳，消疳杀虫。用于脾虚水肿，腰膝酸软，产妇乳汁缺少，小儿疳虫，姜片虫病。

【用法与用量】内服：煎汤，6～15g。

【按语】体内热盛的人不宜吃椰子，糖尿病患者忌食。

李子

【来源】为蔷薇科植物李树的果实。

【别名】李实、嘉庆子。

【性味与归经】甘、酸,平。归肝、脾、胃经。

【功效应用】清热,生津,消积。用于虚劳骨蒸,消渴,食积。

【用法与用量】煎汤,10～15g,鲜者,生食,每次100～300g。

【按语】不宜多食,脾胃虚弱者慎服。

枇 杷

【来源】为蔷薇科植物枇杷的果实。

【别名】金丸、琵琶果。

【性味与归经】甘、酸,凉。归脾、肺经。

【功效应用】润肺下气,止渴。用于肺热咳喘,吐逆,烦渴。现有用于声音嘶哑,口干等症。

【用法与用量】生食或煎汤,30～60g。

【按语】脾胃虚寒者不宜多食。

香 瓜

【来源】为葫芦科,一年蔓生草本植物。

【别名】甜瓜、甘瓜。

【性味与归经】甘,寒。归心、胃经。

【功效应用】清暑热,解烦渴,利小便。用于暑热烦渴,小便不利,暑热下痢腹痛。现有用于脓血恶痢,痔漏等症。

【用法与用量】直接食用,或做成果脯、蜜饯后食用,或煎汤,或研末。

【按语】1.出血及脾胃虚寒、腹胀便溏者禁服。2.不宜与田螺、螃蟹等同食。

橙 子

【来源】为芸香科柑橘属植物橙树的果实。

【别名】柳橙、甜橙、黄果、金环、柳丁。

【性味与归经】酸,凉。归肺、胃经。

【功效应用】降逆和胃,理气宽胸,消瘿,醒酒,解鱼蟹毒。用于恶心呕吐,胸闷腹胀,瘿瘤,醒酒。

【用法与用量】内服适量,生食;或煎汤;或盐腌、蜜制;或制饼。

第五节　调味品及其他类

大　蒜

【来源】为百合科多年生草本植物大蒜的鳞茎。

【别名】独头蒜、紫皮蒜。

【性味与归经】辛，温。归脾、胃、肺、大肠经。

【功效应用】温中行滞，解毒，杀虫。用于脘腹冷痛，泄泻，肺痨，痈疖肿毒，肠痈，癣疮，蛇虫咬伤，钩虫病，蛲虫病，带下阴痒，疟疾，喉痹，水肿。现有用于感冒，小儿百日咳等症。

【用法与用量】煎汤，5～10g；生或煮、煨服食，或捣烂为丸。煮食、煨食宜较大量；生食，宜较小量。

【按语】1.阴虚火旺及目疾、舌喉口齿诸疾均不宜服。2.胃溃疡及十二指肠溃疡或慢性胃炎者忌食。

白　醋

【来源】为米、麦、高粱、米酒等酿成的含有乙酸的液体。

【别名】苦酒、米醋。

【性味与归经】酸、苦，温。归肝、胃经。

【功效应用】散瘀消积，止血，解毒。用于产后血晕，癥瘕积聚，吐血，衄血，便血，鱼肉菜毒，痈肿疮毒。现有用于胆道蛔虫，急、慢性传染性肝炎等症。

【用法与用量】煎汤，10～30ml；或浸渍；或拌制。

【按语】1.不宜多食，否则伤筋软齿。2.脾胃湿盛、外感初起者忌用。3.溃疡病患者不宜食用。4.不宜用铜器烹调醋。

白　酒

【来源】为米、麦、黍、高粱等和曲酿成的一种饮品。

【别名】烧酒、白干儿、火酒。

【性味与归经】甘、苦、辛，温；有毒。归心、肝、肺、胃经。

【功效应用】温通经脉，舒筋散寒止痛，引行药势。用于风寒痹痛，筋脉挛急，胸痹，心痛，脘腹冷痛。

【用法与用量】适量，温饮；或和药同煎；或浸药。白酒常用于浸泡药酒；黄酒常用于药膳调料。

【按语】1.高血压病、心脑血管病患者、肝功能不佳或者有肝病者禁用。2.阴虚、失血及湿热甚者禁服。

花生油

【来源】为花生仁经压榨而提取的油脂。

【性味与归经】甘，平。归肺、脾、大肠经。

【功效应用】清热解毒，润燥，利肠除积。用于胃肠疾患，便秘，蛔虫性肠梗，胎衣不下，烫伤。

【用法与用量】内服，60 ～ 125g。

【按语】1.食用过多对心脑血管有一定影响，而且容易发胖。2.患有菌痢、急性胃肠炎、腹泻之人，由于胃肠功能紊乱不宜多食。

辣椒粉

【来源】为茄科植物辣椒的果实。

【别名】辣椒面、海椒面。

【性味与归经】辛，热。归心、脾、胃经。

【功效应用】温中散寒，开胃消食。用于脾胃虚寒之脘腹冷痛，呕吐，泻痢，风湿痛。

【用法与用量】入丸、散，1 ～ 3g。

【按语】阴虚火旺及诸出血者禁服。

白　糖

【来源】为禾本科植物甘蔗或甜菜的茎汁，经榨汁蜜制而成的乳白色结晶体。

【别名】白砂糖、白霜糖、石蜜等。

【性味与归经】甘，平。归脾、肺经。

【功效应用】和中缓急，生津润肺。用于中虚腹痛，口干燥咳。

【用法与用量】入汤，或含化。入汤和化，10 ～ 15g。

【按语】痰湿或中满纳差者不宜用。小儿勿多食。

月桂叶

【来源】为樟科常绿树甜月桂的叶，是烹饪中的一种调香料。

【别名】香叶子、香桂叶、桂叶、天竺桂等。

【性味与归经】辛，温。

【功效应用】健胃理气。用于脘胀腹痛；外治跌打损伤，疥癣。

【用法与用量】煎汤，3～6g。

牛　奶

【来源】牛科动物黄牛或水牛的奶。

【别名】牛乳、鲜奶。

【性味与归经】甘，微寒。归心、肺、胃经。

【功效应用】补虚损，益肺胃，养血，生津润燥，解毒。用于虚弱劳损，反胃噎膈，消渴，血虚便秘，气虚下痢，黄疸。

【用法与用量】煮饮，适量。

【按语】1.忌久煮。2.忌空腹喝牛奶。3.脾胃虚寒作泻、中有冷痰积饮者慎服。

第八章

[中药]

第一节　解表药

【概念】

凡以发散表邪、解除表证为主要功效的药物，称为解表药。

【性能功效】

本类药多具辛味，主入肺与膀胱经，性善发散，能使肌表之邪外散或从汗而解。主具发散解表功效，兼能宣肺、利水、透疹、祛风湿等。

【适用范围】

本类药主要适用于外感风寒或风热所致的恶寒、发热、头疼、身痛、无汗（或有汗）、脉浮等表证。部分药物还可用于咳喘、水肿、疹发不畅及风湿痹痛等。

【分类】

习惯上常将解表药分为辛温解表药与辛凉解表药两类。

① 辛温解表药又称发散风寒药，性味多辛温，主能发散风寒，发汗力强，主治外感风寒表证，兼治风寒湿痹、咳喘、水肿兼表等。②辛凉解表药又称发散风热药，性味多辛凉，主能疏散风热，发汗力虽较缓和，但长于透解表热，主治外感风热表证，兼治风热咳嗽、麻疹不透、目赤多泪等。

【配伍】

临床应用时，表证兼虚者，须视其阳虚、气虚、阴虚之不同，分别配伍助阳、益气、养阴等扶正之品，以扶正祛邪；用于温病初起，应适当配伍清热解毒药。

【使用注意】

使用发汗力强的解表药，要注意掌握用量，中病即止，不可过汗，以免损伤阳气和津液；体虚多汗及热病后期津液亏耗者忌服；对久患疮痈、淋病及失血患者，虽有外感表证，也要慎重使用；入汤剂不宜久煎，以免有效成分挥发过多而降低疗效。

（一）发散风寒药

生姜*

Shengjiang

本品为姜科植物姜 *Zingiber officinale* Rosc. 的新鲜根茎。见彩图1。

【别名】鲜姜、均姜、北姜、淡姜。

【性状】本品呈不规则块状，略扁，具指状分枝，长4～18cm，厚1～3cm。表面黄褐色或灰棕色，有环节，分枝顶端有茎痕或芽。质脆，易折断，断面浅黄色，内皮层环纹明显，维管束散在。气香特异，味辛辣。

【性味与归经】辛，微温。归肺、脾、胃经。

【功能与主治】解表散寒，温中止呕，化痰止咳，解鱼蟹毒。用于风寒感冒，胃寒呕吐，寒痰咳嗽，鱼蟹中毒。

【用法与用量】3～10g。

【药膳食疗方】

1.五神汤（五神茶）：生姜、荆芥、苏叶各10g，茶叶6g，冰糖30g。用于风寒感冒初起见恶寒，身痛，无汗症等症。（《惠宜堂经验方》）

2.生姜糖醋茶：生姜3g，红糖10g，食醋3g，茶叶3g。用于风寒感冒初起，头痛，鼻塞流清鼻涕（《对症食疗醋蛋茶酒》）。也可以用生姜、红糖、茶叶沸水冲泡，用于风寒头痛。

3.百部生姜汁：生姜6g，百部10g。用于风寒咳嗽，风寒闭肺型的喘证。（《补缺肘后方》）

4.姜糖苏叶茶：生姜15g，紫苏叶、红糖各10g。用于风寒咳嗽，头痛等。（《本草汇言》）

5.芥菜生姜茶：鲜芥菜100g，生姜10g，盐少许。适用于风寒咳嗽。（《茶疗百疾》）

6.生姜乌梅饮：乌梅肉、生姜各10g，红糖适量。用于肝胃不和之妊娠呕吐。（《中华家庭药膳全书》）

7.鸡头羹粉：鸡头粉及羊脊骨1付，生姜汁20ml，合入五味和做羹。用于湿痹腰痛。（《饮膳正要》）

8.生姜山楂汤：生姜、焦山楂、红糖各15g。用于寒湿凝滞型及气滞血瘀型痛经、妇女恶露不下等症。（《药食同源祛百病》）

9.姜枣花椒汤：生姜20g，大枣30g，花椒30g。用于寒性痛经，经行不畅，色暗有块，畏寒肢冷。

10.狗肉生姜粥：狗肉200g，粳米30g，生姜10g。用于脾肾阳虚之胸腹胀、腰膝软弱、畏寒肢冷、水肿、小便不利等，或老年人体质虚寒之畏寒肢冷、小便频数等。（《食医心镜》）

11.生姜羊肉粥：生姜20g，羊肉50g，大米60g。用治寒湿凝滞型痛经。（《药食同

源祛百病》）

12.红糖生姜汤：红糖30g，大枣15g，枸杞子15g，生姜5g。用于经期虚寒腹痛，月经量少，色黯。（《中华养生药膳大全》）

13.姜附烧狗肉：生姜150g，熟附片30g，狗肉1000g，大蒜、菜油、盐、葱各少许。用于肾阳不足所引起的阳痿不举，夜尿频多，头晕耳鸣，精神萎靡，畏寒肢冷，腰膝酸软，女子宫寒不孕等。（《大众药膳》）

14.生姜紫苏粥：生姜5片，紫苏叶10g，粳米100g，红糖适量。用于风寒感冒，恶心，呕吐，胃寒腹痛，鱼蟹中毒等。

15.生姜韭菜饮：鲜生姜30g，鲜韭菜500g，冰片3g。用于中暑神昏，四肢厥冷，冷汗自出者。

16.五汁蜜膏：鸭梨1000g，白萝卜1000g，生姜250g，炼乳250g，蜂蜜250g。用于肺阴虚燥热所引起的口燥咽干、咳痰黏稠、久咳不止等症状的调理；支气管炎，肺结核等疾病的调治；阴虚体质者；各类人群秋冬季常用调理。本品养阴化痰，脾虚溏泄及湿热体质者慎用。糖尿病患者不宜服用。

17.鲜姜萝卜汁（萝卜姜汁饮）：生姜50g，白萝卜50g。用于急性喉炎，失音，喉痛，气郁痰滞者等症。

18.姜枣粥（生姜大枣粥）：生姜6g，粳米100g，大枣6枚，冰糖或者红糖适量。用于风寒感冒兼脾虚者，喘证，胞宫虚寒之轻证。也可以大枣、生姜、红糖直接煮水服用。

19.生姜饴糖饮（姜汤饮）：生姜20g，饴糖30g，用于风寒感冒，咳嗽，呕吐。

20.黄鳝汤：黄鳝300g，生姜2片，盐、清水各适量。用于体虚乏力、气血不足、糖尿病、产后恶露不尽、下痢脓血、痔疮出血、风寒湿痹、足痿无力等症，也可作为内痔出血、脱肛、子宫脱垂等症的饮食治疗。（《中华养生药膳大全》）

21.猪脚姜：生姜200g，猪脚1对，甜醋500ml。用于产后缺乳等症。

22.其他药膳：生姜枇杷叶粥（生姜、炙枇杷、粳米）；姜艾鸡蛋（生姜、艾叶、鸡蛋）；姜糖饮（生姜、红糖）；生姜粥（生姜、粳米）。

【按语】本品适用于多种呕吐，为"呕家圣药"；不可用干姜替代生姜使用。

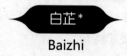

白芷*
Baizhi

本品为伞形科植物白芷 *Angelica dahurica*（Fisceh.ex Hoffm.）Benth.et Hook.f.或杭白芷 *Angelica dahurica*（Fisch.ex Hoffm.）Benth.et Hook.f.var.*formosana*（Boiss.）Shan et Yuan的干燥根。见彩图2。

【别名】会白芷、亳白芷、走马芹、异型当归、苻蓠、泽芬、白臣、番白芷。

【性状】本品呈长圆锥形，长10～25cm，直径1.5～2.5cm。表面灰棕色或黄棕色，根头部钝四棱形或近圆形，具有纵皱纹、支根痕及皮孔样的横向突起，有的排列成四纵行。顶端有凹陷的茎痕。质坚实，断面白色，粉性，形成层环棕色，近方形或近圆形，皮部散有多数棕色油点。气芳香，味辛、微苦。

【性味与归经】 辛，温。归胃、大肠、肺经。

【功能与主治】 解表散寒，祛风止痛，宣通鼻窍，燥湿止带，消肿排脓。用于感冒头痛，眉棱骨痛，鼻塞流涕，鼻鼽，鼻渊，牙痛，带下，疮疡肿痛。

【用法与用量】 3～10g。

【药膳食疗方】

1.白芷茯苓粥：白芷6g，茯苓15g，粳米100g。用于黑斑，色素沉着。

2.白芷川芎炖鱼头（白芷鱼头汤）：川芎6g，白芷9g，鱼头1个，生姜丝适量。用于风寒感冒，风寒头痛，血虚头痛。

3.都梁茶：白芷10g，白糖少许。用于风湿头痛。

4.白芷银花茶：白芷5g，银花15g，防风5g，白糖适量。用于肺经热盛型鼻渊。

5.冰糖白芷炖银耳：白芷3g，银耳10g，冰糖适量。用于肌肤不润，面色无华。

6.其他药膳：川芎白芷羊头汤（羊头肉、川芎、白芷、姜）；白芷当归鲤鱼汤（白芷、北芪、当归、杞子、红枣、鲤鱼、生姜）。

【按语】 阴虚血热者忌服；恶旋覆花；过量服用白芷可致中毒。

紫苏叶*
Zisuye

本品为唇形科植物紫苏 *Perilla frutescens*（L.）Britt. 的干燥叶（或带嫩枝）。见彩图3。

【别名】 野苏叶、苏叶、赤苏叶、青苏叶、香苏叶、苏梗、白苏梗、嫩苏梗、老苏梗。

【性状】 本品叶片多皱缩卷曲、破碎，完整者展平后呈卵圆形，长4～11cm，宽2.5～9cm，先端渐尖或急尖，基部圆形或宽楔形，边缘具圆锯齿。两面紫色或上表面绿色，下表面紫色，疏生灰白色毛，下表面有多数凹点状的腺鳞。叶柄长2～7cm，紫色或紫绿色。质脆。带嫩枝者，枝的直径2～5mm，紫绿色，断面中部有髓。气清香，味微辛。

【性味与归经】 辛，温。归肺、脾、胃经。

【功能与主治】 解表散寒，行气和胃。用于风寒感冒，咳嗽呕恶，妊娠呕吐，鱼蟹中毒。

【用法与用量】 5～10g。

【药膳食疗方】

1.紫苏汤：紫苏茎叶（锉）30g，人参15g。用于咳逆短气。（《圣济总录》）

2.紫苏饮：紫苏、冰糖或红糖煎汤频服。用于乳痈肿痛，寒泻。（《海上仙方》）

3.紫苏粥：紫苏叶10g，粳米50g，生姜3片，大枣3枚。用于风寒感冒，咳嗽，胸闷不舒。(《圣济总录》)

4.紫白姜汤：紫苏叶10g，葱白10g，生姜10g，红糖15g。用于风寒感冒及胃肠型感冒。(《中华药膳养生精选》)

5.苏杏生姜茶：紫苏叶、杏仁、生姜各10g。用于风寒型实喘。(《茶疗百疾》)

6.紫苏竹茹饮：紫苏10g，竹茹20g，生姜10g，红糖适量。用于孕吐。

7.紫苏杏仁粥：紫苏叶、甜杏仁各10g，生姜5g，大枣10g，粳米100g。用于风寒感冒，咳嗽。

8.其他药膳：凉拌紫苏叶。

【按语】1.紫苏叶，阴虚、气虚及温病者慎服。2.紫苏梗，辛，温。归肺、脾经。具有理气宽中、止痛、安胎的功效，用于胸膈痞闷、胃脘疼痛、嗳气呕吐、胎动不安。3.苏梗红糖饮：苏梗9g，生姜6g，大枣10枚，陈皮6g，红糖15g。用于孕后脘腹胀闷，呕恶不食等(《百病饮食自疗》)。4.紫苏猪肚汤：紫苏梗30g，生姜5片，花椒适量，猪肚1个。用于胃寒腹痛，呃逆。

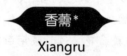

香薷*

Xiangru

本品为唇形科植物石香薷 *Mosla chinensis* Maxim. 或江香薷 *Mosla chinensis* 'Jiangxiangru' 的干燥地上部分。见彩图4。

【别名】香茹、香草、铜草、小叶香薷、广香薷、青香薷、江香薷。

【性状】青香薷：长30～50cm，基部紫红色，上部黄绿色或淡黄色，全体密被白色茸毛。茎方柱形，基部类圆形，直径1～2mm，节明显，节间长4～7cm，质脆，易折断。叶对生，多皱缩或脱落，叶片展开后呈长卵形或披针形，暗绿色或黄绿色，边缘有3～5疏浅锯齿。穗状花序顶生及腋生，苞片圆卵形或圆倒卵形，脱落或残存，花萼宿存，钟状，淡紫红色或灰绿色，先端5裂，密被茸毛。小坚果4，直径0.7～1.1mm，近圆球形，具网纹。气清香而浓，味微辛而凉。

江香薷：长55～66cm。表面黄绿色，质较柔软。边缘有5～9疏浅锯齿。果实直径0.9～1.4mm，表面具有疏网纹。

【性味与归经】辛，微温。归肺、胃经。

【功能与主治】发汗解表，化湿和中。用于暑湿感冒，恶寒发热，头痛无汗，腹痛吐泻，水肿，小便不利。

【用法与用量】3～10g。

【药膳食疗方】

1.香薷饮：香薷10g，厚朴5g，白扁豆5g，可加冰糖少许。用于外感风寒，内伤暑湿所致的阴暑证。(《家庭药膳手册》)

2.新加香薷饮：香薷6g，银花9g，鲜扁豆花9g，厚朴6g，连翘6g。用于暑温，形似伤寒，右脉洪大，左手反小，面赤口渴，但汗不出者。(《温病条辨》)

3.香薷鳝鱼汤：鳝鱼100g，香薷10g。用于小儿疳积。

4.香薷扁豆汤：香薷10g，白扁豆30g。用于小儿夏伤暑湿，呕吐泄泻，脘腹胀痛等症。

5.香薷二豆饮：香薷10g，白扁豆30g，白扁豆花10g。用于中暑发热，暑湿吐泻等。

6.香薷粥：香薷10g，粳米50g，白糖适量。用于外感风寒、内伤暑湿所致的阴暑证、水肿、小便不利等。

7.香薷薄荷饮：香薷10g，淡竹叶5g，薄荷5g。用于中暑发热，口干口苦。

【按语】1.本品内服时宜待凉后饮，因热饮易致呕吐。2.表虚多汗，或暑热实证、里热实证、阴虚火旺、燥热伤肺、胃燥津伤等皆应忌服。

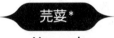

芫荽*
Yuansui

本品为伞形科植物芫荽 *Coriandrum sativum* L. 的带根全草。见彩图5。

【别名】胡荽、香菜、胡菜。

【性状】多卷缩成团，茎、叶枯绿，干燥茎直径约1mm，叶多脱落或破碎，完整的叶一至二回羽状分裂。根呈须状或长圆锥形，表面类白色。具浓烈的特殊香气，味淡微涩。

【性味与归经】温，辛。归肺、脾、肝经。

【功效应用】发表透疹，消食开胃，止痛解毒。用于风寒感冒，麻疹透发不畅，食积，脘腹胀痛，呕恶，头痛，牙痛，丹毒，疮肿初起，蛇伤。

【用法与用量】内服，煎汤，9～15g，鲜品15～30g；或捣汁。

【药膳食疗方】

1.胡荽地黄饮：芫荽1握（细切），生地黄90g（细切）。用于热毒气盛，生疱疮如豌豆。(《太平圣惠方》)

2.芫荽发疹饮：芫荽60g，荸荠40g，胡萝卜100g。用于小儿麻疹初起，疹出未畅，症见发热恶风、喷嚏、口渴等。(《岭南草药志》)

3.芫荽鱼头豆腐汤：大鱼头1个，豆腐200g，芫荽50g，生姜5片。用于体虚外感引起的畏风乏力，鼻塞流涕。

4.芫荽生姜汤：芫荽10g，生姜10g，紫苏叶6g，可加葱白。用于风寒感冒，头痛鼻塞。

5.芫荽饮：鲜芫荽全草30g。用于消化不良，腹胀。

6.芫荽黄豆汤：芫荽、黄豆、生姜各10g，用于风寒感冒及时疫感冒。

7.其他药膳：芫荽鲫鱼汤；芫荽豆腐鲈鱼汤。

【按语】1.疹出已透，或虽未透出而热毒壅滞，非风寒外束者禁服。2.不可多食，否则令人气虚。3.胃溃疡、脚气、口臭、狐臭等患者及服用补药时不宜食用。4.芫荽不可久煎。

桂枝
Guizhi

本品为樟科植物肉桂 *Cinnamomum cassia* Presl 的干燥嫩枝。

【别名】玉桂、牡桂、菌桂、筒桂。

【性状】本品呈长圆柱形，多分枝，长30～75cm，粗端直径0.3～1cm。表面红棕色至棕色，有纵棱线、细皱纹及小疙瘩状的叶痕、枝痕和芽痕，皮孔点状。质硬而脆，易折断。切片厚2～4mm，切面皮部红棕色，木部黄白色至浅黄棕色，髓部略呈方形。有特异香气，味甜、微辛，皮部味较浓。

【性味与归经】辛、甘，温。归心、肺、膀胱经。

【功能与主治】发汗解肌，温通经脉，助阳化气，平冲降逆。用于风寒感冒，脘腹冷痛，血寒经闭，关节痹痛，痰饮，水肿，心悸，奔豚。

【用法与用量】3～10g。

【按语】1.孕妇慎用。2.阴虚、实热忌服。

防风
Fangfeng

本品为伞形科植物防风 *Saposhnikovia divaricata*（Turcz.）Schischk. 的干燥根。

【别名】百枝、回草、关防风、东防风、回云、铜芸。

【性状】本品呈长圆锥形或长圆柱形，下部渐细，有的略弯曲，长15～30cm，直径0.5～2cm。表面灰棕色或棕褐色，粗糙，有纵皱纹、多数横长皮孔样突起及点状的细根痕。根头部有明显密集的环纹，有的环纹上残存棕褐色毛状叶基。体轻，质松，易折断，断面不平坦，皮部棕黄色至棕色，有裂隙，木部黄色。气特异，味微甘。

【性味与归经】辛、甘，微温。归膀胱、肝、脾经。

【功能与主治】祛风解表，胜湿止痛，止痉。用于感冒头痛，风湿痹痛，风疹瘙痒，破伤风。

【用法与用量】5～10g。

【药膳食疗方】

1.防风粥：防风10g，葱白2根，生姜3片，粳米100g。用于外感风寒湿邪重者症见发热恶寒，头痛鼻塞，周身酸痛等。

2.防风薏米饮：防风10g，薏苡仁30g，生姜3片。用于外感风寒，行痹关节窜痛，重着麻木之风痹兼湿者。

3.防风三花饮：防风12g，白扁豆花10g，茉莉花12g，玫瑰花12g，红糖适量。用于抑肝扶脾止泻。

【按语】血虚发痉、阴虚火旺者慎用。畏草薢、白及，恶干姜、藜芦、芫花。

羌活
Qianghuo

本品为伞形科植物羌活 *Notopterygium incisum* Ting ex H.T.Chang 或宽叶羌活 *Notopterygium franchetii* H.de Boiss. 的干燥根茎和根。

【别名】竹节羌、条羌、蚕羌、曲药、狗引子花。

【性状】羌活：为圆柱状略弯曲的根茎，长4～13cm，直径0.6～2.5cm，顶端具茎痕。表面棕褐色至黑褐色，外皮脱落处呈黄色。节间缩短，呈紧密隆起的环状，形似蚕，习称"蚕羌"；节间延长，形如竹节状，习称"竹节羌"。节上有多数点状或瘤状突起的根痕及棕色破碎鳞片。体轻，质脆，易折断，断面不平整，有多数裂隙，皮部黄棕色至暗棕色，油润，有棕色油点，木部黄白色，射线明显，髓部黄色至黄棕色，气香，味微苦而辛。

宽叶羌活：为根茎及根。根茎类圆柱形，顶端具茎及叶鞘残基，根类圆锥形，有纵皱纹及皮孔；表面棕褐色，近根茎处有较密的环纹，长8～15cm，直径1～3cm，习称"条羌"。有的根茎粗大，不规则结节状，顶部具数个茎基，根较细，习称"大头羌"。质松脆，易折断。断面略平坦，皮部浅棕色，木部黄白色。气味较淡。

【性味与归经】辛、苦，温。归膀胱、肾经。

【功能与主治】解表散寒，祛风除湿，止痛。用于风寒感冒，头痛项强，风湿痹痛，肩背酸痛。

【用法与用量】3～10g。

（二）发散风热药

薄荷*
Bohe

本品为唇形科植物薄荷 *Mentha haplocalyx* Briq. 的干燥地上部分。见彩图6。

【别名】夜息香、水益母、仁丹草、银丹草、人丹草、升阳草。

【性状】本品茎呈方柱形，有对生分枝，长15～40cm，直径0.2～0.4cm；表面紫棕色或淡绿色，棱角处具茸毛，节间长2～5cm；质脆，断面白色，髓部中空。叶对生，有短柄；叶片皱缩卷曲，完整者展平后呈宽披针形、长椭圆形或卵圆形，长

2～7cm，宽1～3cm；上表面深绿色，下表面灰绿色，稀被茸毛，有凹点状腺鳞。轮伞花序腋生，花萼钟状，先端5齿裂，花冠淡紫色。揉搓后有特殊清凉香气，味辛凉。

【性味与归经】辛，凉。归肺、肝经。

【功能与主治】疏散风热，清利头目，利咽，透疹，疏肝行气。用于风热感冒，风温初起，头痛，目赤，喉痹，口疮，风疹，麻疹，胸胁胀闷。

【用法与用量】3～6g，后下。不可久煎；或入丸、散。

【药膳食疗方】

1.薄荷甘草茶：薄荷叶10g，甘草5g，绿茶5g，太子参10g。用于风热感冒，头痛咽痛。(《食物中药与便方》)

2.薄荷藕梨：薄荷3g，鲜藕400g，雪梨300g，白糖200g，蜜樱桃10g，白矾10g。用于阴虚燥热，脾虚食少，肠燥便秘等症。(《药膳食疗学》)

3.荆芥薄荷粥：荆芥、淡豆豉各10g，薄荷5g，粳米100g。用于外感风寒表证，兼有化热之象。症见感冒初期，发热恶寒，头痛，烦热不眠，咽喉牙痛，以及面瘫等。(《养老奉亲书》)

4.薄荷粥：鲜薄荷30g（或干薄荷10g），粳米50g，冰糖适量。用于外感风热，发热头痛，咽喉肿痛等症。

5.薄荷冰糖饮：薄荷、冰糖。用于外感风热。

6.薄荷夏枯草茶：夏枯草、菊花、生栀子、薄荷。用于肝阳上亢之头痛。

7.薄荷煲猪肺：薄荷、牛蒡子、猪肺。用于风热感冒，咳嗽痰多，麻疹，风疹。

8.薄荷鸡丝：薄荷叶、鸡胸肉、甜杏仁。用于清火解暑。

9.薄荷砂糖饮：薄荷、白糖。用于外感风热，咽喉不利及气滞脘腹胀满。

10.薄荷蝉蜕散：薄荷、蝉蜕，温酒调服3g。用于风疹瘙痒。

11.薄荷藿香茶：薄荷25g，甘草15g，藿香15g，白糖5g。用于暑湿感冒。

【按语】阴虚血燥，肝阳偏亢，表虚汗多者忌服。

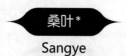

桑叶*

Sangye

本品为桑科植物桑 *Morus alba* L. 的干燥叶。见彩图7。

【别名】家桑叶、荆桑、桑葚树、黄桑、童桑叶、岩桑叶、洋桑叶、蚕虫叶。

【性状】本品多皱缩、破碎。完整者有柄，叶片展平后呈卵形或宽卵形，长8～15cm，宽7～13cm。先端渐尖，基部截形、圆形或心形，边缘有锯齿或钝锯齿，有的不规则分裂。上表面黄绿色或浅黄棕色，有的有小疣突起；下表面颜色稍浅，叶脉突出，小脉网状，脉上被疏毛，脉基具簇毛。质脆。气微，味淡、微苦涩。

【性味与归经】甘、苦，寒。归肺、肝经。

【功能与主治】疏散风热，清肺润燥，清肝明目。用于风热感冒，肺热燥咳，头晕头痛，目赤昏花。

【用法与用量】5～10g。

【药膳食疗方】

1.桑菊饮：桑叶7.5g，菊花3g，杏仁6g，连翘5g，薄荷2.5g，苦桔梗6g，生甘草2.5g，苇根6g。用于太阴风温，但咳，身不甚热，微渴者。(《温病条辨》)

2.桑杏汤（桑杏饮）：桑叶3g，杏仁4.5g，沙参6g，象贝3g，香豉3g，栀皮3g，梨皮3g。用于外感温燥证，头痛，身热不甚，口渴咽干鼻燥，干咳无痰，或痰少而黏，舌红，苔薄白而干，脉浮数而右脉大者。(《温病条辨》)

3.桑叶饮：桑叶、生蜜各适量。用于小儿渴。(《胜金方》)

4.桑菊银花茶：桑叶4g，菊花6g，银花8g。用于高血压，头目眩晕，外感风热。

5.三叶猪肺汤：桑叶、枇杷叶、龙脷叶各10g，雪梨一个，生姜2片，猪肺四分之一具。用于风热燥咳。

6.桑叶枸杞饮：桑叶、菊花、枸杞子各9g，决明子6g。用于头晕头痛，目赤昏花。

7.桑菊浙贝茶：桑叶9g，菊花10g，浙贝母6g。用于风热感冒，发热头痛，鼻塞咳嗽等症。

8.桑菊薄竹饮：桑叶6g，菊花10g，苦竹叶6g，白茅根10g，薄荷10g。用于风热感冒，烦热口渴，小便短赤涩痛。

9.桑菊杏仁茶：桑叶、菊花、甜杏仁各10g，冰糖适量。用于风热咳嗽。

10.桑叶菊花山楂茶：桑叶、菊花、银花各10g，山楂6g。用于高血压，高血脂，高胆固醇，动脉硬化等症。

11.鲜桑叶猪腱汤：鲜桑叶200g，猪腱肉300g，生姜3片，枸杞子5g，大枣5颗。用于健脾祛湿，疏散风热。

淡豆豉*
Dandouchi

本品为豆科植物大豆 Glycine max (L.) Merr. 的成熟种子的发酵加工品。见彩图8。

【别名】豆豉、杜豆豉。

【性状】本品呈椭圆形，略扁，长0.6～1cm，直径0.5～0.7cm。表面黑色，皱缩不平。质柔软，断面棕黑色。气香，味微甘。

【性味与归经】辛、苦，凉。归肺、胃经。

【功能与主治】解表，除烦，宣发郁热。用于感冒，寒热头痛，烦躁胸闷，虚烦不眠。

【用法与用量】6～12g。

【药膳食疗方】

1.葱豉炖豆腐（葱豉豆腐汤）：葱白15g，淡豆豉12g，豆腐250g。用于风热感冒，

发热，口渴等。(《肘后备急方》)

2.豆豉葱白醒酒汤：豆豉70g，葱白（切）30g，葛花10g，赤小豆花20g。用于饮酒轻度过量证，症见头痛、头晕、烦躁等。(《太平圣惠方》)

3.豉螺汤：田螺肉100g，豆豉200g，葱白6茎。用于饮酒酒醉证，症见神志不清、烦躁、头晕、头痛等。(《中国药膳学》)

4.豉粥：豆豉15g，葱白3茎（切段），薄荷6g，生姜6g（切片），羊髓100g，白米100g，细盐少许。用于疮痈初起，局部红、肿、热、痛，而脓尚未成者。(《圣济总录》)

5.豉薤汤：豉一升，薤白一把（寸切）。用于伤寒暴下及滞痢腹痛。(《范汪方》)

6.其他药膳：葱豉粥（淡豆豉、葱白、粳米）；发汗豉粥（淡豆豉、荆芥、麻黄、葛根、山栀、生石膏末、生姜、葱白、粳米）；淡豆豉蒸鲫鱼（淡豆豉、鲫鱼、白糖）；豆豉猪心（猪心、淡豆豉、葱、生姜）；葱豉汤（葱白、豆豉）。

菊花 *

Juhua

本品为菊科植物菊 *Chrysanthemum morifolium* Ramat.的干燥头状花序。分为"亳菊"、"滁菊"、"贡菊"、"杭菊"、"怀菊"。见彩图9、彩图10。

【别名】白菊花、甘菊花、白菊、甘菊、滁菊花、杭菊花。

【性状】亳菊：呈倒圆锥形或圆筒形，有时稍压扁呈扁形，直径1.5～3cm，离散。总苞碟状；总苞片3～4层，卵形或椭圆形，草质，黄绿色或褐绿色，外面被柔毛，边缘膜质，花托半球形，无托片或托毛。舌状花数层，雌性，位于外围，类白色，劲直，上举，纵向折缩，散生金黄色腺点；管状花多数，两性，位于中央，为舌状花所隐藏，黄色，顶端5齿裂。瘦果不发育，无冠毛。体轻，质柔润，干时松脆。气清香，味甘、微苦。

滁菊：呈不规则球形或扁球形，直径1.5～2.5cm。舌状花类白色，不规则扭曲，内卷，边缘皱缩，有时可见淡褐色腺点；管状花大多隐藏。

贡菊：呈扁球形或不规则球形，直径1.5～2.5cm。舌状花白色或类白色，斜升，上部反折，边缘稍内卷皱缩，通常无腺点；管状花少，外露。

杭菊：呈碟形或扁球形，直径2.5～4cm，常数个相连成片。舌状花类白色或黄色，平展或微折叠，彼此粘连，通常无腺点；管状花多数，外露。

怀菊：呈不规则球形或扁球形，直径1.5～2.5cm。多数为舌状花，舌状花类白色或黄色，不规则扭曲，内卷，边缘皱缩，有时可见腺点；管状花大多隐藏。

【性味与归经】甘、苦，微寒。归肺、肝经。

【功能与主治】散风清热，平肝明目，清热解毒。用于风热感冒，头痛眩晕，目赤肿痛，眼目昏花，疮痈肿毒。

【用法与用量】5～10g。或入丸、散；泡茶。

【药膳食疗方】

1.菊花甘草汤：白菊花120g，甘草12g。用于疔。(《外科十法》)

2.菊芎茶膏粥：菊花、川芎、石膏、茉莉花茶各3g，粳米50g。用于外感风热所致的头痛、发热，或头晕目眩等症。(《中医药膳学》)

3.菊楂决明饮：菊花10g，生山楂片12g，草决明子9g。用于高血压，高血脂，失眠多梦，大便秘结等症。

4.菊槐龙胆茶（复方菊槐茶）：菊花5g，槐花5g，绿茶6g，龙胆草10g。用于高血压眩晕。

5.菊花藕粉：菊花15g，薄荷15g，藕粉30g，白糖20g。用于风热头痛。(《家常食物可治百病》)

6.菊花茶：菊花10g，绿茶3g，蜂蜜25g。用于风热头痛。(《茶疗百疾》)

7.菊槐绿茶饮（菊花绿茶饮）：菊花、槐花、绿茶各3g。用于肝阳上亢所致的头痛目胀，眩晕耳鸣，心中烦热，口苦易怒，失眠等症。(《药膳食谱集锦》)

8.菊花乌龙茶：杭菊花10g，乌龙茶3g。用于眩晕，高血压，高脂血症及动脉硬化。

9.菊花决明子粥：白菊花5g，决明子10g，粳米（或糯米）30g，冰糖适量。用于外感风热，高血压，高脂血症，习惯性便秘，肝郁化火引起的失眠等。大便泄泻者忌服。

10.菊花竹叶粥：菊花、水竹叶、绿豆、粳米、冰糖等。用于夏季暑热烦渴，头晕头痛。

11.菊花枸杞茶：白菊花6g，枸杞子6g，山楂3g，绿茶叶3g。可以用于高血压，高血脂，感热伤暑，食滞不化。

12.菊花桔梗雪梨汤（菊花桔梗雪梨茶）：菊花、桔梗、雪梨、冰糖。用于干咳无痰，或痰少而黏，不易咳出，或痰中带血，并见鼻燥咽干，咽喉肿痛。(《中华临床药膳食疗学》)

13.菊杏饮：菊花10g，杏仁10g，桑叶10g，甘草6g。用于痰热郁肺型喘证。(《中华临床药膳食疗学》)

14.其他药膳：菊膏散（菊花、石膏、川芎）；菊花粥（菊花、粳米）；红枣菊花粥（红枣、粳米、菊花）；菊花萝卜粥（菊花、胡萝卜、葱花、粳米）；菊花银花茶（菊花、金银花、桔梗、板蓝根、麦冬、甘草、绿茶、冰糖）。

【按语】气虚胃寒，食少泄泻者慎用。

葛根*
Gegen

本品为豆科植物野葛 *Pueraria lobata*（Willd.）Ohwi 的干燥根。习称野葛。见彩图11。

【别名】葛藤、野葛、葛麻藤、干葛、甘葛、葛麻茹。

【性状】本品呈纵切的长方形厚片或小方块，长5～35cm，厚0.5～1cm。外皮淡棕色至棕色，有纵皱纹，粗糙。切面黄白色至淡黄棕色，有的纹理明显。质韧，纤维性强。气微，味微甜。

【性味与归经】甘、辛，凉。归脾、胃、肺经。

【功能与主治】解肌退热，生津止渴，透疹，升阳止泻，通经活络，解酒毒。用于外感发热头痛，项背强痛，口渴，消渴，麻疹不透，热痢，泄泻，眩晕头痛，中风偏瘫，胸痹心痛，酒毒伤中。

【用法与用量】10～15g。

【药膳食疗方】

1.葛根饮：葛根。用于酒醉不醒。(《千金方》)

2.三根马蹄饮：葛根30g，白茅根20g，芦根20g，马蹄6～8粒。用于风热感冒见口干，咽痛，音嘶，鼻流黄涕。(《中华药膳养生精选》)

3.葛根玉竹瘦肉汤：瘦肉250g，葛根100g，玉竹150g，葱50g，淡豆豉25g。用于阴津不足所致的口干咽燥，皮肤干燥，机体消瘦，大便干结，舌干少津等症。(《中华药膳养生精选》)

4.葛根粥：葛根粉30g，粳米50g。用于伤风感冒，发热恶寒，头痛项强，心烦口渴(《太平圣惠方》)。现代研究发现，高血压、糖尿病患者可长期服用。

5.地瓜葛根煎：鲜地瓜10g，葛根(干品)50g。用于流行性感冒。(《家庭药膳手册》)

6.干葛牛蒡粥：葛根30g，牛蒡子10g，粳米60g。用于风热鼻渊。(《中华临床药膳食疗学》)

7.葛根粉粥：葛根粉30g，粟米60g。用于胃热烦渴(《圣济总录》)。现代研究发现，高血压、糖尿病、腹泻、痢疾患者宜常食之。

8.葛根寄生汤：葛根10g，桑寄生50g，威灵仙20g，猪脊骨200g。用于颈项骨质增生或劳损所致的颈椎病，症见颈项强痛、活动不便、前臂及手指麻木、头晕头痛、耳鸣、腰酸膝软等。(《中华药膳养生精选》)

9.葛根枳椇子饮：葛根20g，葛花10g，枳椇子15g。用于急性酒精中毒。(《防醉解酒方》)

10.神仙醒酒丹：葛花15g，葛根粉240g，赤小豆花60g，绿豆花60g，白豆蔻15g，柿霜120g。用于酒醉。(《寿世保元》)

11.其他药膳：葛根薏米粥(鲜葛根、薏米、粳米)；桑杞葛根汤(桑葚、枸杞子、葛根)。

【按语】《食疗本草》记载葛根，蒸食之，消酒毒。其粉亦甚妙。

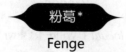

粉葛*

Fenge

本品为豆科植物甘葛藤 *Pueraria thomsonii* Benth. 的干燥根。见彩图12。

【别名】粉葛根、甘葛、黄斤、鹿豆、家葛。

【性状】本品呈圆柱形、类纺锤形或半圆柱形，长12～15cm，直径4～8cm；有的为纵切或斜切的厚片，大小不一。表面黄白色或淡棕色，未去外皮的呈灰棕色。体重，质硬，富粉性，横切面可见由纤维形成的浅棕色同心性环纹，纵切面可见由纤维形成的数条纵纹。气微，味微甜。

【性味与归经】甘、辛，凉。归脾、胃经。

【功能与主治】解肌退热，生津止渴，透疹，升阳止泻，通经活络，解酒毒。用于外感发热头痛，项背强痛，口渴，消渴，麻疹不透，热痢，泄泻，眩晕头痛，中风偏瘫，胸痹心痛，酒毒伤中。

【用法与用量】10～15g。

【药膳食疗方】

1.粉葛赤小豆骨汤：鲜粉葛根300g，赤小豆45g，猪骨350g，蜜枣20g。用于水肿，外感发热。

2.粉葛茯苓白术煲水鱼：粉葛300g，茯苓30g，白术10g，水鱼1只，生姜5片。用于水肿，脾虚湿困所致头身困重、纳呆便溏。

3.粉葛赤小豆煲鲮鱼：粉葛500g，赤小豆30g，鲮鱼500g。用于头身困重，水肿。

柴胡
Chaihu

本品为伞形科植物柴胡 *Bupleurum chinense* DC.或狭叶柴胡 *Bupleurum scorzonerifolium* Willd. 的干燥根。按性状不同，分别习称"北柴胡"和"南柴胡"。

【别名】硬柴胡、蚂蚱腿、铁苗柴胡、黑柴胡、山根菜、竹叶柴胡。

【性状】北柴胡：呈圆柱形或长圆锥形，长6～15cm，直径0.3～0.8cm。根头膨大，顶端残留3～15个茎基或短纤维状叶基，下部分枝。表面黑褐色或浅棕色，具纵皱纹、支根痕及皮孔。质硬而韧，不易折断，断面显纤维性，皮部浅棕色，木部黄白色。气微香，味微苦。

南柴胡：根较细，圆锥形，顶端有多数细毛状枯叶纤维，下部多不分枝或稍分枝。表面红棕色或黑棕色，靠近根头处多具细密环纹。质稍软，易折断，断面略平坦，不显纤维性。具败油气。

【性味与归经】辛、苦，微寒。归肝、胆、肺经。

【功能与主治】疏散退热，疏肝解郁，升举阳气。用于感冒发热，寒热往来，胸胁胀痛，月经不调，子宫脱垂，脱肛。

【用法与用量】3～10g。

【药膳食疗方】

1.疏肝起痿茶：柴胡15g，白芍20g，牡丹皮12g，龙胆草15g，薏苡仁20g，川楝子12g。用于肝胆湿热下注之阳痿，症见阴茎不能勃起或勃起不坚、阴囊潮湿、肢体困倦、心烦口苦、小便短赤、舌红、苔黄腻、脉滑数。肾阳虚者不宜使用本方。(《广东凉茶》)

2.肝胃百合汤：柴胡、黄芩各10g，百合、丹参各15g，乌药、川楝子、广郁金各10g。用于肝胃不和，肝郁气滞血瘀及肝胃郁热型消化性溃疡病，慢性胃炎，十二指肠壶腹炎，胃神经官能症。(《秘方求真》)

3.加味柴胡疏肝粥：当归、沉香、路路通、川芎、柴胡各9g，香附、枳壳、白芍各9g，合欢花12g，粳米100g，红糖适量。用于气滞型产后恶露不下。(《产后疾病食疗与药膳调养》)。

【按语】肝阳上亢，肝风内动，阴虚火旺及气机上逆者忌用或慎用。

升麻
Shengma

本品为毛茛科植物大三叶升麻 *Cimicifuga heracleifolia* Kom.、兴安升麻 *Cimicifuga dahurica*（Turcz）Maxim. 或升麻 *Cimicifuga foetida* L. 的干燥根茎。

【别名】周升麻、周麻、鸡骨升麻、鬼脸升麻、莽牛卡架、龙眼根。

【性状】本品为不规则的长形块状，多分枝，呈结节状，长10～20cm，直径2～4cm。表面黑褐色或棕褐色，粗糙不平，有坚硬的细须根残留，上面有数个圆形空洞的茎基痕，洞内壁显网状沟纹；下面凹凸不平，具须根痕。体轻，质坚硬，不易折断，断面不平坦，有裂隙，纤维性，黄绿色或淡黄白色。气微，味微苦而涩。

【性味与归经】辛、微甘，微寒。归肺、脾、胃、大肠经。

【功能与主治】发表透疹，清热解毒，升举阳气。用于风热头痛，齿痛，口疮，咽喉肿痛，麻疹不透，阳毒发斑，脱肛，子宫脱垂。

【用法与用量】3～10g。或入丸、散。

【药膳食疗方】

1.升麻葛根汤：升麻、干葛（细锉）、芍药、甘草（锉，炙）各等分。用于伤寒瘟疫，风热壮热，头痛、肢体痛，疮疹已发未发。(《阎氏小儿方》)

2.升麻大枣猪肠汤：升麻10g，大枣30g，猪大肠500g。用于脱肛属气虚下陷者服食。(《中华临床药膳食疗学》)

【按语】阴虚阳浮，喘满气逆及麻疹已透之证忌服。服用过量可产生头晕、震颤、四肢拘挛等证。

牛蒡子
Niubangzi

本品为菊科植物牛蒡 *Arctium lappa* L. 的干燥成熟果实。

【别名】恶实、鼠粘子、黍粘子、大力子、毛然然子、黑风子、牛子。

【性状】本品呈长倒卵形，略扁，微弯曲，长5～7mm，宽2～3mm。表面灰褐色，带紫黑色斑点，有数条纵棱，通常中间1～2条较明显。顶端钝圆，稍宽，顶面有圆环，中间具点状花柱残迹，基部略窄，着生面色较淡，果皮较硬，子叶2，淡黄白色，富油性。气微，味苦后微辛而稍麻舌。

【性味与归经】辛，苦，寒。归肺、胃经。

【功能与主治】疏散风热，宣肺透疹，解毒利咽。用于风热感冒，咳嗽痰多，麻疹，风疹，咽喉肿痛，痄腮，丹毒，痈肿疮毒。

【用法与用量】6～12g。或入散剂。

【药膳食疗方】

1.牛蒡子茶（方1）：牛蒡子12g。用于风热感冒，咳嗽痰多，麻疹，风疹，咽喉肿痛，痄腮，丹毒，痈肿疮毒。

2.牛蒡子茶（方2）：牛蒡子15g，胖大海10g，罗汉果10g。用于风热咳嗽、咽痛、音哑、头痛、痰黄、怕热等，伴便秘者尤宜。脾虚便溏者慎服。(《中华药膳养生精选》)

3.牛蒡粥：牛蒡子12g，粳米50g。用于风热感冒，咳嗽痰多，麻疹，风疹，咽喉肿痛，痄腮，丹毒，痈肿疮毒。

4.其他药膳：干葛牛蒡粥。(见葛根药膳食疗方）

【按语】脾虚便溏者禁服。

牛蒡根
Niubanggen

本品为菊科牛蒡属植物牛蒡 *Arctium lappa* L.的根。

【别名】恶实根、鼠粘根、牛菜。

【性状】根呈纺锤形，肉质而直立。皮部黑褐色，有皱纹，内呈黄白色。味微苦而性黏。

【性味与归经】苦，凉。归肺、心经。

【功能与主治】疏散风热，解毒消肿。用于风热感冒，头痛，咳嗽，热毒面肿，咽喉肿痛，齿龈痹痛，风湿痹痛，癥瘕积块，痈疖恶疮，痔疮脱肛。

【用法与用量】内服：煎汤，6～15g；或捣汁；或研末；或浸酒。外用：适量，捣敷；或煎膏涂；或煎水洗。

【药膳食疗方】

1.牛蒡粥：牛蒡根15g，粳米50g。用于风热感冒，头痛，风湿痹痛，癥瘕积块，痈疖恶疮，痔疮脱肛。

2.牛蒡生地小蓟饮：生牛蒡汁、生藕汁、生地黄汁、小蓟根汁各二合，白蜜一匙。用于心热吐血口干。(《圣惠方》)

3.牛蒡猪骨汤：牛蒡180g，陈皮180g，猪骨500g，姜、绍酒、胡椒。用于肾虚引起的耳鸣、腰膝酸软，脾胃虚寒引起的消化不良、食欲不振、脘腹胀痛等。（《中华药膳养生精选》）

【按语】《本草拾遗》："恶实根，蒸，暴干，不尔，令人欲吐。"

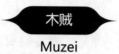

木贼
Muzei

本品为木贼科植物木贼 *Equisetum hyemale* L. 的干燥地上部分。

【别名】木贼草、锉草、节节草、节骨草、响草、接骨叶、笔杆草、笔筒草、无心草。

【性状】本品呈长管状，不分枝，长40～60cm，直径0.2～0.7cm。表面灰绿色或黄绿色，有18～30条纵棱，棱上有多数细小光亮的疣状突起；节明显，节间长2.5～9cm，节上着生筒状鳞叶，叶鞘基部和鞘齿黑棕色，中部淡棕黄色。体轻，质脆，易折断，断面中空，周边有多数圆形的小空腔。气微，味甘淡，微涩，嚼之有沙粒感。

【性味与归经】甘、苦，平。归肺、肝经。

【功能与主治】疏散风热，明目退翳。用于风热目赤，迎风流泪，目生云翳。

【用法与用量】3～9g。或入丸、散。

【按语】气血虚者慎用。

苦丁茶
Kudingcha

本品为冬青科冬青属植物枸骨 *Ilex cornuta* Lindl.ex Paxt.、大叶冬青 *Ilex latifolia* Thunb.、苦丁茶冬青 *Ilex kudingcha* C.J.Tseng 的嫩叶。

【别名】枸骨叶、功劳叶、羊角刺叶、老鼠刺叶、六角茶叶、苦丁茶叶。

【性状】枸骨叶：叶片长方形或长椭圆状方形，偶有长卵圆形，长3～8cm，宽1～3cm。先端有3个较大的硬刺齿，顶端1枚常反曲，基部平截或宽楔形，两侧有时各有刺齿1～3枚，边缘稍反卷；长卵圆形叶常无刺齿。上表面黄绿色或绿褐色，有光泽，下表面灰黄色或灰绿色。叶脉羽状，叶柄较短。革质，硬而厚。气微，味微苦。以叶大、色绿者为佳。

大叶冬青叶：叶片卵状长椭圆形或长椭圆形，有的破碎或纵向微卷曲，长8～17cm，宽4.5～7.5cm；先端锐尖或稍圆，基部钝，边缘具疏齿，上面黄绿色或灰绿色，有光泽，下表面黄绿色，叶柄粗短，长15～20mm；革质而厚；气微，味微苦。

苦丁茶冬青叶：叶片长圆状椭圆形，长10～16cm，宽4～8cm，边缘有锯齿，主脉于上表面凹下，于下表面凸起，侧脉每边10～14条，叶柄直径2～3mm。表面橄榄绿色或淡棕色。叶片厚硬、革质，气微，味苦，微甘。

【性味与归经】微苦、微甘，寒。归肺、胃经。

【功能与主治】疏风清热，清头目，止烦渴。用于风热感冒，咳吐黄痰，咽喉肿痛，头痛，目赤，耳鸣，耳聋，聤耳，流脓，肝火，热病烦渴，胃火牙痛，热泻热痢。

【用法与用量】内服：煎汤 3 ～ 9g；或入丸剂。

第二节 清热药

【概念】

凡药性寒凉，以清解里热为主要功效的药物，称为清热药。

【性能功效】

药性大多寒凉，少数平而偏凉，味多苦，或甘，或辛，或咸。主能清热、泻火、凉血、解热毒、退虚热，兼能燥湿、利湿、滋阴、发表等。

【适用范围】

本类药主要适用于表邪已解、内无积滞的里热证，如外感热病高热、阴伤内热、湿热泻痢、温毒发斑、痈肿疮毒、阴虚潮热等。

【分类】

按其性能及临床应用之别，习惯将本节药物分为5类。

① 清热泻火药：性味多甘寒或苦寒，功主清泄实热郁火，主治外感热病气分高热证，以及肺热、胃火、肝火、心火等脏腑火热证。

② 清热燥湿药：性味多苦寒，功主清热燥湿，兼以清热泻火。主治外感或内伤之湿热火毒诸证，如湿温、暑湿、湿热中阻、湿热泻痢、黄疸、带下、淋痛、疮疹，以及诸脏腑火热证。

③ 清热凉血药：性味多苦甘寒或咸寒，多入心、肝经，功主清热凉血，兼以滋润、活血，主治外感热病热入营血之高热神昏谵语，以及火热内生之血热妄行诸证。

④ 清热解毒药：性味亦多苦寒，或有辛寒、甘寒，功主清解热毒，主治外感或内生实热火毒诸证，如痈疮肿毒、丹毒、痄腮、咽喉肿痛、肺痈、肠痈、热毒泻痢、水火烫伤、蛇虫咬伤等。

⑤ 清虚热药：性味苦咸甘寒，多入肝、肾经，功主退虚热、除疳热，兼凉血。主治热病后期之阴伤发热、久病伤阴之骨蒸潮热，以及小儿疳热。

【配伍方法】

临床应用时，里热兼有表证者，当先解表或表里同治；气分热兼血分热者，宜气血两清；里热兼阴伤津亏者，要注意祛邪而不忘扶正，辅以养阴生津药；若里热积滞者，宜适当配合泻下药；兼脾胃虚弱者，宜适当辅以健胃药。

【使用注意】

本类药药性寒凉，易伤脾胃，凡脾胃虚弱、食少便溏者慎服；热病易伤津液，清热燥湿药易化燥伤阴津，故阴虚津伤者亦当慎用；阴盛格阳、真寒假热之证，尤须明辨，不可妄投；要中病即止，避免克伐太过，损伤正气。

（一）清热泻火药

决明子*

Juemingzi

本品为豆科植物决明 *Cassia obtusifolia* L.或小决明 *Cassia tora* L.的干燥成熟种子。见彩图13。

【别名】 钝叶决明、假绿豆、草决明、马蹄决明。

【性状】 决明：略呈菱方形或短圆柱形，两端平行倾斜，长3～7mm，宽2～4mm。表面绿棕色或暗棕色，平滑有光泽。一端较平坦，另端斜尖，背腹面各有1条突起的棱线，棱线两侧各有1条斜向对称而色较浅的线形凹纹。质坚硬，不易破碎。种皮薄，子叶2，黄色，呈"S"形折曲并重叠。气微，味微苦。

小决明：呈短圆形，较小，长3～5mm，宽2～3mm。表面棱线两侧各1片宽广的浅黄棕色带。

【性味与归经】 甘、苦、咸，微寒。归肝、大肠经。

【功能与主治】 清热明目，润肠通便。用于目赤涩痛，羞明多泪，头痛眩晕，目暗不明，大便秘结。

【用法与用量】 9～15g。

【药膳食疗方】

1.决明海带汤：决明子9g，海带15g。用于高血压、高血脂患者。

2.决明炖茄子：决明子10g，茄子2个。用于实热便秘者。（《中华临床药膳食疗学》）

3.决明通便茶：决明子15g，白茅根5g。用于胃肠有热、津亏肠燥的便秘。（《中医药膳养生精选》）

4.决明子绿茶：决明子9g，绿茶5g。用于热结便秘，高血压，高血脂，视物模糊。

5.决明葛粉粥：决明子30g，葛粉30g，大米50g，冰糖适量。用于热结便秘，视物模糊。（《中华临床药膳食疗学》）

6.决明子粥：炒决明子10g，白菊花10g，粳米50g，冰糖少许。用于风热赤眼，高血压引起的眩晕。

7.三子乌梅茶：决明子、五味子、枸杞子各5g，乌梅2个。用于阴虚内热，出汗过多，口舌干燥，目视昏花。

8.决明子夏枯草瘦肉汤：决明子25g，夏枯草30g，钩藤10g，瘦猪肉300g，生姜3片，精盐少许。用于高血压，高血脂。

9. 决明子夏枯草饮：决明子15g，夏枯草9g。用于治高血压。(《全国中草药汇编》)

10. 牡丹粳米粥：牡丹叶、漏芦（去芦头）、决明子各10g，雄猪肝100g，粳米700g。用于小儿癥瘕。(《圣济总录》)

11. 其他药膳：决明苁蓉茶（炒决明子、肉苁蓉）；菊楂决明饮（见菊花药膳食疗方）。

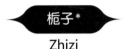

栀子*
Zhizi

本品为茜草科植物栀子 *Gardenia jasminoides* Ellis 的干燥成熟果实。见彩图14。

【别名】黄栀子、黄果树、山栀子、红枝子。

【性状】本品呈长卵圆形或椭圆形，长1.5～3.5cm，直径1～1.5cm。表面红黄色或棕红色，具6条翅状纵棱，棱间常有1条明显的纵脉纹，并有分枝。顶端残存萼片，基部稍尖，有残留果梗。果皮薄而脆，略有光泽；内表面色较浅，有光泽，具2～3条隆起的假隔膜。种子多数，扁卵圆形，集结成团，深红色或红黄色，表面密具细小疣状突起。气微，味微酸而苦。

【性味与归经】苦，寒。归心、肺、三焦经。

【功能与主治】泻火除烦，清热利湿，凉血解毒；外用消肿止痛。用于热病心烦，湿热黄疸，淋证涩痛，血热吐衄，目赤肿痛，火毒疮疡。外治扭挫伤痛。本品清三焦之火，尤善清心，为治热病烦闷之要药。

【用法与用量】6～10g。

【药膳食疗方】

1. 栀子豉汤：栀子10g，淡豆豉5g。用于发汗吐下后，余热郁于胸膈，身热懊憹，虚烦不得眠，胸脘痞闷，按之软而不痛，嘈杂似饥，但不欲食。(《伤寒论》)

2. 栀子无花果泥：栀子10g，无花果500g，白糖少许。用于湿热脱肛患者。(《中华临床药膳食疗学》)

3. 栀子仁粥：栀子仁10g，粳米100g。用于急性乳腺炎，急性结膜炎，黄疸性肝炎，胆囊炎，心烦不眠。

4. 栀子蜂蜜饮：鲜栀子，蜂蜜少许。用于肺热或肺部燥热，咳嗽或咯血。(《食疗本草学》)

5. 栀子蒲公饮：栀子、蒲公英、银花各12g。用于疮疡肿痛。(《广西中草药》)

6. 其他药膳：莲心栀子甘草茶（莲子心、栀子、甘草）。

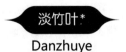

淡竹叶*
Danzhuye

本品为禾本科植物淡竹叶 *Lophatherum gracile* Brongn. 的干燥茎叶。见彩图15。

【别名】碎骨子、金鸡米、长竹叶、山冬、地竹、竹叶麦冬。

【性状】本品长25～75cm。茎呈圆柱形，有节，表面淡黄绿色，断面中空。叶鞘开裂。叶片披针形，有的皱缩卷曲，长5～20cm，宽1～3.5cm；表面浅绿色或黄绿色。叶脉平行，具横行小脉，形成长方形的网格状，下表面尤为明显。体轻，质柔韧。气微，味淡。

【性味与归经】甘、淡，寒。归心、胃、小肠经。

【功能与主治】清热泻火，除烦止渴，利尿通淋。用于热病烦渴，小便短赤涩痛，口舌生疮。

【用法与用量】6～10g。

【药膳食疗方】

1.竹叶车前茶：车前草50g，淡竹叶10g，生甘草6g，白糖适量。用于热淋证，小便不利。(《中华临床药膳食疗学》)

2.竹叶粥：竹叶（或用淡竹叶）50片，石膏90g，砂糖50g，粳米100g。用于夏日伤暑所致的身热口渴，头目不清，昏眩微胀，心烦尿赤，小便不利，或呕吐泄泻等。脾胃虚寒或阴虚发热者不宜用。(《太平圣惠方》)

3.龙胆竹叶粥：龙胆草10g，竹叶（或用淡竹叶）15g，白米100g。用于失眠兼有心烦易怒，头胀，目赤，口苦，胁痛，小便黄，大便秘结。

4.竹叶粥（石膏竹叶粥）：生石膏100～200g，竹叶（或用淡竹叶）10g，粳米100g，砂糖30g。用于热病神昏，烦渴惊谵。(《中华临床药膳食疗学》)

5.竹叶茅根茶：淡竹叶、白茅根各9g。用于急性肾炎，尿血。

6.淡竹叶茶：淡竹叶12g，灯芯草9g，海金沙6g。用于热淋。(《江西草药》)

【按语】无实火、湿热者慎服，体虚有寒者禁服。

鲜芦根*
Xianlugen

本品为禾本科植物芦苇 *Phragmites communis* Trin. 的新鲜或干燥根茎。见彩图16。

【别名】芦子根、芦柴根、孝棒竹根、甜梗子根、苇根。

【性状】鲜芦根：呈长圆柱形，有的略扁，长短不一，直径1～2cm。表面黄白色，有光泽，外皮疏松可剥离，节呈环状，有残根和芽痕。体轻，质韧，不易折断。断面黄白色，中空，壁厚1～2mm，有小孔排列成环。气微，味甘。

芦根：呈扁圆柱形。节处较硬，节间有纵皱纹。

【性味与归经】甘，寒。归肺、胃经。

【功能与主治】清热泻火，生津止渴，除烦，止呕，利尿。用于热病烦渴，肺热咳嗽，肺痈吐脓，胃热呕哕，热淋涩痛。

【用法与用量】15～30g；鲜品用量加倍，或捣汁用。

【药膳食疗方】

1.二根西瓜盅：西瓜1只（2500g），芦根50g，白茅根50g，雪梨50g，糖荸荠50g，鲜荔枝50g，山楂糕条50g，糖莲子50g，罐头银耳100g，石斛25g，竹茹25g，白糖400g。用于暑热病见高热烦渴，咳嗽咽干，气逆呕哕等症。（《中国食疗学·养生食疗菜谱》）

2.芦根绿豆粥：芦根100g，绿豆100g。用于小便不利，淋沥涩痛，口燥咽干，心烦。

3.鲜芦根竹茹粥：鲜芦根100g，竹茹20g，粳米100g，生姜10g。用于妊娠呕吐，高热引起的口渴心烦，胃热呕吐。（《中华养生药膳大全》）

4.生芦根粥：芦根150g，竹茹15 g，粳米100 g。用于肺内有热痰的实喘证。（《中华临床药膳食疗学》）

5.芦根清胃饮：芦根20g，麦冬15g，竹叶5g，冰糖3g。用于胃热伤阴，烦渴不安，胃脘灼热，胃痛等。（《中华养生药膳大全》）

6.芦根鸭肉汤：芦根10g，白茅根10g，沙参10g，鸭肉300g，冬笋30g。用于脾肺虚弱，软弱乏力，高热烦渴，热淋等症。（《药膳食疗学》）

7.芦根竹茹粥：芦根100～150g，竹茹15～20g，粳米60g，生姜2片。用于高热引起的口渴心烦，胃热呕吐呃逆及肺热咳嗽，肺痈。（《食医心鉴》）

8.芦根粟米粥：芦根270g，青粟米135g。用于老人消渴消肿，饮水不足，五脏干枯。（《养老奉亲书》）

9.芦根竹茹茶：鲜芦根150g，竹茹20g，生姜2片。用于痰热咳嗽。

10.芦根荷叶粳米粥：鲜芦根、荷叶、粳米、冰糖和白矾等。用于神疲乏力，暑热伤津之虚烦不寐。

11.五汁饮：鲜芦根100g，梨1000g，鲜藕500g，鲜麦冬50g，荸荠500g。用于外感热病所致的口渴，咽干，烦躁等症。（《温病条辨》）

【按语】 本品性寒，故凡寒邪直中、脾胃虚寒者均忌服。

夏枯草*

Xiakucao

本品为唇形科植物夏枯草 *Prunella vulgaris* L.的干燥果穗。见彩图17。

【别名】 铁色草、羊胡草、棒头草、炮仗草、夏模球、牯牛草。

【性状】 本品呈圆柱形，略扁，长1.5～8cm，直径0.8～1.5cm，淡棕色至棕红色。全穗由数轮至十数轮宿萼与苞片组成，每轮有对生苞片2片，呈扇形，先端尖尾状，脉纹明显，外表面有白毛。每一苞片内有3朵，花冠多巳脱落，宿萼二唇形，内有小坚果4枚，卵圆形，棕色，尖端有白色突起。体轻。气微，味淡。

【性味与归经】 辛、苦，寒。归肝、胆经。

【功能与主治】 清肝泻火，明目，散结消肿。用于目赤肿痛，目珠夜痛，头痛眩晕，瘰疬，瘿瘤，乳痈，乳癖，乳房胀痛。

【用法与用量】9～15g。

【药膳食疗方】

1.夏枯草紫菜饮：夏枯草10g，紫菜10g，黄芩10g。用于瘿瘤，瘰疬。

2.夏枯草槐花茶：夏枯草、槐花。用于肝火炽盛引起的目赤肿痛，头晕头痛，失眠多梦。

3.夏枯草决明茶：夏枯草、菊花、决明子。用于肝阳上亢型高血压，脂肪肝。

4.绿豆夏枯草煲猪骨：绿豆50g，夏枯草40g，猪脊骨350g，姜2片。用于湿热内蕴所致的咽喉疼痛，口干口苦，眼睛红肿疼痛，心烦，小便黄短等症。(《中华养生药膳大全》)

5.夏枯草煲猪肉：夏枯草20g，猪瘦肉50g。用于头痛，眩晕，目疼，耳鸣，烦躁，瘰疬痰核等。(《食物疗法》)

6.夏枯草荷叶茶：夏枯草10g，荷叶12g（或新鲜荷叶半张）。用于肝肾阴虚而致之风火上扰清窍的眩晕耳鸣证。(《药茶治百病》)

7.夏枯草蒲公英茶：夏枯草、蒲公英各等分。用于乳痈初起。(《本草汇言》)

8.夏枯草茶：夏枯草10g，草决明12g，红茶5g。用于脾胃实热型身体肥胖，肝肾不足、虚阳上亢引起的头晕目眩。

9.其他药膳：夏枯草菊花茶（夏枯草、菊花、生栀子、薄荷）；夏枯草菊花桑叶茶（夏枯草、桑叶、菊花、黄豆）；夏枯草汤（夏枯草、金银花）。

【按语】夏枯草可引起过敏反应，可导致接触性皮炎。

知母

Zhimu

本品为百合科植物知母 Anemarrhena asphodeloides Bge. 的干燥根茎。

【别名】蚔母、连母、野蓼、地参、水参、水浚、货母、蝭母、芪母、提母、女雷、鹿列、女理、苦心、儿草、水须、昌支、东根。

【性状】本品呈长条状，微弯曲，略扁，偶有分枝，长3～15cm，直径0.8～1.5cm，一端有浅黄色的茎叶残痕。表面黄棕色至棕色，上面有一凹沟，具紧密排列的环状节，节上密生黄棕色的残存叶基，由两侧向根茎上方生长，下面隆起而略皱缩，并有凹陷或突起的点状根痕。质硬，易折断，断面黄白色。气微，味微甜，略苦，嚼之带黏性。

【性味与归经】苦、甘，寒。归肺、胃、肾经。

【功能与主治】清热泻火，滋阴润燥。用于外感热病，高热烦渴，肺热燥咳，骨蒸潮热，内热消渴，肠燥便秘。

【用法与用量】6～12g。

【药膳食疗方】

1.石膏知母茶：生石膏60g，知母12g。用于风热型实喘，症见咳嗽气粗、壮热、

心烦痰黄而稠，或伴有风热表证。(《茶疗百疾》)

2.其他药膳：知母人参茶（知母、人参）；知母龙骨炖鸡（鸡、知母、龙骨）；知母炖团鱼（知母、川贝母、天冬、麦冬、生地黄、山茱萸、地骨皮、团鱼）。

（二）清热燥湿药

黄连
Huanglian

本品为毛茛科植物黄连 *Coptis chinensis* Franch.、三角叶黄连 *Coptis deltoidea* C.Y.Cheng et Hsiao 或云连 *Coptis teeta* Wall. 的干燥根茎。以上三种分别习称"味连"、"雅连"、"云连"。

【别名】川连、鸡爪连、山黄连、光连、南岸味连、北岸味连。

【性状】味连：多集聚成簇，常弯曲，形如鸡爪，单枝根茎长3～6cm，直径0.3～0.8cm。表面灰黄色或黄褐色，粗糙，有不规则结节状隆起、须根及须根残基，有的节间表面平滑如茎秆，习称"过桥"。上部多残留褐色鳞叶，顶端常留有残余的茎或叶柄。质硬，断面不整齐，皮部橙红色或暗棕色，木部鲜黄色或橙黄色，呈放射状排列，髓部有的中空。气微，味极苦。

雅连：多为单枝，略呈圆柱形，微弯曲，长4～8cm，直径0.5～1cm，"过桥"较长。顶端有少许残茎。

云连：弯曲呈钩状，多为单枝，较细小。

【性味与归经】苦，寒。归心、脾、胃、肝、胆、大肠经。

【功能与主治】清热燥湿，泻火解毒。用于湿热痞满，呕吐吞酸，泻痢，黄疸，高热神昏，心火亢盛，心烦不寐，心悸不宁，血热吐衄，目赤，口疮、牙痛，消渴，痈肿疔疮。姜黄连清胃和胃止呕，用于寒热互结、湿热中阻、痞满呕吐。萸黄连舒肝和胃止呕，用于肝胃不和、呕吐吞酸。

【用法与用量】2～5g。

【药膳食疗方】

1.黄连莲子汤：黄连15g，莲子肉30g，党参15g。用于下痢，不思饮食，噤口痢。

2黄连脏连丸：黄连、猪直肠。用于脱肛，痔疮出血。(《外科正宗》)

3.其他药膳：黄连羊肝丸；黄连阿胶汤。

【按语】1.本品大苦大寒，过服久服易伤脾，脾胃虚寒者忌用。2.苦燥伤津，阴虚津伤者慎用。

（三）清热凉血药

余甘子*

Yuganzi

本品系藏族习用药材，为大戟科植物余甘子*Phyllanthus emblica* L.的干燥成熟果实。见彩图18。

【别名】滇橄榄、橄榄、油柑子、紫荆果。

【性状】本品呈球形或扁球形，直径1.2～2cm。表面棕褐色或墨绿色，有浅黄色颗粒状突起，具皱纹及不明显的6棱，果梗长约1mm。外果皮厚1～4mm，质硬而脆。内果皮黄白色，硬核样，表面略具6棱，背缝线的偏上部有数条筋脉纹，干后可裂成6瓣，种子6，近三棱形，棕色。气微，味酸涩，回甜。

【性味与归经】甘、酸、涩，凉。归肺、胃经。

【功能与主治】清热凉血，消食健胃，生津止咳。用于血热血瘀，消化不良，腹胀，咳嗽，喉痛，口干。

【用法与用量】3～9g，多入丸散服。

【药膳食疗方】

1. 余甘甘桔汤：余甘子15g，桔梗10g，玄参12g，甘草6g。用于扁桃体炎。

2. 余甘子煲猪肉：余甘子10颗，蜜枣3个，瘦猪肉300g，生姜3片。用于止咳除烦，口干。

3. 余甘子饮：鲜余甘子果10～30个。用于感冒发热，咳嗽，咽喉痛，口干烦渴，维生素C缺乏症。（广州部队《常用中草药手册》）

4. 余甘子猪肺汤：余甘子10颗，猪肺。用于哮喘。（《昆明民间常用草药》）

玄参

Xuanshen

本品为玄参科植物玄参*Scrophularia ningpoensis* Hemsl.的干燥根。

【别名】重台、正马、玄台、鹿肠、遂马、野脂麻、黑参、元参、山当归。

【性状】本品呈类圆柱形，中间略粗或上粗下细，有的微弯曲，长6～20cm，直径1～3cm。表面灰黄色或灰褐色，有不规则的纵沟，横长皮孔样突起和稀疏的横裂纹和须根痕。质坚实，不易折断，断面黑色，微有光泽。气特异似焦糖，味甘、微苦。

【性味与归经】甘、苦、咸，微寒。归肺、胃、肾经。

【功能与主治】清热凉血，滋阴降火，解毒散结。用于热入营血，温毒发斑，热病伤阴，舌绛烦渴，津伤便秘，骨蒸劳嗽，目赤，咽痛，白喉，瘰疬，痈肿疮毒。

【用法与用量】9～15g。或入丸、散。

【药膳食疗方】

1.玄麦甘桔茶：玄参、麦冬各4.5g，桔梗3g，生甘草1.5g。用于肺阴虚咳嗽，喉痒干咳无痰，口渴咽干等。（《药茶治百病》）

2.其他药膳：玄参猪肝。

【按语】1.脾胃便溏或有湿者禁服。2.恶黄芪、干姜、大枣、山茱萸。3.不宜与藜芦同用。

地黄
Dihuang

本品为玄参科植物地黄 *Rehmannia glutinosa* Libosch. 的新鲜或干燥块根。秋季采挖，除去芦头、须根及泥沙，鲜用；或将地黄缓缓烘焙至约八成干。前者习称"鲜地黄"，后者习称"生地黄"。

【别名】生地黄、干地黄、鲜地黄、怀地黄、肥生地。

【性状】鲜地黄：呈纺锤形或条状，长8～24cm，直径2～9cm。外皮薄，表面浅红黄色，具弯曲的纵皱纹、芽痕、横长皮孔样突起及不规则疤痕。肉质，易断，断面皮部淡黄白色，可见橘红色油点，木部黄白色，导管呈放射状排列。气微，味微甜、微苦。

生地黄：多呈不规则的团块状或长圆形，中间膨大，两端稍细，有的细小，长条状，稍扁而扭曲，长6～12cm，直径2～6cm。表面棕黑色或棕灰色，极皱缩，具不规则的横曲纹。体重，质较软而韧，不易折断，断面棕黑色或乌黑色，有光泽，具黏性。气微，味微甜。

【性味与归经】鲜地黄：甘、苦，寒。归心、肝、肾经。生地黄：甘，寒。归心、肝、肾经。

【功能与主治】鲜地黄：清热生津，凉血，止血。用于热病伤阴，舌绛烦渴，温毒发斑，吐血衄血，咽喉肿痛。生地黄：清热凉血，养阴生津。用于热入营血，温毒发斑，吐血衄血，热病伤阴，舌绛烦渴，津伤便秘，阴虚发热，骨蒸潮热，内热消渴。

【用法与用量】鲜地黄12～30g。生地黄10～15g。

【药膳食疗方】

1.生地黄鸡：生地黄250g，乌鸡1只，饴糖150g。用于肝肾阴虚，盗汗，虚热，骨蒸潮热，烦躁，虚烦失眠，健忘怔忡。（《肘后方》）

2.生地葡萄汁：生地黄汁、葡萄汁、藕汁、蜂蜜各等份。用于气血虚弱，心悸失眠，烦渴。（《太平圣惠方》）

3.生地粳米粥：生地黄15g，生石膏、粳米各30g。用于口舌溃烂，口中热臭。（《药食同源祛百病》）

4.生地青梅饮：生地黄15g，石斛10g，甘草2g，青梅30g。用于口腔溃疡。

5. 地芩竹叶饮：生地黄15g，黄芩9g，淡竹叶15g，白糖适量。用于口腔溃疡，心烦不寐。

6. 生地桑葚饮：鲜地黄250g，鲜桑葚子250g，白糖适量。用于阴虚火旺所致的头发早白，脱发等症。

7. 生熟地煲脊骨：生地黄50g，熟地黄50g，猪脊骨400g，瘦肉250g，蜜枣10g，姜2片。用于阴虚引起的潮热盗汗，口燥咽干，心烦失眠，腰酸；高血压、脑动脉硬化等疾病的调治；阴虚体质；为中老年人群冬季常用调补品。

8. 地黄煮酒：生地黄6g，益母草10g，黄酒200ml。用于血瘀所致之月经过多，色紫黑，有血块或伴小腹疼痛拒按。(《家庭药膳》)

牡丹皮
Mudanpi

本品为毛茛科植物牡丹 *Paeonia suffruticosa* Andr. 的干燥根皮。

【别名】牡丹根皮、丹皮、丹根、粉丹皮、木芍药。

【性状】连丹皮：呈筒状或半筒状，有纵剖开的裂缝，略向内卷曲或张开，长5～20cm，直径0.5～1.2cm，厚0.1～0.4cm。外表面灰褐色或黄褐色，有多数横长皮孔样突起和细根痕，栓皮脱落处粉红色；内表面淡灰黄色或浅棕色，有明显的细纵纹，常见发亮的结晶。质硬而脆，易折断，断面较平坦，淡粉红色，粉性。气芳香，味微苦而涩。

刮丹皮：外表面有刮刀削痕，外表面红棕色或淡灰黄色，有时可见灰褐色斑点状残存外皮。

【性味与归经】苦、辛，微寒。归心、肝、肾经。

【功能与主治】清热凉血，活血化瘀。用于热入营血，温毒发斑，吐血衄血，夜热早凉，无汗骨蒸，经闭痛经，跌扑伤痛，痈肿疮毒。

【用法与用量】6～12g。

【药膳食疗方】牡丹皮乌龟汤：牡丹皮30g，乌龟2只（重约500g）。用于肾阴亏损、血尿反复发作久治不愈者。

【按语】孕妇慎用。

赤芍
Chishao

本品为毛茛科植物芍药 *Paeonia lactiflora* Pall. 或川赤芍 *Paeonia veitchii* Lynch 的干燥根。

【别名】山芍药、草芍药、野芍药。

【性状】本品呈圆柱形，稍弯曲，长5～40cm，直径0.5～3cm。表面棕褐色，粗糙，有纵沟和皱纹，并有须根痕和横长的皮孔样凸起，有的外皮易脱落。质硬而脆，易折断，断面粉白色或粉红色，皮部窄，木部放射状纹理明显，有的有裂隙。气微香，味微苦，酸涩。

【性味与归经】苦，微寒。归肝经。

【功能与主治】清热凉血，散瘀止痛。用于热入营血，温毒发斑，吐血衄血，目赤肿痛、肝郁胁痛，经闭痛经，癥瘕腹痛，跌扑损伤，痈肿疮疡。

【用法与用量】6～12g。

【药膳食疗方】

1.翠衣凉茶：鲜西瓜皮9g，赤芍6g，炒栀子3.6g，黄连、甘草各1 g，白糖10g。用于中暑轻证，症见头昏脑痛、身热面红、精神不振、汗出、口渴等。（《药茶与药露》）

2.疏肝粥：赤芍、枳壳各12g，香附、川芎各9g，柴胡、陈皮各6g，甘草3g，粳米50g，红糖适量。用于气滞型产后恶露不下。（《产后疾病食疗与药膳调养》）

【按语】1.不宜与藜芦同用。2.孕妇慎用。

（四）清热解毒药

金银花*

Jinyinhua

本品为忍冬科植物忍冬*Lonicera japonica* Thunb.的干燥花蕾或带初开的花。见彩图19。

【别名】银花、二花、双花、二宝花、忍冬花。

【性状】本品呈棒状，上粗下细。略弯曲，长2～3cm，上部直径约3mm，下部直径约1.5mm。表面黄白色或绿白色（贮久色渐深），密被短柔毛，偶见叶状苞片。花萼绿色，先端5裂，裂片有毛，长约2mm，开放者花冠筒状，先端二唇形，雄蕊5，附于筒壁，黄色；雌蕊1，子房无毛，气清香，味淡、微苦。

【性味与归经】甘，寒。归肺、心、胃经。

【功能与主治】清热解毒，疏散风热。用于痈肿疔疮，喉痹，丹毒，热毒血痢，风热感冒，温病发热。

【用法与用量】6～15g。

【药膳食疗方】

1.忍冬汤：金银花120g，甘草90g。用于一切内外痈肿。（《医学心悟》）

2.金银花粥：金银花15g，粳米50g，冰糖适量。用于风热感冒，咽喉肿痛。

3.金银花冲鸡蛋：鸡蛋1个，金银花12g。用于风热咳嗽初起。（《滋补养生药膳》）

4.银花甘草茶：金银花6g，绿茶3g，甘草1g。用于轻度伤暑，咽痛不适，热疖痱毒。

5.双花绿豆竹叶粥：绿豆、水竹叶、金银花、甘菊花、粳米和冰糖等。用于炎夏暑热烦渴，胸中痰热，咳逆上气，头痛眩晕，面赤，小便短赤，口糜舌疮，吐血及鼻衄。

6.银花莲肉粥：金银花15g，莲肉10g，粳米50g。用于脾虚腹泻，热痢。

7.青花饮：金银花15g，藿香10g，生甘草5g，马蹄10～12粒，大青叶20g。用于流行性感冒及其预防。(《中华养生药膳大全》)

8.银花绿豆茶：银花30g，绿豆15g，甘草3g。用于热毒壅盛所致的疮痈肿毒，尤其是暑疖、烦渴等症。(《常见病验方选编》)

9.其他药膳：金银花升麻茶（金银花、连翘、升麻）；银花二根露（鲜金银花、鲜白茅根、鲜芦根）；两花茶（金银花、野菊花）；豆腐双花汤（金银花、野菊花、鲜豆腐）；双花饮（金银花、山楂、蜂蜜）；银花枇杷饮（鲜金银花、鲜枇杷）。

【按语】脾胃虚寒及气虚疮疡脓清者忌用。

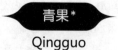

山银花*
Shanyinhua

本品为忍冬科植物灰毡毛忍冬 Lonicera macranthoides Hand.-Mazz.、红腺忍冬 Lonicera hypoglauca Miq.、华南忍冬 Lonicera confusa DC.或黄褐毛忍冬 Lonicera fulvotomentosa Hsu et S.C.Cheng 的干燥花蕾或带初开的花。见彩图20。

【别名】山金银花、土忍冬、土印花。

【性状】灰毡毛忍冬：呈棒状而稍弯曲，长3～4.5cm，上部直径2mm，下部直径1mm，表面黄色至黄绿色。总花梗集结成簇。开放者花冠裂片不及全长之半，质稍硬，手捏之稍有弹性，气清香，味微苦甘。

红腺忍冬：长2.5～4.5cm，直径0.8～2mm，表面黄白色至黄棕色，无毛或疏被毛，萼筒无毛，先端5裂，裂片长三角形，被毛，开放者花冠下唇反转，花柱无毛。

华南忍冬：长1.6～3.5cm，直径0.5～2mm，萼筒和花冠密被灰白色毛。

黄褐毛忍冬：长1～3.4cm，直径1.5～2mm，花冠表面淡黄棕色或黄棕色，密被黄色茸毛。

【性味与归经】甘，寒。归肺、心、胃经。

【功能与主治】清热解毒，疏散风热。用于痈肿疔疮，喉痹，丹毒，热毒血痢，风热感冒，温病发热。

【用法与用量】6～15g。

青果*
Qingguo

本品为橄榄科植物橄榄 Canarium album Raeusch.的干燥成熟果实。见彩图21。

【别名】橄榄子、余甘子、忠果。

【性状】本品呈纺锤形，两端钝尖，长2.5～4cm，直径1～1.5cm。表面棕黄色或黑褐色，有不规则皱纹。果肉灰棕色或棕褐色，质硬。果核棱形。暗红棕色，具纵棱；内分3室，各有种子1粒。气微，果肉味涩，久嚼微甜。

【性味与归经】甘、酸，平。归肺、胃经。

【功能与主治】清热解毒，利咽，生津。用于咽喉肿痛，咳嗽痰黏，烦热口渴，鱼蟹中毒。

【用法与用量】5～10g；或熬膏；或入丸剂。

【药膳食疗方】

1.橄榄萝卜饮：鲜橄榄7枚，鲜萝卜250g，冰糖适量。用于热毒壅盛所致的咽喉肿痛等症。(《中国药膳学》)

2.橄榄粥：橄榄60g，白萝卜1个，粳米100g，白糖100g。用于妊娠呕吐，咽喉肿痛，百日咳，咳嗽，痢疾。(《女性常见疾病药膳疗法》)

3.橄榄汁：橄榄捣汁或煎浓汤饮。用于河豚、鱼、鳖诸毒，诸鱼骨鲠。(《随息居饮食谱》)

4.青果酸梅汤：鲜青果60g，酸梅10g，白砂糖适量。用于咽喉疼痛，酒毒烦渴，头痛。

5.橄榄雪梨炖瘦肉：橄榄5枚，雪梨1个，瘦肉300g。用于咽喉肿痛，肺热咳嗽痰多。

6.橄榄猪肺汤：青橄榄8～10枚，猪肺四分之一具，猪瘦肉100g，生姜3片。用于感冒后咳嗽，音浊不清，胃纳不佳。(《中华养生药膳大全》)

7.其他药膳：清热利咽糖（橄榄、玄参、天冬、白砂糖）；橄榄萝卜茶（橄榄、萝卜）。

鱼腥草*
Yuxingcao

本品为三白草科植物蕺菜 *Houttuynia cordata* Thunb.的新鲜全草或干燥地上部分。见彩图22。

【别名】蕺菜、鱼鳞草、侧耳草、臭灵丹、蕺儿根、狗腥草。

【性状】鲜鱼腥草：茎呈圆柱形，长20～45cm，直径0.25～0.45cm；上部绿色或紫红色，下部白色，节明显，下部节上生有须根，无毛或被疏毛。叶互生，叶片心形，长3～10cm，宽3～11cm；先端渐尖，全缘；上表面绿色，密生腺点，下表面常紫红色；叶柄细长，基部也托叶合生成鞘状。穗状花序顶生。具鱼腥气，味涩。

干鱼腥草：茎呈扁圆柱形，扭曲，表面黄棕色，具纵棱数条；质脆，易折断。叶片卷折皱缩，展平后呈心形，上表面暗黄色至暗棕色，下表面灰绿色或灰棕色。穗状花序黄棕色。

【性味与归经】辛，微寒。归肺经。

【功能与主治】清热解毒，消痈排脓，利尿通淋。用于肺痈吐脓，痰热喘咳，热痢，热淋，痈肿疮毒。

【用法与用量】15～25g，不宜久煎；鲜品用量加倍，水煎或捣汁服。

【药膳食疗方】

1.鱼腥草猪肚汤：鱼腥草60g，猪肚1个。用于肺结核，咳嗽，盗汗。(《贵州民间方药集》)

2.鱼腥草山楂煎：鱼腥草18g，山楂炭6g。用于痢疾。(《岭南草药志》)

3.鱼腥草煲猪肺：鲜鱼腥草60g（干鱼腥草20g），猪肺200g。用于肺热咳嗽，痰血脓臭，痔疮疼痛。(《饮食疗法》)

4.鱼腥草芹菜瘦肉汤：芹菜根、鱼腥草各鲜用30g，瘦猪肉酌量。(《福建药物志》)

5.鱼腥枇杷饮：鱼腥草60g，白萝卜汁100g，炙枇杷叶20g，白糖20g，蜂蜜适量。用于肺热咳嗽，症见咳嗽咳痰黄稠、口渴、咽痛。(《中国药膳辨证治疗学》)

6.鱼腥草煮双仁饮：鱼腥草30g（鲜者倍量），薏苡仁60g，冬瓜仁30g。用于咳嗽痰多，胸满，色黄如脓或腥臭者。(《中华养生药膳大全》)

7.鱼腥草炖猪排骨：鲜鱼腥草200g，猪排骨500g。用于肺热咳嗽，肺痈咳吐脓血。

8.其他药膳：鱼腥草炖雪梨（鱼腥草、雪梨、白糖适量）；鱼腥草蒸鸡（嫩母鸡、鱼腥草）。

【按语】实寒、虚寒证或阴性肿疡慎用，不宜久煎。

马齿苋*
Machixian

本品为马齿苋科植物马齿苋 *Portulaca oleracea* L. 的干燥地上部分。见彩图23。

【别名】五行草、长命菜、瓜子菜、麻绳菜、马齿菜、马生菜、马齿龙芽、鼠齿菜。

【性状】本品为皱缩卷曲，常结成团。茎圆柱形，长可达30cm，直径0.1～0.2cm，表面黄褐色，有明显纵沟纹。叶对生或互生，易破碎，完整叶片倒卵形，长1～2.5cm，宽0.5～1.5cm；绿褐色，先端钝平或微缺，全缘，花小，3～5朵生于枝端，花瓣5，黄色。蒴果圆锥形，长约5mm，内含多数细小种子。气微，味微酸。

【性味与归经】酸，寒。归肝、大肠经。

【功能与主治】清热解毒，凉血止血，止痢。用于热毒血痢，痈肿疔疮，湿疹，丹毒，蛇虫咬伤，便血，痔血，崩漏下血。

【用法与用量】9～15g。

【药膳食疗方】

1.马齿苋粥：马齿苋2大握，粳米3合。用于热泻，细菌性痢疾。(《太平圣惠方》)

2.马齿苋薏苡粥：鲜马齿苋50g，薏苡仁30g，粳米100g。用于湿热痢疾泄泻。(《中华养生药膳大全》)

3.马齿鸡子白：马齿苋、鸡蛋。用于白带赤下。(《海上集验方》)

4.马齿苋甘草汤：马齿苋60g，生甘草6g。(《家庭食疗手册》)

5.马齿苋槐花粥：鲜马齿苋100g，槐花30g，粳米100g，红糖20g。用于大肠癌患者引起的便血，血色鲜红症。

6.马齿苋黄花菜饮：马齿苋30g，黄花菜30g。用于外感盛行邪毒引起的水痘。

7.马齿苋升麻汤：马齿苋200g，升麻10g，粳米50g，食盐或白糖适量。用于湿热下注而脱肛者。(《中华临床药膳食疗学》)

8.马齿苋藕汁：鲜马齿苋500g，鲜藕50g。用于尿血，便血。

9.马齿苋炒鸡蛋：马齿苋、鸡蛋。用于便血，久痢。

10.马齿苋包子：面粉、干马齿苋、猪肉。用于热毒血痢，便血，痔血，崩漏下血。

11.其他药膳：凉拌马齿苋；凉拌马齿苋鱼腥草（鲜马齿苋、鲜鱼腥草）；辛夷马齿苋粥（辛夷、马齿苋、粳米）；马齿苋白糖煎（生马齿苋、白糖）；马齿苋芡实瘦肉汤（马齿苋、芡实、瘦猪肉）；马齿苋绿豆汤（马齿苋、绿豆）。

【按语】孕妇，尤其是有习惯性流产者，应禁止食用马齿苋；不宜与甲鱼同食。

蒲公英*
Pugongying

本品为菊科植物蒲公英 *Taraxacum mongolicum* Hand.-Mazz.、碱地蒲公英 *Taraxacum borealisinense* Kitam.或同属数种植物的干燥全草。见彩图24、彩图25。

【别名】公英、婆婆丁、黄花地丁。

【性状】本品呈皱纹卷曲的团块。根呈圆锥状，多弯曲，长3～7cm；表面棕褐色，抽皱；根头部有棕褐色或黄白色的茸毛，有的已脱落。叶基生，多皱缩破碎，完整叶片呈倒披针形，绿褐色或暗灰绿色，先端尖或钝，边缘浅裂或羽状分裂，基部渐狭，下延呈柄状，下表面主脉明显。花茎1至数条，每条顶生头状花序，总苞片多层，内面一层较长，花冠黄褐色或淡黄白色。有的可见多数具白色冠毛的长椭圆形瘦果。气微，味微苦。

【性味与归经】苦、甘，寒。归肝、胃经。

【功能与主治】清热解毒，消肿解结，利尿通淋。用于疔疮肿毒，乳痈，瘰疬，目赤，咽痛，肺痈，肠痈，湿热黄疸，热淋涩痛。

【用法与用量】10～15g。

【药膳食疗方】

1.蒲公英茶：蒲公英10g。用于疔疮肿毒，乳痈，瘰疬，目赤，咽痛，肺痈，肠痈，湿热黄疸，热淋涩痛。

2.蒲公英粥：蒲公英30g，粳米50g。用于疔疮肿毒，乳痈，瘰疬，目赤，咽痛，肺痈，肠痈，湿热黄疸，热淋涩痛。

3.公英败酱猪肠汤：鲜蒲公英50g，败酱草25g，猪大肠250g，食盐少许。用于痔漏实热者。症见肛门有痔疮，大便带血。(《中华临床药膳食疗学》)

4.蒲公英虾肉汤：虾仁、蒲公英、白芍。用于破溃期气血亏虚型急性乳腺炎。

5.蒲公英茶：蒲公英20g，玉米须30g，茵陈蒿30g，白糖20g。将蒲公英、玉米须、茵陈加水1000ml，煎后去渣，加白糖适量饮用。

6.蒲公英薏米猪瘦肉汤：猪瘦肉250g，蒲公英20g，薏米30g，生姜3片。清热解毒，祛湿止带。(《中华养生药膳大全》)

7.公英地丁当归汤：猪瘦肉200g，蒲公英20g，地丁20g，当归10g，生姜3片。用于湿热下注型盆腔炎。(《中华养生药膳大全》)

8.其他药膳：蒲公英鸡蛋饼；公英地丁酱（蒲公英、紫花地丁）；凉拌蒲公英；蒲公英茵陈红枣汤（蒲公英、茵陈、大枣、白糖）；蒲公英桔梗汤（蒲公英、桔梗、白糖）；蒲公英玉米汤（蒲公英、玉米须）。

土茯苓

Tufuling

本品为百合科植物光叶菝葜 Smilax glabra Roxb. 的干燥根茎。

【别名】禹余粮、白余粮、草禹余粮、刺猪苓、过山龙、硬饭、冷饭团、仙遗粮、过冈龙、山猪粪、山牛、冷饭头、山归来、久老薯、饭团根、毛尾薯、地胡苓、狗老薯、土苓、狗朗头、尖光头。

【性状】本品略呈圆柱形，稍扁或呈不规则条块，有结节状隆起，具短分枝，长5～22cm，直径2～5cm。表面黄棕色或灰褐色，凹凸不平，有坚硬的须根残基，分枝顶端有圆形芽痕，有的外皮现不规则裂纹，并有残留的鳞叶。质坚硬。切片呈长圆形或不规则，厚1～5mm，边缘不整齐；切面类白色至淡红棕色，粉性，可见点状维管束及多数小亮点。质略韧，折断时有粉尘飞扬，以水湿润后有黏滑感。气微，味微甘、涩。

【性味与归经】甘、淡，平。归肝、胃经。

【功能与主治】解毒，除湿，通利关节。用于梅毒及汞中毒所致的肢体拘挛，筋骨疼痛，湿热淋浊，带下，痈肿，瘰疬，疥癣。

【用法与用量】15～60g。

【药膳食疗方】

1.土茯苓煲瘦肉：土茯苓、猪瘦肉。用于风湿骨痛，疮痈肿毒。(《浙江民间常用草药》)

2.木棉花土茯苓煲猪腱：猪腱肉500g，土茯苓150g，干木棉花2朵，大枣（去核）10g，姜2片。用于湿热内盛引起的口苦纳差，腹满乏力，疮痈痈毒，股癣等症状的调理；用于慢性肝炎，慢性胆囊炎，痤疮，毛囊炎等疾病的调治；湿热体质者使用更佳；为各类人群暑湿季节常用调理品。本品清热利湿为主，燥邪偏盛及阴虚体质者慎用。

3.土茯苓龟汤：龟1只，土茯苓60～80g，瘦肉300g，姜2片，用于湿热引起的疮、疖等皮肤病。（《中华养生药膳大全》）

4.其他药膳：土茯苓猪骨汤；土茯苓薏仁粥。

【按语】肾功能不全者应慎用。

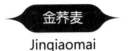

金荞麦
Jinqiaomai

本品为蓼科植物金荞麦*Fagopyrum dibotrys*（D.Don）Hara 的干燥根茎。

【别名】野荞麦根、荞麦三七、万年荞根、金锁银开、开金锁。

【性状】本品呈不规则团块或圆柱状，常有瘤状分枝，顶端有的有茎残基，长3～15cm，直径1～4cm。表面棕褐色，有横向环节和纵皱纹，密布点状皮孔，并有凹陷的圆形根痕和残存须根。质坚硬，不易折断，断面淡黄白色或淡棕红色，有放射状纹理，中央髓部色较深。气微，味微涩。

【性味与归经】微辛、涩，凉。归肺经。

【功能与主治】清热解毒，排脓祛瘀。用于肺痈吐脓，肺热喘咳，乳蛾肿痛。

【用法与用量】15～45g，用水或黄酒隔水密闭炖服。

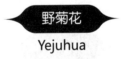

野菊花
Yejuhua

本品为菊科植物野菊*Chrysanthemum indicum* L.的干燥头状花序。

【别名】山菊花、千层菊、黄菊花、苦薏、野黄菊、土菊花、路边菊。

【性状】本品呈类球形，直径0.3～1cm，棕黄色。总苞由4～5层苞片组成，外层苞片卵形或条形，外表面中部灰绿色或浅棕色，通常被白毛，边缘膜质；内层苞片长椭圆形，膜质，外表面无毛。总苞基部有的残留总花梗。舌状花1轮，黄色至棕黄色，皱缩卷曲，管状花多数，深黄色。体轻。气芳香，味苦。

【性味与归经】苦、辛，微寒。归肝、心经。

【功能与主治】清热解毒，泻火平肝。用于疔疮痈肿，目赤肿痛，头痛眩晕。

【用法与用量】9～15g；鲜品30～60g。

【药膳食疗方】

1.菊枯茶：野菊花15g，夏枯草15g。用于流行性感冒。（《精选药茶治病养生555方》）

2.菊花茅根茶：野菊花、白茅根、白糖各30g。用于风热咳嗽。（《茶疗百疾》）

【按语】脾胃虚寒者忌服。

板蓝根

Banlangen

本品为十字花科植物菘蓝 *Isatis indigotica* Fort. 的干燥根。

【别名】大青根、大蓝根、草大青根、靛青根。

【性状】本品呈圆柱形，稍扭曲，长10～20cm，直径0.5～1cm。表面淡灰黄色或淡棕黄色，有纵皱纹、横长皮孔样突起及支根痕。根头略膨大，可见暗绿色或暗棕色轮状排列的叶柄残基和密集的疣状突起。体实，质略软，断面皮部黄白色，木部黄色。气微，味微甜后苦涩。

【性味与归经】苦，寒。归心、胃经。

【功能与主治】清热解毒，凉血利咽。用于瘟疫时毒，发热咽痛，温毒发斑，痄腮，烂喉丹痧，大头瘟疫，丹毒，痈肿。

【用法与用量】9～15g。

【药膳食疗方】

1. 板蓝根绿茶：板蓝根9g，绿茶3g，冰糖适量。用于时疫感冒。

2. 防疫清咽茶：板蓝根20g，金银花、桔梗各15g，杭菊花、麦冬各10g，甘草3g，茶叶6g，冰糖适量。用于热盛伤津所致的咽喉肿痛，烦渴引饮等症。(《中医药膳学》)

（五）清虚热药

银柴胡

Yinchaihu

本品为石竹科植物银柴胡 *Stellaria dichotoma* L.var.*lanceolata* Bge. 的干燥根。

【别名】牛肚根、沙参儿、土参、白根子。

【性状】本品呈类圆柱形，偶有分枝，长15～40cm，直径0.5～2.5cm。表面浅棕黄色至浅棕色，有扭曲的纵皱纹和支根痕，多具孔穴状或盘状凹陷，习称"砂眼"，从砂眼处折断可见棕色裂隙中有细砂散出。根头部略膨大，有密集的呈疣状突起的芽孢、茎或根茎的残基，习称"珍珠盘"。质硬而脆，易折断，断面不平坦，较疏松，有裂隙，皮部甚薄，木部有黄、白色相间的放射状纹理。气微，味甘。

【性味与归经】甘，微寒。归肝、胃经。

【功能与主治】清虚热，除疳热。用于阴虚发热，骨蒸劳热，小儿疳热。

【用法与用量】3～10g。

【药膳食疗方】银蹄汤：银柴胡30g，猪蹄1只，炖熟饮汤食肉。用于荨麻疹，风疹，皮肤瘙痒。

青蒿
Qinghao

本品为菊科植物黄花蒿 *Artemisia annua* L.的干燥地上部分。

【**别名**】香蒿、苦蒿、臭青蒿、香青蒿、细青蒿。

【**性状**】本品茎呈圆柱形，上部多分枝，长30～80cm，直径0.2～0.6cm；表面黄绿色或棕黄色，具纵棱线；质略硬，易折断，断面中部有髓。叶互生，暗绿色或棕绿色，卷缩易碎，完整者展平后为三回羽状深裂，裂片和小裂片矩圆形或长椭圆形，两面被短毛。气香特异，味微苦。

【**性味与归经**】苦、辛，寒。归肝、胆经。

【**功能与主治**】清虚热，除骨蒸，解暑热，截疟，退黄。用于温邪伤阴，夜热早凉，阴虚发热，骨蒸劳热，暑邪发热，疟疾寒热，湿热黄疸。

【**用法与用量**】6～12g，后下。

地骨皮
Digupi

本品为茄科植物枸杞 *Lycium chinense* Mill.或宁夏枸杞 *Lycium barbarum* L.的干燥根皮。

【**别名**】地骨、枸杞根、枸杞根皮、红耳坠根、红榴根皮、狗地芽皮。

【**性状**】本品呈筒状或槽状，长3～10cm，宽0.5～1.5cm，厚0.1～0.3cm。外表面灰黄色至棕黄色，粗糙，有不规则纵裂纹，易成鳞片状剥落。内表面黄白色至灰黄色，较平坦，有细纵纹。体轻，质脆，易折断，断面不平坦，外层黄棕色，内层灰白色。气微，味微甘而后苦。

【**性味与归经**】甘，寒。归肺、肝、肾经。

【**功能与主治**】凉血除蒸，清肺降火。用于阴虚潮热，骨蒸盗汗，肺热咳嗽，咯血，衄血，内热消渴。

【**用法与用量**】9～15g；或浸酒服。

【**按语**】脾胃虚寒者慎服。

【**药膳食疗方**】

1.地骨皮炖甲鱼：甲鱼1只，地骨皮25g，生地黄15g，牡丹皮15g。用于治骨蒸痨热。(《中国食疗大全》)

2.地骨皮饮：地骨皮、冰糖适量。用于阳暑，常见头昏头痛、心烦胸闷、口渴多饮、全身疲软、汗多、发热等症状。

3.地骨皮粥：地骨皮、桑白皮、麦冬、大米。用于阴虚燥热型糖尿病。

第三节　泻下药

【概念】

凡能引起腹泻或滑润大肠、促进排便的药物，称为泻下药。

【性能功效】

本类药主能泻下通便，以排除胃肠积滞、燥湿及其他有害物质（毒物、寄生虫等）；或清热泻火，使实热壅滞通过泻下而清解；或逐水退肿，使水湿停饮从大小便排除，达到祛除停饮、消退水肿之目的。有些药物兼能逐瘀、消癥、杀虫。

【适用范围】

本类药主要适用于大便秘结、胃肠积滞、实热内结及水肿停饮等里实证。有些药物兼治癥瘕、虫积等。

【分类】

本类药分为攻下药、润下药、峻下逐水药三类。

① 攻下药：大多味苦性寒，既能通便，又能泻火，且通便力较强，主治实热积滞、大便秘结或燥湿坚结等。还可用于外感热病所致的高热神昏、谵语发狂，或火热上炎之头痛、目赤、咽痛、牙龈肿痛、吐血、衄血等。此即上病下治，"釜底抽薪"之法。

② 润下药：大多为植物的种子或种仁，富含油脂，能润燥滑肠，使大便软化，易于排出，药力最缓，多用于年老、体弱、久病、妇女胎前产后，以及月经期便秘者。

【配伍方法】

临床应用时，里实兼有表邪者，当先解表而后攻里，必要时攻下药与解表药同用，表里双解，以免表邪内陷；里实而正虚者，应与补虚药同用，攻补兼备，使攻下而不伤正。

【使用注意】

泻下作用峻猛的药物，易伤正气及脾胃，故久病体虚、脾胃虚弱者当慎用；妇女胎前产后及月经期应慎用或忌用；应用作用较强的泻下药时，当中病即止，慎勿过剂，以免损伤胃气。

（一）攻下药

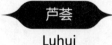

芦荟

Luhui

本品为百合科植物库拉索芦荟 *Aloe barbadensis* Miller、好望角芦荟 *Aloe ferox* Miller 或其他同属近缘植物叶的汁液浓缩干燥物。

【别名】卢会、讷会、象胆、奴会、劳伟、铁脚板、玉边栏、金边栏。

【性状】库拉索芦荟：呈不规则块状，常破裂为多角形，大小不一，表面呈暗红褐色或深褐色，无光泽。体轻，质硬，不易破碎，断面粗糙或显麻纹。富吸湿性。有特殊气味,味极苦。

好望角芦荟:表面呈暗褐色,略显绿色,有光泽。体轻,质松,易碎,断面玻璃样而有层纹。

【**性味与归经**】苦,寒。归肝、胃、大肠经。

【**功能与主治**】泻下通便,清肝泻火,杀虫疗疳。用于热结便秘,惊痫抽搐,小儿疳积;外治癣疮。

【**用法与用量**】2～5g,宜入丸散;外用适量,研末敷患处。

【**药膳食疗方**】

1.青苹果芦荟汤:青苹果、芦荟、冰糖。用于热结便秘,排毒,瘦身。

2.其他药膳:芦荟春卷、芦荟肉丁。

【**按语**】孕妇慎用。

番泻叶

Fanxieye

本品为豆科植物狭叶番泻叶 *Cassia angustifolia* Vahl 或尖叶番泻 *Cassia acutifolia* Delile 的干燥小叶。

【**别名**】印度番泻叶、亚历山大番泻叶、泡竹叶、泻叶。

【**性状**】狭叶番泻:呈长卵形或卵状披针形,长1.5～5cm,宽0.4～2cm,叶端急尖,叶基稍不对称,全缘。上表面黄绿色,下表面浅黄绿色,无毛或近无毛,叶脉稍隆起。革质,气微弱而特异,味微苦,稍有黏性。

尖叶番泻:呈披针形或长卵形,略卷曲,叶端短尖或微突,叶基不对称,两面均有细短毛茸。

【**性味与归经**】甘、苦,寒。归大肠经。

【**功能与主治**】泄热行滞,通便,利水。用于热结积滞,便秘腹痛,水肿胀满。

【**用法与用量**】2～6g,后下,或开水泡服。

【**药膳食疗方**】

1.番泻叶饮:番泻叶5～10g。用于习惯性便秘,每次适量,大便通畅后即停饮。(《中医大辞典》)。

2.番泻叶鸡蛋汤:番泻叶5～10g,鸡蛋1枚,菠菜少许。用于热结便秘,烦热口臭,小便黄赤。(《中华临床药膳食疗学》)

3.大青番泻叶茶:番泻叶3g,大青叶10g,白糖适量。用于心胃热毒炽盛,口疮口糜,脘腹胀满,大便秘结者。(《中华临床药膳食疗学》)

【**按语**】孕妇、月经期及哺乳期妇女均应慎用。

（二）润下药

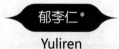

火麻仁 *
Huomaren

本品为桑科植物大麻 *Cannabis sativa* L. 的干燥成熟果实。见彩图 26。

【别名】麻仁、麻子仁、大麻子、大麻仁、白麻子、冬麻子。

【性状】本品呈卵圆形，长 4 ～ 5.5mm，直径 2.5 ～ 4mm。表面灰绿色或灰黄色，有微细的白色或棕色网纹，两边有棱，顶端略尖，基部有 1 圆形果梗痕。果皮薄而脆，易破碎。种皮绿色，子叶 2，乳白色，富油性。气微，味淡。

【性味与归经】甘，平。归脾、胃、大肠经。

【功能与主治】润肠通便。用于血虚津亏，肠燥便秘。

【用法与用量】10 ～ 15g。可入丸、散。

【药膳食疗方】

1. 麻仁栗子糕：火麻仁 10g，芝麻 5g，栗子粉 50g，玉米面 50g，红糖适量。用于脾肾气虚之便秘者。(《中华临床药膳食疗学》)

2. 鲍鱼羹方：鲍鱼肉（切细）250g，麻子仁（别研）30g（末），香豉（别研）15g，葱白（切碎）3 茎。用于产后乳汁不下。(《普济方》)

3. 麻仁粥：研麻子，以米杂为粥食之。用于大便不通。(《肘后方》)

4. 麻仁绿豆饮：麻子汁，煮取绿豆，空腹饱服。用于白痢。(孟诜《必效方》)

5. 麻仁紫苏粥：粳米 250g，火麻仁 50g，紫苏子 50g，黄芪 10g。用于气虚型便秘。

6. 麻仁当归猪蹄汤：猪蹄肉 500g，火麻仁 60g，当归 9g，蜜枣 5 个。用于病后或老人及妇女产后血虚津枯，症见便秘、便结难排；亦可用于习惯性便秘属阴血不足，肠中燥结者。

【按语】肠滑者忌服。老年、体虚、产妇津血不足肠燥便秘，用之最为适宜。

郁李仁 *
Yuliren

本品为蔷薇科植物欧李 *Prunus humilis* Bge.、郁李 *Prunus japonica* Thunb. 或长柄扁桃 *Prunus pedunculata* Maxim. 的干燥成熟种子。前两种习称"小李仁"，后一种习称"大李仁"。见彩图 27。

【别名】小李仁、大李仁、赤李仁、侧李仁、山里黄仁、麦李仁、秧李子仁。

【性状】小李仁：呈卵形，长 5 ～ 8mm，直径 3 ～ 5mm。表面黄白色或浅棕色，一端尖，另端钝圆。尖端一侧有线形种脐，圆端中央有深色合点，自合点处向上具多条纵向维管束脉纹。种皮薄，子叶 2，乳白色，富油性。气微，味微苦。

大李仁：长 6 ～ 10mm，直径 5 ～ 7mm。表面黄棕色。

【性味与归经】辛、苦、甘，平。归脾、大肠、小肠经。

【功能与主治】润肠通便，下气利水。用于津枯肠燥，食积气滞，腹胀便秘，水肿，脚气，小便不利。

【用法与用量】6～10g。

【药膳食疗方】

1.郁李仁粥：郁李仁15g（去皮研），粳米50g，蜜15g，生姜汁一蚬壳。用于脚气肿满喘促，大小便涩。（《圣惠方》）

2.郁李仁汤：郁李仁（炒）、桑根白皮（炙锉）、赤小豆（炒）各90g，陈橘皮（汤浸去白，炒）60g，紫苏45g，茅根（切）120g。用于水肿胸满气急。（《圣济总录》）

3.冬瓜郁李麻仁粥：冬瓜100g，郁李仁15g，火麻仁15g，粳米100g。用于肠燥便秘，水肿，小便不利。（《谷物保健药膳》）

4.郁李仁赤小豆粥：郁李仁15g，赤小豆30g，粳米150g，冰糖适量。用于肠燥便秘，水肿，脚气，水肿，小便不利。

5.郁李薏苡饭：郁李仁60g，薏苡仁200g。用于水肿，小便不利，喘息胸满等。

6.郁李仁芥菜炒洋葱：郁李仁15g，水淀粉3g，芥菜150g，洋葱60g。用于肠燥便秘，水肿，小便不利。（《野菜保健药膳》）

【按语】阴虚液亏及孕妇慎用。

第四节　祛风湿药

【概念】

凡以祛除风湿、解除痹痛为主要作用的药物，称为祛风湿药。

【性能功效】

本类药多辛散苦燥，具有祛除肌表、经络风湿作用，有的还分别兼有散寒或清热、舒筋、通络、止痛、解表，以及补肝肾、强筋骨作用。

【适用范围】

本类药主要适用于风湿痹痛、筋脉拘挛、麻木不仁、腰膝酸痛、下肢痿弱，或热痹关节红肿，兼治痹证兼肝肾不足、外感表证夹湿、头风头痛等。

【配伍方法】

临床应用时，病邪在表，或疼痛偏于上部者，配祛风解表药；病邪入络、血凝气滞者，配活血通络药；寒湿偏盛者，配温经药；郁久化热者，配清热药；病久气血不足者，配益气养血药；肝肾亏损、腰痛脚弱者，配补养肝肾药。

【使用注意】

痹证多属慢性疾患，需较长时间治疗，为服用方便，本类药可制成酒剂或丸散剂常服；本类药中的部分药物辛温香燥，易耗伤阴血，故阴亏血虚者应慎用。

乌梢蛇*

Wushaoshe

本品为游蛇科动物乌梢蛇*Zaocys dhumnades*（Cantor）的干燥体。见彩图28。

【别名】乌蛇、乌花蛇、剑脊蛇、黑风蛇、黄风蛇、剑脊乌梢蛇。

【性状】本品呈圆盘状，盘径约16cm。表面黑褐色或绿黑色，密被菱形鳞片；背鳞行数成双，背中央2～4行鳞片强烈起棱，形成两条纵贯全体的黑线，头盘在中间，扁圆形，眼大而下凹陷，有光泽。上唇鳞8枚，第4、第5枚入眶，颊鳞1枚，眼前下鳞1枚，较小，眼后鳞2枚。脊部高耸成屋脊状。腹部剖开边缘向内卷曲，脊肌肉厚，黄白色或淡棕色，可见排列整齐的肋骨。尾部渐细而长，尾下鳞双行。剥皮者仅留头尾之皮鳞，中段较光滑。气腥，味淡。

【性味与归经】甘，平。归肝经。

【功能与主治】祛风，通络，止痉。用于风湿顽痹，麻木拘挛，中风口眼㖞斜，半身不遂，抽搐痉挛，破伤风，麻风，疥癣。

【用法与用量】6～12g；或研末冲服，1.5～3g；或入丸剂，浸酒服。

【药膳食疗方】

1.乌梢蛇酒：乌梢蛇1～2条，高粱烧酒。用于病后或产后虚弱，贫血，神经痛，下肢麻痹，痿弱步履困难。(《食物中药与便方》)

2.三蛇酒：乌梢蛇1500g，大白花蛇200g，蝮蛇100g，生地黄500g，冰糖5000g，白酒100kg。用于骨节疼痛，屈伸不利，关节畸形，肢体麻木之顽痹者。(《中华临床药膳食疗学》)

3.乌蛇通络汤：乌梢蛇1条，透风草20g，威灵仙20g，当归20g，防风20g，姜、葱适量。用于风湿痹阻，气血不通的骨质增生症。(《中华养生药膳大全精选》)

4.定命散：乌蛇、白花蛇各2寸（颈后取，先酒浸，去骨，并酒炙），蜈蚣1条（全者），白酒。用于破伤风见项颈紧硬，身体强直。(《圣济总录》)

【按语】血虚生风者禁服。

木瓜*

Mugua

本品为蔷薇科植物贴梗海棠*Chaenomeles speciosa*（Sweet）Nakai的干燥近成熟果实。见彩图29。

【别名】皱皮木瓜、宣木瓜、贴梗海棠、贴脚梨。

【性状】本品长圆形，多纵剖成两半，长4～9cm，宽2～5cm，厚1～2.5cm，外表面紫红色或红棕色，有不规则的深皱纹；剖面边缘向内卷曲，果肉红棕色，中心部分凹陷，棕黄色；种子扁长三角形，多脱落，质坚硬，气微清香，味酸。

【性味与归经】酸，温。归肝、脾经。

【功能与主治】舒筋活络，和胃化湿。用于湿痹拘挛，腰膝关节酸重疼痛，暑湿吐泻，转筋挛痛，脚气水肿。

【用法与用量】6～9g；或入丸、散。

【药膳食疗方】

1.木瓜粥：木瓜1个，粳米50g。用于吐泻转筋。（《圣惠方》）

2.木瓜汤：米豆子60g，木瓜、干姜、甘草各30g，米饮调。用于泄泻不止。（《鸡峰普济方》）

3.木瓜鱼汤：生木瓜、鲜带鱼（或鲤鱼、鲫鱼）、生姜、葱各适量。用于产后乳少。

4.蜜汁木瓜：木瓜1个，蜂蜜300ml，生姜2g。用于湿痹筋挛，手足关节疼痛者。（《中华临床药膳食疗学》）

5.木瓜苡仁粥：木瓜10g，苡仁30g，白糖一匙。用于关节重着，活动不利，手足筋挛，不得屈伸之风湿痹证者。（《中华临床药膳食疗学》）

6.排骨木瓜汤：排骨、木瓜、花生米、红枣。用于盛夏胃病，暑热口渴，咽干喉燥。

7.羊肉木瓜汤：羊肉1000g，草果10g，豌豆300g，木瓜1000g，粳米500g，白糖180g。用于脾湿下注所致之腿、足肿痛、麻木，腰膝疼痛等症。（《饮膳正要》）

8.木瓜生姜煲米醋：木瓜500g，生姜片30g，米醋500g。用于增强子宫收缩，恶露排出，消除积瘀。（《孕产期多元营养指导方案》）

9.其他药膳：木瓜炖雪蛤（雪蛤膏、银耳、木瓜、莲子）；木瓜羹（木瓜、银耳、北杏、银杏、冰糖）。

【按语】1.湿热偏盛，小便淋闭者慎服。2.不可多食，损齿及骨。3.胃酸过多者不宜用。

蝮蛇*
Fushe

本品为蝰蛇科动物蝮蛇 *Agkistrodon halys*（Pallas）除去内脏的全体。见彩图30。

【别名】七寸子、土公蛇、七球子、土锦。

【性状】蝮蛇全身长60～70cm。头部三角形，颈部窄细，尾短小，末端尖。吻鳞明显，鼻间鳞宽，外侧缘尖细。前额鳞宽胜于长，额鳞前宽后狭。颅顶鳞最长大，颊鳞2，颊孔近眼，眶前鳞2，眼后鳞2或3，上唇鳞7，第3、第4枚最大，下唇鳞11。体鳞除沿腹鳞两行外都起棱，23～21～17行。腹鳞135～181片，肛鳞单枚，尾下鳞28～56对。背部灰褐色到深褐色，体侧有黑褐色斑纹，头侧于眶前鳞处有一深褐色眉纹，镶有明显的黄白色细线，体色及斑纹变异很大。

【性味与归经】甘，温；有小毒。归肝经。

【功能与主治】祛风，攻毒，通络，止痉。用于麻风病皮肤不仁，风湿顽痹，中风半身不遂，以及破伤风等。

【用法与用量】内服：浸酒，每条蝮蛇用60度白酒1000ml浸3个月，每次5～10ml，日饮1～2次；或烧存性研成细粉，每次0.5～1.5g，日服2次。

【药膳食疗方】蝮蛇酒：蝮蛇、人参、白酒。用于牛皮癣。

【按语】阴虚血亏者慎服，孕妇禁服。

五加皮
Wujiapi

本品为五加科植物细柱五加 *Acanthopanax gracilistylus* W.W.Smith 的干燥根皮。

【别名】南五加皮、五谷皮、真五加皮、红五加皮。

【性状】本品呈不规则卷筒状，长5～15cm，直径0.4～1.4cm，厚约0.2cm。外表面灰褐色，有稍扭曲的纵皱纹和横长皮孔样瘢痕，内表面淡黄色或灰黄色，有细纵纹。体轻，质脆，易折断，断面不整齐，灰白色。气微香，味微辣而苦。

【性味与归经】辛、苦，温。归肝、肾经。

【功能与主治】祛风除湿，补益肝肾，强筋壮骨，利水消肿。用于风湿痹痛，筋骨痿软，小儿行迟，体虚乏力，水肿，脚气。

【用法与用量】5～10g，鲜品加倍；或浸酒；或入丸、散。

【药膳食疗方】

1.五加皮醪（五加皮糯米酒）：五加皮60g，糯米1000g，酒适量。用于风湿痹症所致腰膝酸痛，或肝肾不足所致筋骨痿软等。(《中华临床药膳食疗学》)

2.五加皮粥：五加皮粉3g，粳米30g，白糖适量。用于小儿行迟证。(《全幼心鉴》)。

3.健脾酒：五加皮、千年健、蚕砂、续断、当归、黄酒。

【按语】阴虚火旺者慎用。

桑枝
Sangzhi

本品为桑科植物桑 *Morus alba* L. 的干燥嫩枝。

【别名】桑条。

【性状】本品呈长圆柱形，少有分枝，长短不一，直径0.5～1.5cm。表面灰白色或黄褐色，有多数黄褐色点状皮孔及细纵纹，并有灰白色略呈半圆形的叶痕和黄棕色的腋芽。质坚硬，不易折断，断面纤维性。切片厚0.2～0.5cm，皮部较薄，木部黄白色，射线呈放射状，髓部白色或黄白色。气微，味淡。

【性味与归经】微苦，平。归肝经。

【功能与主治】祛风湿，利关节。用于风湿痹病，肩臂、关节酸痛麻木。

【用法与用量】9 ～ 15g。

【药膳食疗方】

1. 桑枝鸡：老桑枝60g，绿豆30g，鸡肉250g。用于湿热痹症，热不甚而正已虚者。

2. 桑枝黑豆汁：桑枝、枸杞子、当归各15g，独活9g，黑豆30g。用于筋骨痹痛。

独活
Duhuo

本品为伞形科植物重齿毛当归 *Angelica pubescens* Maxim.f.*biserrata* Shan et Yuan 的干燥根。

【别名】川独活、大活、西大活、资丘独活、巴东独活、肉独活。

【性状】本品根略呈圆柱形，下部2 ～ 3分枝或更多，长10 ～ 30cm。根头部膨大，圆锥状，多横皱纹，直径1.5 ～ 3cm，顶端有茎、叶的残基或凹陷。表面灰褐色或棕褐色，具纵皱纹，有横长皮孔样突起及稍突起的细根痕。质较硬，受潮则变软，断面皮部灰白色，有多数散在的棕色油室，木部灰黄色至黄棕色，形成环棕色。有特异香气，味苦、辛、微麻舌。

【性味与归经】辛、苦，微温。归肾、膀胱经。

【功能与主治】祛风除湿，通痹止痛。用于风寒湿痹，腰膝疼痛，少阴伏风头痛，风寒挟湿头痛。

【用法与用量】3 ～ 10g。

【药膳食疗方】独活樱桃酒：独活50g，鲜樱桃1000g，威灵仙30g，共泡入酒中。用于风湿关节疼痛。(《食品的营养与食疗》)

【按语】阴虚内热者不宜用。

狗脊
Gouji

本品为蚌壳蕨科植物金毛狗脊 *Cibotium barometz*（L.）J.Sm. 的干燥根茎。

【别名】百枝、狗青、苟脊、金毛狗脊、毛狗儿、金丝毛、金毛狮子、黄狗头、老猴毛。

【性状】本品呈不规则的长块状，长10 ～ 30cm，直径2 ～ 10cm。表面深棕色，残留金黄色绒毛；上面有数个红棕色的木质叶柄，下面残存黑色细根。质坚硬，不易折断。无臭，味淡、微涩。生狗脊片呈不规则长条形或圆形，长5 ～ 20cm，直径2 ～ 10cm，厚1.5 ～ 5mm；切面浅棕色，较平滑，近边缘1 ～ 4mm处有1条棕黄色隆起的木质部环纹或条形，边缘不整齐，偶有金黄色绒毛残留；质脆，易折断，有粉性。狗脊片呈黑棕色，质坚硬。

【性味与归经】苦、甘，温。归肝、肾经。

【功能与主治】祛风湿，补肝肾，强腰膝。用于风湿痹痛，腰膝酸软，下肢无力。

【用法与用量】6～12g。

【药膳食疗方】

1.狗脊酒：狗脊片20g，香通草、马鞭草各12g，杜仲、续断各15g，威灵仙10g，红牛膝6g，白酒1000g。用于风湿骨痛，腰膝无力。

2.狗脊炖狗肉：金毛狗脊、金樱子、枸杞子各15g，狗肉500g。用于肝肾不足所致的性功能低下，男子不育，女子不孕。(《中医脏器食疗学》)。

【按语】肾虚有热、小便不利，或短涩黄赤、口干舌干者，均禁服。

桑寄生
Sangjisheng

本品为桑寄生科植物桑寄生 *Taxillus chinensis*（DC.）Danser 的干燥带叶茎枝。

【别名】寄生、桑上寄生、寄生茶、寄生泡。

【性状】本品茎枝呈圆柱形，长3～4cm，直径0.2～1cm；表面红褐色或灰褐色，具细纵纹，并有多数细小突起的棕色皮孔，嫩枝有的可见棕褐色茸毛；质坚硬，断面不整齐，皮部红棕色，木部色较浅。叶多卷曲，具短柄；叶片展平后呈卵形或椭圆形，长3～8cm，宽2～5cm；表面黄褐色，幼叶被细茸毛，先端钝圆，基部圆形或宽楔形，全缘；革质。气微，味涩。

【性味与归经】苦、甘，平。归肝、肾经。

【功能与主治】祛风湿，补肝肾，强筋骨，安胎元。用于风湿痹痛，腰膝酸软，筋骨无力，崩漏经多，妊娠漏血，胎动不安，头晕目眩。

【用法与用量】9～15g。

【药膳食疗方】

1.益肾降脂汤：桑寄生10g，首乌15g，黄精15g，生蒲黄10g。用于抗衰降脂，益肾降脂。(《东方食疗与保健》)

2.其他药膳；桑归炖猪脚（桑寄生、当归、猪脚）；桑寄生天麻茶（桑寄生、天麻、女贞子、白芍）；桑寄生煲鸡蛋。

第五节　芳香化湿药

【概念】

凡气味芳香，具有化湿运脾作用的药物，称为芳香化湿药。

【性能功效】

本类药多辛香温燥，主入脾胃经，功能化湿醒脾或燥湿运脾，兼解暑发表。

【适用范围】

本类药主要适用于脾为湿困、运化失职而致的脘腹痞满、呕吐泛酸、大便溏泻、食少倦怠、舌苔白腻，或湿热困脾之口甘多涎，以及湿温、暑湿、兼治阴寒闭暑等。

【配伍方法】

临床应用时，寒湿困脾者，配温里药；湿热中阻者，配清热燥湿药；湿阻气滞者，配行气药；脾虚生湿者，配补气健脾药。

【使用注意】

本类药多辛香温燥，易耗气伤阴，故阴虚血燥、气虚者慎用；又因其气味芳香，大多含挥发油，故入汤剂不宜久煎，以免降低疗效。

藿香*
Huoxiang

本品为唇形科植物藿香 *Agastache rugosa*（Fisch.et Mey.）O.Ktze. 的干燥地上部分。见彩图31。

【别名】土藿香、猫把、大叶薄荷、绿荷荷、猫巴虎。

【性状】本品茎呈方柱形，长30～90cm，直径0.2～1cm；表面绿色或黄绿色，常有对生的分枝，四角有棱脊，四面平坦或凹入成宽沟；质脆，易折断，断面白色，髓部中空。叶对生，叶片较薄，多皱缩，破碎，完整者展开后呈卵形或长卵形，长2～8cm，宽1～6cm，上表面深绿色，下表面浅绿色，先端尖或短渐尖，基部圆形或心形，边缘有钝锯齿，叶柄长1～4cm。穗状轮伞花序顶生。气香而特异，味淡、微凉。

【性味与归经】辛，微温。归肺、脾、胃经。

【功能与主治】祛暑解表，化湿和胃。用于夏令感冒，寒热头痛，胸脘痞闷，呕吐泄泻，妊娠呕吐，鼻渊，手足癣。

【用法与用量】内服：煎汤，6～10g；或入丸、散。

【药膳食疗方】

1.三鲜茶：鲜藿香30g，鲜佩兰30g，鲜薄荷30g。用于暑湿感冒。（《中华临床药膳食疗学》）

2.七鲜汤：鲜藿香、鲜佩兰、鲜荷叶、鲜生地黄、鲜石斛各6g，鲜首乌5g，鲜梨汁10g，白糖适量。用于暑热挟湿证，症见身热汗出、烦渴引饮、精神疲惫、四肢困倦、胸闷气短、不思饮食、大便溏泄等。（《惠宜堂经验方》）

3.藿香茶：藿香。用于夏令感冒，寒热头痛，胸脘痞闷，呕吐泄泻，妊娠呕吐，鼻渊，手足癣。

4.藿香生姜粥：藿香15g，生姜15g，粳米150g，白糖15g。用于阴暑证。

5.五香姜醋鱼：藿香、砂仁、草果仁、橘皮、五味子、鲤鱼、生姜。用于厌食症。（《偏方秘方大全》）

6.藿香粥：鲜藿香、粳米各30g。用于暑天外感而见恶寒发热，恶心呕吐，不思饮食者。(《中国药膳大辞典》)

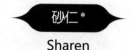

砂仁*

Sharen

本品为姜科植物阳春砂 *Amomum villosum* Lour.、绿壳砂 *Amomum villosum* Lour.var. *xanthioides* T.L.Wu et Senjen.或海南砂 *Amomum longiligulare* T.L.Wu 的干燥成熟果实。见彩图32。

【别名】缩砂蜜、缩砂仁、小豆蔻、绿壳砂仁、壳仁。

【性状】阳春砂、绿壳砂：呈椭圆形或卵圆形，有不明显的三棱，长1.5～2cm，直径1～1.5cm。表面棕褐色，密生刺状突起，顶端有花被残基，基部常有果梗。果皮薄而软。种子集结成团，具三钝棱，中有白色隔膜，将种子团分成3瓣，每瓣有种子5～26粒。种子为不规则多面体，直径2～3mm；表面棕红色或暗褐色，有细皱纹，外被淡棕色膜质假种皮；质硬，胚乳灰白色，气芳香而浓烈，味辛凉、微苦。

【性味与归经】辛，温。归脾、胃、肾经。

【功能与主治】化湿开胃，温脾止泻，理气安胎。用于湿浊中阻，脘痞不饥，脾胃虚寒，呕吐泄泻，妊娠恶阻，胎动不安。

【用法与用量】3～6g，后下。

【药膳食疗方】

1.缩砂酒：砂仁炒研，袋盛浸酒，煮饮。用于消食和中，下气，止心腹痛。(《纲目》)

2.砂仁萝卜散：砂仁、萝卜汁。用于痰气膈胀。(《简便单方》)

3.缩砂散：缩砂仁、生姜汁。用于妊娠胃虚气逆，呕吐不食。(《济生方》)

4.砂仁鲫鱼汤：鲜鲫鱼1条，砂仁面6g，甘草末3g。用于全身水肿。(《吉林中草药》)

5.砂仁鲫鱼汤：鲫鱼500g，砂仁10g，荜茇10g，陈皮3g。用于溃疡病属脾胃虚寒者，症见胃脘冷痛、得温则减、食后饱胀、时有嗳气。(《饮膳正要》)

6.砂仁粥：砂仁15g，粳米100g。用于消化不良，脘腹胀满，食欲不振，气逆呕吐等症。(《老老恒言》)

7.砂仁肚条：砂仁末10g，猪肚1000g，胡椒粉3g，花椒5g，生姜15g，葱白15g。用于脾胃虚寒，胃痛不舒，食少腹胀。(《中华临床药膳食疗学》)

8.砂仁黄芪猪肚：砂仁6g，黄芪20g，猪肚1个。用于脾胃虚弱之痛，胃下垂。

9.砂仁猪腰：砂仁末适量，猪腰1份，切厚块。用于小儿脱肛。

10.砂仁羊肉汤：砂仁10g，白胡椒3g，生姜5片，羊肉。每周3次，用于脾胃虚寒型胃病。

11.其他药膳：砂仁炒鳝丝；砂仁藕粉。

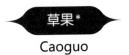

草果*
Caoguo

本品为姜科植物草果 *Amomum tsao-ko* Crevost et Lemaire 的干燥成熟果实。见彩图33。

【别名】老蔻、草果子、草果仁。

【性状】本品呈长椭圆形，具三钝棱，长2～4cm，直径1～2.5cm。表面灰棕色至红棕色，具纵沟及棱线，顶端有圆形突起的柱基，基部有果梗或果梗痕。果皮质坚韧，易纵向撕裂。剥去外皮，中间有黄棕色隔膜，将种子团分成3瓣，每瓣有种子多为8～11粒。种子呈圆锥状多面体，直径约5mm，表面红棕色，外被灰白色膜质的假种皮，种脊为一条纵沟，尖端有凹状的种脐；质硬，胚乳灰白色。有特异香气，味辛、微苦。

【性味与归经】辛，温。归脾、胃经。

【功能与主治】燥湿温中，截疟除痰。用于寒湿内阻，脘腹胀痛，痞满呕吐，疟疾寒热，瘟疫发热。

【用法与用量】3～6g。

【药膳食疗方】

1.草果羊肉汤：羊肉1000g，草果5g，木瓜1000g，豌豆300g，粳米500g，白糖200g，食胡椒少许。用于脾湿下注之腿足肿痛，麻木不仁。(《饮膳正要》)

2.草果豆蔻煲乌鸡汤：乌骨母鸡1只（要1kg以上者），草豆蔻30g，草果2枚。用于体虚气弱，寒湿阻滞脾胃，脘腹胀满冷痛，大便滑泄。(《本草纲目》)

3.青鸭羹：青头鸭（老雄鸭）1只，草果5个，赤小豆2000g。用于脾胃虚弱，水肿兼小便不利。(《饮膳正要》)

4.草果酒：草果仁10g，白酒250g。用于脘腹胀痛，消化不良，亦可加入陈皮、山楂共泡。

【按语】无寒湿邪者忌服。

苍术
Cangzhu

本品为菊科植物苍术 *Atractylodes lancea*（Thunb.）DC.或北苍术 *Atractylodes chinensis*（DC.）Koidz. 的干燥根茎。

【别名】南苍术、碧苏木、茅术、霜苍术、赤术、枪头菜。

【性状】茅苍术：呈不规则连珠状或结节状圆柱形，略弯曲，偶有分枝，长3～10cm，直径1～2cm。表面灰棕色，有皱纹、横曲纹及残留须根，顶端具茎痕或残留茎痕。质坚实，断面黄白色或灰白色，散有多数橙黄色或棕红色油室，暴露稍久，可折出白色细针状结晶。气香特异，味微甘、辛、苦。

北苍术：呈疙瘩块状或结节状圆柱形，长4～9cm，直径1～4cm。表面黑棕色，除去外皮者黄棕色。质较疏松，断面散有黄棕色油室。香气较淡，味辛、苦。

【性味与归经】辛、苦，温。归脾、胃、肝经。

【功能与主治】燥湿健脾，祛风散寒，明目。用于湿阻中焦，脘腹胀满，泄泻，水肿，脚气痿躄，风湿痹痛，风寒感冒，夜盲，眼目昏涩。

【用法与用量】3～9g。

【药膳食疗方】

1.苍术鸡肝汤：鸡肝10个，苍术6g。用于夜盲症和眼目视物模糊。

2.苍术贯众茶：苍术、贯众各等份。用于流行性感冒。(《药茶治百病》)

佩兰

Peilan

本品为菊科植物佩兰 *Eupatorium fortunei* Turcz. 的干燥地上部分。

【别名】兰草、水香、都梁香、大泽兰、兰泽、燕尾香、香水兰、孩儿菊、千金草、省头草、女兰、香草、醒头草、石瓣、针尾风。

【性状】本品茎呈圆柱形，长30～100cm，直径0.2～0.5cm。表面黄棕色或黄绿色，有的带紫色，有明显的节和纵棱线；质脆，断面髓部白色或中空。叶对生，有柄，叶片多皱缩、破碎，绿褐色；完整叶片3裂或不分裂，分裂者中间裂片较大，展平后呈披针形或长圆状披针形，基部狭窄，边缘有锯齿；不分裂者展平后呈卵圆形、卵状披针形或椭圆形。气芳香，味微苦。

【性味与归经】辛，平。归脾、胃、肺经。

【功能与主治】芳香化湿，醒脾开胃，发表解暑。用于湿浊中阻，脘痞呕恶，口中甜腻，口臭，多涎，暑湿表证，湿温初起，发热倦怠，胸闷不舒。

【用法与用量】3～10g。

【药膳食疗方】

1.七叶芦根饮：芦根、佩兰叶、藿香叶、冬桑叶各5g，大青叶9g，薄荷叶3g，鲜竹叶30片。

2.五叶芦根饮：芦根、佩兰叶、藿香叶、薄荷叶、荷叶各3g。

厚朴

Houpo

本品为木兰科植物厚朴 *Magnolia officinalis* Rehd.et Wils. 或凹叶厚朴 *Magnolia officinalis* Rehd.et Wils.var.*biloba* Rehd.et Wils. 的干燥干皮、根皮及枝皮。

【别名】川朴、紫油厚朴。

【性状】干皮：呈卷筒状或双卷筒状，长30～35cm，厚0.2～0.7cm，习称"筒朴"；近根部的干皮一端展开如喇叭口，长13～25cm，厚0.3～0.8，习称"靴筒朴"。外表面灰棕色或灰褐色，粗糙，有时呈鳞片状，较易剥落，有明显椭圆形皮孔和纵皱纹，刮去粗皮者显黄棕色。内表面紫棕色或深紫褐色，较平滑，具细密纵纹，划之显油痕。质坚硬，不易折断，断面颗粒性，外层灰棕色，内层紫褐色或棕色，有油性，有的可见多数小亮星。气香，味辛辣、微苦。

根皮（根朴）：呈单筒状或不规则块片；有的弯曲似鸡肠，习称"鸡肠朴"。质硬，较易折断，断面纤维性。

枝皮（枝朴）：呈单筒状，长10～20cm，厚0.1～0.2cm。质脆，易折断，断面纤维性。

【性味与归经】苦、辛，温。归脾、胃、肺、大肠经。

【功能与主治】燥湿消痰，下气除满。用于湿滞伤中，脘痞吐泻，食积气滞，腹胀便秘，痰饮咳喘。

【用法与用量】3～10g。

厚朴花
Houpohua

本品为木兰科植物厚朴 *Magnolia officinalis* Rehd.et Wils.或凹叶厚朴 *Magnolia officinalis* Rehd.et Wils.var.*biloba* Rehd.et Wils.的干燥花蕾。

【性状】本品呈长圆锥形，长4～7cm，基部直径1.5～2.5cm。红棕色至棕褐色。花被多为12片，肉质，外层的呈长方倒卵形，内层的呈匙形。雄蕊多数，花药条形，淡黄棕色，花丝宽而短。心皮多数，分离，螺旋状排列于圆锥形的花托上。花梗长0.5～2cm，密被灰黄色的绒毛，偶无毛。质脆，易破碎。气香，味淡。

【性味与归经】苦，微温。归脾、胃经。

【功能与主治】芳香化湿，理气宽中。用于脾胃湿阻气滞，胸脘痞闷胀满，纳谷不香。

【用法与用量】3～9g。

第六节 利水渗湿药

【概念】

凡以通利水道、渗湿利水为主要功效的药物，称为利水渗湿药。

【性能功效】

本类药味多甘淡或苦，性多寒凉或平，多入膀胱、脾及小肠经，功能利水消肿、利尿通淋、利湿退黄。

【适用范围】

本类药主要适用于小便不利、水肿、淋浊、黄疸、水泻、带下、湿疮、痰饮等水湿内盛之病证。

【配伍方法】

临床应用时，水肿骤起有表证者，配宣肺发汗药；水肿日久属脾肾阳虚者，配温补脾肾药；湿热交蒸者，配清热药；热伤血络而尿血者，配凉血止血药。

【使用注意】

本类药易耗伤津液，阴虚津伤者宜慎用。

茯苓*
Fuling

本品为多孔菌科真菌茯苓 *Poria cocos*（Schw.）Wolf 的干燥菌核。见彩图34。

【别名】云苓、松苓、茯灵、白茯苓。

【性状】茯苓个呈类球形、椭圆形、扁圆形或不规则团块，大小不一。外皮薄而粗糙，棕褐色，有明显的皱缩纹理。体重，质坚实，断面颗粒性，有的具裂隙，外层淡棕色，内部白色，少数淡红色，有的中间抱有松根。气微、味淡，嚼之粘牙。

茯苓块：为去皮后切制的茯苓，成立方块状或方块状厚片，大小不一。白色、淡红色或淡棕色。

茯苓片：为去皮后切制的茯苓，呈不规则厚片，厚薄不一。白色、淡红色或淡棕色。

【性味与归经】甘、淡，平。归心、肺、脾、肾经。

【功能与主治】利水渗湿，健脾，宁心。用于水肿尿少，痰饮眩悸，脾虚食少，便溏泄泻，心神不安，惊悸失眠。

【用法与用量】10～15g。

【药膳食疗方】

1.茯苓山药粥：白茯苓、山药、粳米。用于小便多，滑数不禁。(《儒门事亲》)

2.茯苓汤：茯苓9g，郁李仁5g，生姜汁适量。用于水肿。(《不知医必要》)

3.茯苓米汤：白茯苓末6g，米汤调服。用于心虚梦泄，或白浊。(《仁斋直指方》)

4.茯苓酒：茯苓粉同曲米酿酒饮。用于头风虚眩，暖腰膝，主五劳七伤。(《本草纲目》)

5.茯苓酒：茯苓60g，大枣20枚，当归12g，枸杞子12g，白酒1000ml。用于脾虚湿盛所致的体弱食少，泄泻，四肢沉重少力等症。注意本品虚寒精滑或气虚下陷者不宜服用。

6.茯苓栗子粥：栗子50g，茯苓20g，大枣10枚，大米60g。用于脾虚腹泻。(《中国药膳学》)

7.茯苓膏：白茯苓2000g，蜂蜜200g。用于心脾血虚引起的失眠难寐症。(《中华

临床药膳食疗学》)

8.茯苓饼：茯苓细粉、米粉、白砂糖各等份。用于气血体弱，心悸，气短，食少，神衰，失眠，水肿，大便溏软等症。(《中华临床药膳食疗学》)

9.苓术止泻粥：茯苓30g，白术10g，白扁豆20g，陈皮3g，粳米100g。用于脾胃虚弱，湿困中焦，食少便溏。

10.茯苓止泻粥：茯苓30g，鲜淮山50g，薏苡仁30，大枣3枚，粳米50g，红糖适量。用于小儿虚性腹泻，便溏。(《中华养生药膳大全》)

11.茯苓胡桃饼：茯苓60g，鸡内金15g，胡桃仁120g，蜂蜜适量。用于砂石淋。(《中华临床药膳食疗学》)

12.茯苓五味粥：茯苓10g，五味子6g，粳米100g。用于冠心病心气不足，阴亏肝郁型。(《常见心脏病药膳谱》)

13.茯苓饼：茯苓、莲子、百合各50g，糯米粉、大米粉、白糖各150g，干桂花10g，花生油少许。用于心阴不足、脾气虚弱而引起的烦渴、心悸、怔忡、食少、神疲乏力及肺虚咳嗽。(《民间药疗食谱》)

14.茯苓白术鲫鱼汤：鲫鱼1条（约500g），茯苓50g，白术25g，陈皮1小块，水、盐各适量。用于脾虚夹湿所致之饮食不化，胸脘痞闷，或吐或泻，四肢乏力，形体消瘦，面色萎黄等症。(《中华养生药膳大全》)

15.茯苓天麻鱼头：鲤鱼头1个，茯苓12g，川芎6g，天麻9g，姜、胡椒粉各适量。用于惊悸，健忘，头痛，肢体麻木，小便不利。

16.茯苓麦冬粥：茯苓、麦冬各15g，粟米100g。用于心阴不足，心胸烦热，惊悸失眠，口干舌燥。《圣惠方》

17.开胃汤：茯苓15g，淮山药12g，谷麦芽各30g，鲜、干鸭胗各1个。用于小儿消化不良，不思饮食。

18.茯苓陈皮姜汁茶：茯苓25g，陈皮5g，生姜汁适量。用于妊娠呕吐。

19.五苓粥：茯苓、猪苓、白术各9g，泽泻12g，桂枝6g，粳米100g。用于小便不利，水肿，身重，头痛微热，烦渴，泄泻。(《药粥》)

20.茯苓赤小豆粥：茯苓30g，赤小豆100g，小米50g。用于脾虚湿滞之身体过胖症，或用于减肥健美。(《中华养生药膳大典》)

21.其他药膳：健脾羹（茯苓、山药、大枣、粳米、陈皮）；茯苓羊肉包子（茯苓、鲜羊肉、生姜、胡椒粉）；茯苓薏米炖鳖鱼（茯苓、薏米、鳖鱼、料酒）；茯苓饼干；茯苓贝梨茶（茯苓、川贝母、梨、冰糖）；茯苓鸡肉抄手（茯苓、鸡肉）；五神汤（茯苓、金银花、牛膝、车前子、地丁）。

赤小豆* Chixiaodou

本品为豆科植物赤小豆 *Vigna umbellate* Ohwi et Ohashi 或赤豆 *Vigna angularis* Ohwi et Ohashi 的干燥成熟种子。见彩图35。

【别名】赤豆、红小豆。

【性状】赤小豆：呈长圆形稍扁，长5～8mm，直径3～5mm。表面紫红色，无光泽或微有光泽；一侧有线形突起的种脐，偏向一端，白色，约为全长2/3，中间凹陷成纵沟；另侧有1条不明显的棱脊。质硬，不易破碎。子叶2，乳白色。气微，味微甘。

赤豆：呈短圆形柱，两端较平截或钝圆，直径4～6mm。表面暗棕红色，有光泽，种脐不突起。

【性味与归经】甘、酸，平。归心、小肠经。

【功能与主治】利水消肿，解毒排脓。用于水肿胀满，脚气水肿，黄疸尿赤，风湿热痹，痈肿疮毒，肠痈腹痛。

【用法与用量】9～30g。

【药膳食疗方】

1.赤小豆鲤鱼汤：赤小豆100g，鲤鱼1条（250g），生姜3片。用于水湿泛溢，症见水肿胀满、小便不利等。（《外台秘要》）

2.赤小豆鹌鹑汤：鹌鹑1只（取肉），赤小豆15g，生姜3片。用于腹泻，痢疾。（《山东药用动物》）

3.赤小豆内金粥：赤小豆60g，鸡内金150g（研末），糯米50～100g。用于泌尿系统结石。

4.赤小豆粥：赤小豆10g，粳米50g。用于水肿，湿热带下。

5.冬瓜赤小豆鲤鱼汤：带皮冬瓜1000g，赤小豆60g，鲤鱼一条。用于肾炎水肿，水肿病，糖尿病，肝硬化腹水等水湿停聚症患者。（《中华养生药膳大全》）

6.其他药膳：赤豆藕片（赤小豆、鲜藕、鲜生地黄、冰糖）；双豆汤（绿豆、赤小豆、冰糖）；苦瓜赤小豆排骨汤（苦瓜、赤小豆、排骨、生姜）；赤小豆粉葛排骨汤（赤小豆、粉葛、猪排骨、薏米、陈皮、姜、蜜枣）；金石赤豆粥（金钱草、石苇、赤小豆、粳米）。

【按语】1.阴虚津伤者慎服，过量服可渗利伤津。2.孕妇慎用。

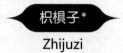
枳椇子*

Zhijuzi

【来源】本品为鼠李科植物北枳椇 Hovenia dulcis Thunb.、枳椇 Hovenia acerba Lindl. 和毛果枳椇 Hovenia trichocarpa Chun et Tsiang 的成熟种子，亦有用带花序轴的果实。见彩图36。

【别名】木蜜、枳枣、万寿果。

【性状】北枳椇：种子扁平圆形，背面稍隆起，腹面较平坦，直径3～5mm，厚

1～1.5mm。表面红棕色、棕黑色或绿棕色，有光泽，于放大镜下观察可见散在凹点，基部凹陷处有点状淡色种脐，顶端有微凹的合点，腹面有纵行隆起的种脐。种皮坚硬，胚乳白色，子叶淡黄色，肥厚，均富油质。气微，味微涩。

枳椇：种子暗褐色或黑紫色，直径3.2～4.5mm。

毛果枳椇：种子黑色、黑紫色或棕色，近圆形，直径4～5.5mm，腹面中部有棱，背面有时具乳头状突起。广东、广西等地有以连肉质花序轴一并入药。

【性味与归经】甘，平。归心、脾、肺经。

【功能与主治】解酒毒，止渴除烦，止呕，利大小便。用于醉酒，烦渴，呕吐，二便不利。

【用法与用量】内服：煎汤，6～15g；或泡酒服。

【药膳食疗方】

1.枳椇猪肺汤：鲜枳椇子120g，猪心、肺各1具，红蔗糖30g。用于酒色过度，成劳吐血。(《重庆草药》)

2.枳椇竹叶饮：枳椇子、竹叶各30g。用于伤暑烦渴，头晕，尿少。

3.枳椇知母饮：枳椇子、知母各9g，金银花24g，灯心3g。用于热病烦渴，小便不利。

4.枳椇葛花饮：枳椇子12g，葛花9g。用于醉酒。

【按语】1.脾胃虚寒者禁服。2.反乌头，多食损齿。

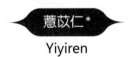

薏苡仁*
Yiyiren

本品为禾本科植物薏苡仁 *Coix lacryma-jobi* L.var.*ma yuen*（Roman.）Stapf 的干燥成熟种仁。见彩图37。

【别名】薏苡、苡仁、薏米、生苡仁、炒苡仁、米仁。

【性状】本品呈宽卵形或长椭圆形，长4～8cm，宽3～6mm。表面乳白色，光滑，偶有残存的黄褐色种皮；一端钝圆，另端较宽而微凹，有1淡棕色点状脐；背面圆凸，腹面有1条较宽而深的纵沟。质坚实，断面白色，粉性。气微，味微甜。

【性味与归经】甘、淡，凉。归脾、胃、肺经。

【功能与主治】利水渗湿，健脾止泻，除痹，排脓，解毒散结。用于水肿，脚气，小便不利，脾虚泄泻，湿痹拘挛，肺痈，肠痈，赘疣，癌肿。

【用法与用量】9～30g；或入丸、散；或浸酒；亦可煮粥，作羹。健脾益胃，宜炒用；利水渗湿、清热排脓、舒筋除痹，均宜生用。

【药膳食疗方】

1.薏苡仁酒：薏苡仁粉，同曲米酿酒或袋盛煮酒饮之。用于风湿痹痛。(《本草纲目》)

2.薏苡仁粥：薏苡仁30g，粳米60g。用于脾虚食少，水肿，风湿痹痛，屈伸不

利，消渴。(《本草纲目》)

3.薏米芦根荷叶粥：薏苡仁30g，鲜芦根50g，荷叶10g，粳米30～50g。用于暑湿感冒、湿温症见身热、汗出不解、头重如裹、身重肢倦、胸闷脘痞、午后湿热明显、苔白腻、脉濡缓者。(《中华养生药膳大全》)

4.八宝饭：薏苡仁、芡实、山药、莲子肉、茯苓、党参、白术、白扁豆各6g，糯米150g，冰糖适量。用于脾虚体弱，食少，便溏乏力者。(《方脉正宗》)

5.地丁苡米粥：薏苡仁50～100g，紫花地丁30g（布包），粳米100g。用于疔疮脓未溃，或已溃脓毒未清，肿毒未消时，或后期脾胃虚弱，纳食不思者。(《中华临床药膳食疗学》)

6.薏杏双仁粥：薏苡仁30g，甜杏仁10g，粳米100g。用于胃纳不振，神疲乏力，大便时溏，咳嗽。

7.薏米丝瓜粥：薏苡仁、丝瓜、淡豆豉、薄荷。用于湿热痹症兼有表证者。

8.薏米干姜粥：薏苡仁、干姜、冰糖。用于类风湿关节炎。

9.薏米百合冰糖饮：薏苡仁30g，百合10g，冰糖适量。用于扁平疣，雀斑，痤疮。

10.绿豆薏米粥：绿豆、薏苡仁各30g，甜杏仁10g，粳米100g。用于暑热烦渴；胃肠型感冒，以及毛囊炎、痤疮等皮肤疾病的调治；湿热体质引起的胸闷脘痞，口苦，小便短黄，青春痘等。

11.薏米山药粥：山药、薏米各30g，柿饼15g。用于脾肺阴虚，虚热劳嗽。

12.猪胰粥：猪胰1具，薏苡仁60g。用于糖尿病。

13.薏米赤豆粥（苡枣赤豆粥）：薏苡仁60g，大枣20枚，赤小豆100g，粳米50g，绿豆15g。用于气血两虚型痛风。

14.薏米防风饮：生薏米30g，防风10g。用于外感风寒湿邪所致的恶寒发热、无汗、头痛身重等症。(《食物与食治》)

15.其他药膳：薏苡仁汤（薏苡仁、紫草）；薏米羊肉汤（薏苡仁、羊肉）；苡仁饭；冬瓜苡仁粥（冬瓜、薏苡仁、粳米、白糖）；薏苡瓜瓣桃仁汤（薏苡仁、冬瓜子、桃仁、牡丹皮）。

【按语】孕妇及脾虚无湿、大便燥结者均慎服。

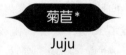

菊苣*
Juju

本品为维吾尔族习用药材。为菊科植物毛菊苣 *Cichorium glandulosum* Boiss.et Huet 或菊苣 *Cichorium intybus* L. 的干燥地上部分或根。见彩图38。

【别名】卡斯尼（维吾尔族名）、蓝菊。

【性状】毛菊苣：茎呈圆柱形，稍弯曲；表面灰绿色或带紫色，具纵棱，被柔毛或刚毛，断面黄白色，中空。叶多破碎，灰绿色，两面被柔毛；茎中部的完整叶片呈长圆形，基部无柄，半包茎；向上叶渐小，圆耳状抱茎，边缘有刺状齿。头状花序5～13个成短总状排列。总苞钟状，直径5～6mm；苞片2层，外层稍短或近等长，被毛；舌状花蓝色。瘦果倒卵形，表面有棱及波状纹理，顶端截形，被鳞片状冠毛，长0.8～1mm，棕色或棕褐色，密布黑棕色斑。气微，味咸、微苦。

毛菊苣根：主根呈圆锥形，有侧根和多数须根，长10～20cm，直径0.5～1.5cm。表面棕黄色，具细腻不规则纵皱纹。质硬，不易折断，断面外侧黄白色，中部类白色，有时空心。气微，味苦。

菊苣：茎表面近光滑。茎生叶少，长圆状披针形。头状花序少数，簇生；苞片外短内长，无毛或先端被稀毛。瘦果鳞片状，冠毛短，长0.2～0.3mm。

菊苣根：顶端有时有2～3叉。表面灰棕色至褐色，粗糙，具深纵纹，外皮常脱落，脱落后显棕色至棕褐色，少数侧根和须根。嚼之有韧性。

【性味与归经】微苦、咸，凉。归肝、胆、胃经。

【功能与主治】清肝利胆，健胃消食，生津止渴，利尿消肿。用于湿热黄疸，胃痛食少，内热消渴，水肿尿少。

【用法与用量】9～18g。

布渣叶*
Buzhaye

本品为椴树科植物破布叶 *Microcos paniculata* L.的干燥叶。夏、秋二季采收，除去枝梗和杂质，阴干或晒干。见彩图39。

【别名】破布树叶、麻布叶、烂布渣叶、布包木叶。

【性状】本品多皱缩或破碎。完整叶展平后呈卵状长圆形或卵状矩圆形，长8～18cm，宽4～8cm。表面黄绿色、绿褐色或黄棕色。先端渐尖，基部钝圆，稍偏斜，边缘具细齿。基出脉3条，侧脉羽状，小脉网状。具短柄，叶脉及叶柄被柔毛。纸质，易破碎。气微，味淡，微酸涩。

【性味与归经】微酸，凉。归脾、胃经。

【功能与主治】消食化滞，清热利湿。用于饮食积滞，感冒发热，湿热黄疸。

【用法与用量】15～30g，鲜品30～60g。

玉米须
Yumixu

本品为禾本科植物玉蜀黍 *Zea mays* L.的花柱和柱头。

【别名】玉麦须、棒子毛。

【性状】本品常集结成疏松团簇，花柱线状或须状，完整者长至30mm，直径约0.5mm，淡绿色、黄绿色至棕红色，有光泽、略透明，柱头2裂，叉开，长至3mm，质柔软。以柔软、有光泽者为佳。

【性味与归经】甘，平。归肝、胆、膀胱经。

【功能与主治】利尿消肿，清肝利胆。用于水肿，小便不利，淋浊带下，肝胆疾患，乳汁不通或乳结成痈，吐血，鼻衄，崩漏等症。

【用法与用量】内服：煎汤，15～30g。

【药膳食疗方】

1.玉米须饮：玉米须煎汤代茶。用于高血压，高脂血症。（《中华验方汇编》）

2.玉米须紫菜汤：玉米须15g，甘紫菜30g，益母草15g。用于水肿。（《中国药用孢子植物》）。

3.玉米须龟：玉米须120g，乌龟1只。用于肝阳头痛。（《家常食物可治百病》）

4.玉米须炖蚌肉：玉米须30～60g，蚌肉50～200g。用于泌尿系统结石。（《家庭药膳保健全书》）

5.其他药膳：玉米须酒酿（玉米须、甜酒酿、白糖少许）。

【按语】可用于治疗糖尿病，常单用或配伍黄芪、麦冬、天花粉、淮山药等同用。

通草
Tongcao

本品为五加科植物通脱木 *Tetrapanax papyrifer*（Hook）K.Koch 的干燥茎髓。

【别名】通花根、大通草、白通草、方通、泡通。

【性状】本品呈圆柱形，长20～40cm，直径1～2.5cm。表面白色或淡黄色，有浅纵沟纹。体轻，质松软，稍有弹性，易折断，断面平坦，显银白色光泽，中部有直径0.3～1.5cm的空心或半透明的薄膜，纵剖面呈梯状排列，实心者少见。气微，味淡。

【性味与归经】甘、淡，微寒。归肺、胃经。

【功能与主治】清热利尿，通气下乳。用于湿热淋证，水肿尿少，乳汁不下。

【用法与用量】3～5g。

【药膳食疗方】

1.小麦通草饮：小麦20g，通草5g。用于老年人肾气不足，小便淋涩。

2.通草猪脚汤：茭白30g，通草9g，猪脚适量。用于催乳。（《湖南药物志》）

3.通乳鲫鱼汤：鲫鱼500g，通草9g，前猪脚1只或漏芦6g。用于产后乳汁不足。（《中国膏药学》）

4.通草粥：通草6g，生地黄30g，小米50g。用于湿热下注的血淋患者。（《中华临床药膳食疗学》）

5.其他药膳：通草猪蹄汤（通草、党参、猪蹄）；通乳羹（净猪蹄、通草、姜、葱）。

【按语】孕妇慎用。

车前子
Cheqianzi

本品为车前科植物车前 *Plantago asiatica* L. 或平车前 *Plantago depressa* Willd. 的干燥成熟种子。

【别名】 车轮菜子、猪耳朵棵子、凤眼前仁。

【性状】 本品呈椭圆形、不规则长圆形或三角状长圆形，略扁，长约2mm，宽约1mm。表面黄棕色至黑褐色，有细皱纹，一面有灰白色凹点状种脐。质硬，气微，味淡。

【性味与归经】 甘，寒。归肝、肾、肺、小肠经。

【功能与主治】 清热利尿通淋，渗湿止泻，明目，祛痰。用于热淋涩痛，水肿胀痛，暑湿泄泻，目赤肿痛，痰热咳嗽。

【用法与用量】 9～15g，包煎。

【药膳食疗方】

1. 车前绿豆汤：绿豆60g，车前子30g。用于泌尿系统感染，尿路结石。(《药膳汤羹》)

2. 车前子煲猪膀胱：车前子20g（或鲜车前草50g），猪膀胱1个。用于湿热带下患者。(《中华临床药膳食疗学》)

【按语】 凡内伤劳倦、阳气下陷、肾虚精滑及内无湿热者，慎服。

车前草
Cheqiancao

本品为车前科植物车前 *Plantago asiatica* L. 或平车前 *Plantago depressa* Willd. 的干燥全草。

【别名】 当道、牛遗、牛舌草、车轮菜、蛤蟆衣。

【性状】 车前：根丛生，须状。叶基生，具长柄；叶片皱缩，展平后呈卵状椭圆形或宽卵形，长6～13cm，宽2.5～8cm；表面灰绿色或污绿色，具明显弧形脉5～7条；先端钝或短尖，基部宽楔形，全缘或有不规则波状浅齿。穗状花序数条，花茎长。蒴果盖裂，萼宿存。气微香，味微苦。

平车前：主根直而长。叶片较狭，长椭圆形或椭圆状披针形，长5～14cm，宽2～3cm。

【性味与归经】 甘，寒。归肝、肾、肺、小肠经。

【功能与主治】 清热利尿通淋，祛痰，凉血，解毒。用于热淋涩痛，水肿尿少，暑湿泄泻，痰热咳嗽，吐血衄血，痈肿疮毒。

【用法与用量】 9～30g。

【药膳食疗方】

1. 雍菜车前汤：雍菜120g，鲜车前草60g。用于热淋，小便黄赤不利，或血淋。

2.车前蕺菜汤：车前草60g，鲜蕺菜60g。用于热淋小便不利患者。(《中华临床药膳食疗学》)

3.鸭跖车前蜜汁：鸭跖草、车前草各60g，蜂蜜适量。用于肾盂肾炎湿热较盛，小便淋沥涩痛，心烦口渴。(《常见病药膳小方》)

4.车前草炖猪小肚：鲜车前草60～90g（干品30g），猪小肚200g，盐适量。用治湿热型带下。(《药食同源祛百病》)

5.车前草赤小豆煲猪小肚：赤小豆30g，车前草50g，瘦肉200g，猪小肚400g，姜2片，蜜枣10g。用于湿邪内盛引起的水肿，脘腹胀满，小便不利，肝硬化腹水，慢性肾炎及其他原因引起的水肿；用于湿热、痰湿体质；用于暑湿季节。

6.其他药膳：车前草薏米猪肚汤（猪肚、车前草、薏米、生姜）。

【按语】肾虚精气不固者禁用。

泽泻
Zexie

本品为泽泻科植物泽泻 *Alisma orientale*（Sam.）Juzep. 的干燥块茎。

【别名】水泻、芒芋、泽芝、及泻、禹孙、天鹅蛋、天秃。

【性状】本品呈类球形、椭圆形或卵圆形，长2～7cm，直径2～6cm。表面淡黄色或淡黄棕色，有不规则的横向环状浅沟纹和多数细小突起的须根痕，底部有的有瘤状芽痕。质坚实，断面黄白色，粉性，有多数细孔。气微，味微苦。

【性味与归经】甘、淡，寒。归肾、膀胱经。

【功能与主治】利水渗湿，泄热，化浊降脂。用于小便不利，水肿胀满，泄泻尿少，痰饮眩晕，热淋涩痛，高脂血症。

【用法与用量】6～10g。

【药膳食疗方】泽泻粥：泽泻粉10g，粳米50g。用于水湿停滞，小便不利，水肿，高血压，高脂血症，糖尿病，慢性肝病。(《中华食物疗法大全》)

茵陈
Yinchen

本品为菊科植物滨蒿 *Artemisia scoparia* Waldst.et Kit.或茵陈蒿 *Artemisia capillaris* Thunb.的干燥地上部分。春季采收的习称为"绵茵陈"，秋季采割的称为"花茵陈"。

【别名】猴子毛、绵茵陈、茵陈蒿、白蒿、绒蒿。

【性状】绵茵陈：多卷曲成团状，灰白色或灰绿色，全体密被白色绒毛，绵软如绒。茎细小，长1.5～2.5cm，直径0.1～0.2cm，除去表面白色草毛后可见明显纵纹；质脆，易折断。叶具柄；展平后叶片呈一至三回羽状分裂，叶片长1～3cm，宽约1cm；小裂片卵形或稍呈倒披针形、条形，先端锐尖。气清香，味微苦。

花茵陈：茎呈圆柱形，多分枝，长30～100cm，直径2～8mm；表面淡紫色或紫色，有纵条纹，被短柔毛；体轻，质脆，断面类白色。叶密集，或多脱落；下部叶二至三回羽状深裂，裂片条形或细条形，两面密被白色柔毛；茎生叶一至二回羽状全裂，基部抱茎，裂片细丝状。头状花序卵形，多数集成圆锥状，长1.2～1.5mm，直径1～1.2mm，有短梗；总苞片3～4层，卵形，苞片3裂；外层雌花6～10个，可多达15个，内层两性花2～10个。瘦果长圆形，黄棕色。气芳香，味微苦。

【性味与归经】苦、辛，微寒。归脾、胃、肝、胆经。

【功能与主治】清利湿热，利胆退黄。用于黄疸尿少，湿温暑湿，湿疮瘙痒。

【用法与用量】6～15g。茵陈应取每年三四月份之蒿枝，药效尤佳。煮粥时只能用粳米，粥宜稀，不宜稠。

【药膳食疗方】

1.茵陈粥：茵陈、粳米、白糖。用于湿热蕴蒸、胆汁外溢所致的目黄、小便不利、尿黄如浓茶、湿疮瘙痒。(《粥谱》)

2.茵陈橘皮饮：茵陈15g，橘皮10g。用于慢性胃炎湿热阻胃型，症见胃脘热痛、胸脘痞闷、头身重着、口苦纳呆等。(《中医验方》)

3.绵茵陈溪黄草炖猪腱：绵茵陈100g，溪黄草20g，猪腱500g，大枣（去核）15g，生姜2片。用于肝胆湿热引起的口苦腹满，乏力倦怠，不欲饮食，黄疸等症状的调理；用于肝炎，胃炎，胰腺炎，胆囊炎等疾病的调治；用于湿热体质；春夏季常用调理品。本品利水为主，过用伤阴，阴虚体质者慎用。

4.茵陈玉米须汤：绵茵陈30g，玉米须30g。用于胆囊炎、胆石症属肝胆湿热型患者，症见右胁疼痛、呕吐黄涎、小便赤黄、舌苔黄腻。(《中华养生药膳大全》)

5.茵陈蒿炖鲫鱼：茵陈蒿20g，栀子10g，大黄5g，鲫鱼1条（500g）。用于湿热黄疸。(《老老恒言》)

6.其他药膳：茵陈淡竹叶粥（茵陈蒿、淡竹叶、粳米、白糖）。

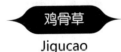

鸡骨草
Jigucao

本品为豆科植物广州相思子Abrus cantoniensis Hance的干燥全株。全年均可采挖，除去泥沙，干燥。

【别名】大黄草、黄食草、细叶龙鳞草、红母鸡草、石门坎。

【性状】本品根多呈圆锥形，上粗下细，有分枝，长短不一，直径0.5～1.5cm；表面灰棕色，粗糙，有细纵纹，支根极细，有的断落或留有残基；质硬。茎丛生，长50～100cm，直径约0.2cm；灰棕色至紫褐色，小枝纤细，疏被短柔毛。羽状复叶互生，小叶8～11对，多脱落，小叶矩圆形，长0.8～1.2cm；先端平截，有小突尖，下表面被伏毛。气微香，味微苦。

【性味与归经】甘、微苦，凉。归肝、胃经。

【功能与主治】利湿退黄，清热解毒，疏肝止痛。用于湿热黄疸，胁肋不舒，胃脘胀痛，乳痛肿痛。

【用法与用量】15～30g。可作夏季清凉饮料。

【药膳食疗方】

1.鸡骨草瘦肉汤：瘦肉300g，鸡骨草30g，蜜枣4个，陈皮1小块。用于湿热黄疸，发热恶心，肝区不舒。（《中华养生药膳大全》）

2.鸡骨草饮：鸡骨草30g，陈皮5g，红枣5枚。用于急性黄疸型肝炎病初起。（《中华养生药膳大全》）

3.其他药膳：猪横脷鸡骨草汤。

五指毛桃

Wuzhimaotao

本品为桑科植物裂掌榕*Ficus simplicissima* Lour.的根。

【别名】五指牛奶、土黄芪、土五加皮、五爪龙。

【性状】根略圆柱形，有分枝，长短不一，直径0.2～2.5cm，表面灰棕色或褐色，有纵皱纹，可见明显的横向皮孔及须根痕。部分栓皮脱落后露出黄色皮部。质坚硬，难折断，断面呈纤维性。饮片通常厚1～1.5cm，皮薄，木部呈黄白色，有众多同心环，可见放射状纹理，皮部与木部易分离。气微香，味甘。

【性味与归经】甘，平。

【功能与主治】健脾补肺，行气利湿，舒经活络。用于脾虚水肿，食少无力，肺痨咳嗽，盗汗，带下，产后无乳，风湿痹痛，水肿，肝硬化腹水，肝炎，跌打损伤。

【用法与用量】内服：煎汤，60～90g。

【药膳食疗方】

1.五指毛桃瘦肉汤：五指毛桃50g，佛手12g，鲜猪肉100g。用于胃气滞者胃痛。（《药食同源祛百病》）

2.其他药膳：五指毛桃猪骨汤（五指毛桃、猪骨、姜、冬菇、蜜枣）。

积雪草

Jixuecao

本品为伞形科植物积雪草*Centella asiatica*（L.）Urb.的干燥全草。

【别名】崩大碗、马蹄草、雷公根、蚶壳草、铜钱草、落得打。

【性状】本品常卷缩成团状。根圆柱形，长2～4cm，直径1～1.5mm；表面浅黄色或灰黄色。茎细长弯曲，黄棕色，有细纵皱纹，节上常生须状根。叶片多皱缩、破碎，完整者展平后呈近圆形或肾性，直径1～4cm，灰绿色，边缘有粗钝齿；叶柄长

3 ~ 6cm，扭曲。伞形花序腋生，短小，双悬果扁圆形，有明显隆起的纵棱及细网纹，果梗甚短。气微，味淡。

【性味与归经】苦、辛，寒。归肝、脾、肾经。

【功能与主治】清热利湿，解毒消肿。用于湿热黄疸，中暑腹泻，石淋血淋，痈肿疮毒，跌扑损伤。

【用法与用量】15 ~ 30g。

第七节　温里药

【概念】

凡能温里散寒，以治疗里寒证为主要功效的药物，称为温里药。

【性能功效】

本类药味多辛，或兼苦，或兼甘，性温热，主入脾胃、肾、心经，兼入肝、肺经，主能温里散寒、温经止痛、补火助阳或回阳救逆等，兼能化痰、燥湿、杀虫、止呃。

【适用范围】

本类药主要适用于里寒证，包括中焦寒证、心肾阳衰之亡阳证、肾阳虚证、寒滞肝脉之疝痛、风寒湿痹、经寒痛经等，兼治寒饮咳喘、虫积腹痛等。

【配伍方法】

临床应用时，外寒内侵而有表证者，配解表药；寒凝气滞者，配行气药；寒湿内蕴者，配化湿健脾药；脾肾阳虚者，配温补脾肾药；亡阳气脱者，配大补元气药。

【使用注意】

本类药多辛热燥烈，易助火、伤津，故热证、阴虚证及孕妇忌用或慎用。

丁香*
Dingxiang

本品为桃金娘科植物丁香 *Eugenia caryophyllata* Thunb. 的干燥花蕾。见彩图40。

【别名】鸡舌香、百结、小叶香、丁子香、山丁香、玫瑰子。

【性状】本品略呈研棒状，长1 ~ 2cm，花冠圆球形，直径0.3 ~ 0.5cm，花瓣4，复瓦状抱合，棕褐色或褐黄色，花瓣内为雄蕊和花柱，搓碎后可见众多黄色细粒状的花药。萼筒圆柱状，略扁，有的稍弯曲，长0.7 ~ 1.4cm，直径0.3 ~ 0.6cm，红棕色或棕褐色，上部有4枚三角状的萼片，十字状分开。质坚实，富油性。气芳香浓烈，味辛辣、有麻舌感。

【性味与归经】辛，温。归脾、胃、肺、肾经。

【功能与主治】温中降逆，补肾助阳。用于脾胃虚寒，呃逆呕吐，食少吐泻，心腹冷痛，肾虚阳痿。

【用法与用量】1～3g，内服或研末外敷。

【药膳食疗方】

1.丁香鸭：公丁香5g，肉桂5g，草豆蔻5g，鸭子1只（约1000g）。用于脾胃虚寒所致的胃脘冷痛、反胃呕吐、呃逆嗳气、食少腹泻以及肾阳虚之阳痿、遗精、下半身冷等。(《大众药膳》)

2.丁香姜糖：红糖150g，生姜碎末40g，丁香粉6g。用于冻疮，脾胃虚寒所致的胃脘冷痛，痰浊性眩晕而兼恶心、呕吐。(《中华养生药膳大全》)

3.丁香陈皮人乳煎：丁香10枚，陈皮3g，人乳1小杯。用于婴儿吐乳，粪便色青。

4.丁香蜜饮：丁香2g，陈皮3g，蜂蜜适量，米饮服。用于小儿吐泻。

5.丁香煮酒：丁香2粒，黄酒50ml。用于脾胃虚寒所致的腹痛，腹胀，吐泻等症。注意本品辛温，故热病及阴虚内热者不宜服用。

6.公丁香炖雪梨：大雪梨1个，公丁香4粒。用于脾胃虚寒型妊娠呕吐，症见妊娠期间，恶心呕吐、口淡流涎、食少腹胀。

7.丁香枣茶：大枣7枚，丁香40粒。用于脾胃虚寒型胃痛。

8.丁香肉桂茶：丁香10g，肉桂20g。用于脾胃虚寒型胃痛。

9.丁香甘草盐红茶：丁香100g，炙甘草100g，沉香100g，生姜5g，红茶8g，盐适量。用于脾胃虚寒型胃痛。

10.丁香橘饼：丁香25g，金橘250g，红糖500g。用于痰湿阻于中焦所致之呕吐。

11.丁香鸡：整鸡1只，丁香10g，葱姜、陈皮各适量。用于小儿消化不良。

【按语】1.不宜与郁金同用。2.母丁香为丁香的干燥果实，应用与丁香花蕾相似，但药力较弱，功效较差。3.胃热引起的呃逆或兼有口渴、口苦、口干者不宜食用，热性病及阴虚内热者忌食。

八角茴香*
Bajiaohuixiang

本品为木兰科植物八角茴香 Illicium verum Hook.f. 的干燥成熟果实。见彩图41。

【别名】大茴香、八月珠、大料、四季果、广大香、舶茴香。

【性状】本品为聚合果，多由8个蓇葖果组成，放射状排列于中轴上。蓇葖果长1～2cm，宽0.3～0.5cm，高0.6～1cm；外表面红棕色，有不规则皱纹，顶端呈鸟喙状，上侧多开裂；内表面淡棕色，平滑，有光泽；质硬而脆。果梗长3～4cm，连于果实基部中央，弯曲，常脱落，每个蓇葖含种子1粒，扁卵圆形，长约6mm，红棕色或黄棕色，光亮，顶端有种脐；胚乳白色，富油性。气芳香，味辛、甜。

【性味与归经】辛，温。归肝、肾、脾、胃经。

【功能与主治】温阳散寒，理气止痛。用于寒疝腹痛，肾虚腰痛，胃寒呕吐，脘腹冷痛。

【用法与用量】3～6g。

【药膳食疗方】

1.茴香乳香饮：八角茴香、小茴香各9g，乳香少许。用于小肠气坠。（《仁斋直指方》）

2.茴香饮：八角茴香、炒、为末，食前酒服6g。用于腰重刺胀。（《仁斋直指方》）

3.大茴卤羊肉：大茴香5g，羊肉500g。用于脾胃虚寒所致的脘腹冷痛，口泛清涎，食少便溏等。

4.牛肚补胃汤：牛肚1000g，鲜荷叶2张，茴香、桂皮、生姜、胡椒、黄酒、盐各适量。用于胃下垂，脘腹闷胀，食欲不振等症。

5.五香粉：大茴香、小茴香、花椒、砂姜、桂皮各10g。用于健胃行气。

【按语】1.本品混淆品种较多，且其中一些品种（如红茴香）有明显的毒性，误食可引起中毒，甚至死亡，应加注意。2.阴虚内热者忌用；使用时不能煎煮过久；少数患者使用后有胃肠道反应。

小茴香*

Xiaohuixiang

本品为伞形科植物茴香 *Foeniculum vulgare* Mill. 的干燥成熟果实。见彩图42。

【别名】茴香菜子、八角珠、八月珠、鱼茴香子、西小茴、川谷香、谷茴香。

【性状】本品为双悬果，呈圆柱形，有的稍弯曲，长4～8mm，直径1.5～2.5mm。表面黄绿色或淡黄色，两端略尖，顶端残留有黄棕色突起的柱基，基部有时有细小的果梗。分果呈现长椭圆形，背面有纵棱5条，接合面平坦而较宽。横切面略呈五边形，背面的四边约等长。有特异香气，味微甜、辛。

【性味与归经】辛，温。归肝、肾、脾、胃经。

【功能与主治】散寒止痛，理气和胃。用于寒疝腹痛，睾丸偏坠，痛经，少腹冷痛，脘腹胀痛，食少吐泻。

【用法与用量】3～6g。

【药膳食疗方】

1.茴香腰子：小茴香（炒）6g，猪腰1具。用于肾虚腰痛，转侧不能，嗜卧疲弱者。（《证治要诀》）

2.妙香汤：茴香子（炒）、乌药（生用）、高良姜（汤浸，焙干）、青橘皮各30g。用于一切水气，四肢肿满。（《圣济总录》）

3.茴香狗肉汤：狗肉250g，小茴香、八角、桂皮、陈皮、草果、生姜、盐各适量。用于脾胃虚寒，胃痛绵绵，四肢清冷，尿多清白等。（《药食同源祛百病》）

4.茴香炖猪腰：茴香10g，元胡10g，猪腰2个，食盐少许。用于寒凝血瘀而兼腰

膝酸软者，及恶露不下。(《中华临床药膳食疗学》)

5.小茴香粥：炒小茴香20g，粳米100g。用于阴寒酸痛、大肠疝气、睾丸肿胀偏坠，以及脘腹冷痛、呕吐食少、慢性胃炎。

6.小茴香炖猪肚：小茴香6g，猪肚1只。用于慢性胃炎，胃寒腹痛者尤佳。

7.其他药膳：小茴香枳壳茶（小茴香、枳壳、乌药、川厚朴、佛手、陈皮、甘草）；茴香蛋（小茴香、食盐、鸡蛋）；茴香红糖水（小茴香、红糖）。

【按语】本品辛温助火，故阴虚火旺及热症者忌用。孕妇忌服。

肉桂*
Rougui

本品为樟科植物肉桂 *Cinnamomum cassia* Presl 的干燥树皮。见彩图43。

【别名】玉桂、牧桂、菌桂、筒桂、桂树皮。

【性状】本品呈槽状或卷筒状，长30～40cm，宽或直径3～10cm，厚0.2～0.8cm，外表面灰棕色，稍粗糙，有不规则的细皱纹和横向突起的皮孔，有的可见灰白色的斑纹；内表面红棕色，略平坦，有细纵纹，划之显油痕。质硬而脆，易折断，断面不平坦，外层棕色而较粗糙，内层红棕色而油润，两层间有1条黄棕色的线纹。气香浓烈，味甜、辣。

【性味与归经】辛、甘，大热。归肾、脾、心、肝经。

【功能与主治】补火助阳，引火归元，散寒止痛，温通经脉。用于阳痿宫冷，腰膝冷痛，肾虚作喘，虚阳上浮，眩晕目赤，心腹冷痛，虚寒吐泻，寒疝腹痛，痛经经闭。

【用法与用量】1～5g，不宜久煮；研末，0.5～1.5g；或入丸剂。

【药膳食疗方】

1.桂浆粥：肉桂3g，粳米50g，红糖适量。肾阳不足而致的畏寒肢冷，腰膝酸软，小便频数清长，男子阳痿，女子宫寒不孕等；或脾阳不振而致的脘腹冷痛，饮食减少，大便稀薄，呕吐，肠鸣腹胀；以及寒湿腰痛，风寒湿痹，妇人虚寒性痛经等证。(《中医药膳学》)

2.桂黄浆粥：肉桂3～5g，熟地黄3～5g，韭菜汁适量，粳米100g。用于夜尿频多，遗精，阳痿等。(《多发病调理药膳》)

3.肉桂米酒粥：肉桂3g，核桃肉50g，益智仁20g，小米50g，甜米酒1～2汤匙。用于肾虚阳痿，见腰膝冷痛、四肢冰冷、夜尿频多且滴沥不尽等。(《中华养生药膳大全》)

4.羊肉肉桂汤：肉桂6g，羊肉500g。用于温暖脾胃阳气。

5.肉桂鸡肝：肉桂1g，雄鸡肝1具。用于小儿遗尿。

6.其他药膳：肉桂补骨脂茶（肉桂、补骨脂、肉豆蔻、五味子、吴茱萸）；肉桂熟地肉片（熟地黄、肉桂粉、瘦肉）；肉桂红糖茶（桂皮、红糖）；桂皮山楂饮（桂皮、山楂肉、红糖）。

【按语】1.有出血倾向者及孕妇慎用。2.不宜与赤石脂同用。

花椒*

Huajiao

本品为芸香科植物青椒*Zanthoxylum schinifolium* Sieb.et Zucc. 或花椒*Zanthoxylum bungeanum* Maxim. 的干燥成熟果皮。见彩图44。

【别名】香椒、大花椒、蜀椒、山椒、狗椒、大红袍。

【性状】青椒：多为2～3个上部离生的小蓇葖果，集生于小果梗上，蓇葖果球形，沿腹缝线开裂，直径3～4mm。外表面灰绿色或暗绿色，散有多数油点和细密的网状隆起皱纹；内表面类白色，光滑。内果皮常由基部与外表皮分离。残存种子呈卵圆形，长3～4mm，直径2～3mm，表面黑色，有光泽。气香，味微甘而辛。

花椒：蓇葖果多单生，直径4～5mm。外表面紫红色或棕红色，散有多数疣状突起的油点，直径0.5～1mm，对光观察半透明；内表面淡黄色。香气浓，味麻辣而持久。

【性味与归经】辛，温。归脾、胃、肾经。

【功能与主治】温中止痛，杀虫止痒。用于脘腹冷痛，呕吐泄泻，虫积腹痛；外治湿疹，阴痒。

【用法与用量】3～6g。外用适量，煎汤熏洗。

【药膳食疗方】

1.椒醋汤：花椒3g，醋60ml。用于胆道蛔虫。(《中国药膳学》)

2.花椒姜糖水：花椒2g，老姜6g，红糖适量，煎服。用于胃寒疼痛，呕吐清水。

3.花椒绿豆汤：花椒6g，绿豆50g，煎服。用于反胃呕吐。

4.花椒粥：花椒3～5g，白面粉150g，生姜3片。用于脘腹寒痛呕吐。(《中国药膳大观》)。

【按语】有食用花椒致过敏反应病例。

干姜*

Ganjiang

本品为姜科植物姜*Zingiber officinale* Rosc. 的干燥根茎。见彩图45。

【别名】白姜、川姜、粉姜、平姜、均姜。

【性状】呈扁平块状，具指状分枝，长3～7cm，厚1～2cm。表面灰黄色或浅灰棕色，粗糙，具纵皱纹和明显的环节。分枝处常有鳞叶残存，分枝顶端有茎痕或芽。质坚实，断面黄白色或灰白色，粉性或颗粒性，内皮层环纹明显，维管束及黄色油点散在。气香、特异，味辛辣。

【性味与归经】辛，热。归脾、胃、肾、心、肺经。

【功能与主治】温中散寒，回阳通脉，温肺化饮。用于脘腹冷痛，呕吐泄泻，肢冷脉微，寒饮喘咳。

【用法与用量】3～10g。

【药膳食疗方】

1.干姜粥：干姜15g，粳米100g。用于虚寒性脘腹痛，呕吐清水。

2.干姜粥：干姜1～3g，高良姜3～5g，粳米50～100g。用于脾胃虚寒，脘腹冷痛，呕吐呃逆，泛吐清水，肠鸣腹泻等症。(《寿世青编》)

3.止逆汤：干姜60g（炮），甘草30g。(《传信适用方》)

4.糊涂羹：活鲫鱼1条（250～500g），干姜3g，橘皮3g，白胡椒1g，葱白10g，生姜6g，芡粉15g，黄酒、细盐各适量。用于慢性胃炎，尤宜于脾胃寒型患者，症见上腹部隐痛或胀痛、喜暖喜按。(《食医心鉴》)

5.姜枣红糖汤：干姜5g，大枣10个，红糖30g。用于寒凝痛经。

6.姜艾薏苡仁粥：干姜、艾叶各10g，薏苡仁30g。用于寒湿凝滞型痛经。(《家庭药膳》)

7.干姜陈皮散：干姜20g，陈皮40g，红糖50g。用于痰饮内阻所致呕吐患者服用。

8.其他药膳：干姜茯苓粥（干姜、茯苓、甘草、粳米）；姜桂红枣汤（干姜、红枣、桂枝）；小麦干姜茶（小麦、干姜）。

【按语】1.阴虚内热，血热妄行者忌服。2.孕妇慎服。

高良姜*
Gaoliangjiang

本品为姜科植物高良姜 *Alpinia officinarum* Hance 的干燥根茎。见彩图46。

【别名】风姜、小良姜、良姜、蛮姜。

【性状】本品呈圆柱形，多弯曲，有分枝，长5～9cm，直径1～1.5cm。表面棕红色至暗褐色，有细密的纵皱纹和灰棕色的波状环节，节间长。0.2～1cm，一面有圆形的根痕。质坚韧，不易折断，断面灰棕色或红棕色，纤维性，中柱约占1/3。气香，味辛辣。

【性味与归经】辛，热。归脾、胃经。

【功能与主治】温胃止呕，散寒止痛。用于脘腹冷痛，胃寒呕吐，嗳气吞酸。

【用法与用量】3～6g。外用适量，鲜品捣烂搽患处。

【药膳食疗方】

1.良姜炖鸡块：公鸡1只，良姜、草果各6g，陈皮、胡椒各3g。用于胃脘寒痛，得热痛缓，喜暖喜按，体虚瘦弱，倦怠乏力。(《饮膳正要》)

2.高良姜槟榔粥：高良姜、槟榔、粳米各适量。用于胃痛。(《百一选方》)

3.高良姜香附鸡肉汤：鸡肉250g，高良姜15g，香附12g，红枣4枚。用于溃疡病，肝气犯胃，寒邪犯胃，胃脘胀痛，时作时止，时有嗳气、呕吐。

4.其他药膳：高良姜粥。

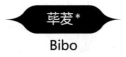

胡椒*
Hujiao

本品为胡椒科植物胡椒 *Piper nigrum* L.的干燥近成熟果实。黑胡椒见彩图47。

【别名】白胡椒、黑胡椒。

【性状】黑胡椒：呈球形，直径3.5～5mm。表面黑褐色，具隆起网状皱纹，顶端有细小花柱残迹，基部有自果轴脱落的疤痕。质硬，外果皮可剥离，内果皮灰白色或淡黄色。断面黄白色，粉性，中有小空隙。气芳香，味辛辣。

白胡椒：表面灰白色或淡黄色，平滑，顶端与基部间有多数浅状条纹。

【性味与归经】辛，热。归胃、大肠经。

【功能与主治】温中散寒，下气，消痰。用于胃寒呕吐，腹痛泄泻，食欲不振，癫痫痰多。

【用法与用量】0.6～1.5g，研粉吞服。

【药膳食疗方】

1.胡椒面条：胡椒粉、大蒜、生姜、面条。用于寒湿腹泻、腹痛。

2.鲫鱼煎汤：鲫鱼煎汤，以胡椒和盐调味食。用于脾胃虚弱，少食不饥。（《中医食疗》）

3.牛肉脯：牛肉、胡椒、荜茇、陈皮、草果、砂仁、高良姜。用于脾胃久冷，不思饮食。（《饮膳正要》）

4.白胡椒煲猪肚：猪肚1个，白胡椒15g，盐少许。用于脾胃虚寒型慢性胃炎患者。（《饮食疗法》）

5.其他药膳：黑胡椒土豆丝；胡椒红枣汤。

【按语】阴虚有火者忌服。

荜茇*
Bibo

本品为胡椒科植物荜茇 *Piper longum* L.的干燥近成熟或成熟果穗。见彩图48。

【别名】鼠尾、蛤蒌、椹圣。

【性状】本品呈圆柱形，稍弯曲，由多数小浆果集合而成，长1.5～3.5cm，直径0.3～0.5cm。表面黑褐色或棕色，有斜向排列整齐的小突起，基部有果穗梗残存或脱落。质硬而脆，易折断，断面不整齐，颗粒状。小浆果球形，直径约0.1cm，有特异香气，味辛辣。

【性味与归经】辛，热。归胃、大肠经。

【功能与主治】温中散寒，下气止痛。用于脘腹冷痛，呕吐，泄泻，寒凝气滞，胸痹心痛，头痛，牙痛。

【用法与用量】1～3g。

【药膳食疗方】

1.荜茇头蹄：羊头1个，羊蹄4只，荜茇、干姜各30g，胡椒、葱白、豆豉各适量。用于消化性溃疡病久体弱，胃部冷痛，喜暖喜按，得热痛减者。(《食疗百病》)

2.荜茇粥：荜茇5g，白胡椒1g，肉桂皮3g，糯米适量。用于风寒内积、停于脘腹引起的胃痛中满、痞满冷痛。(《中华临床药膳食疗学》)

3.鲫鱼羹：荜茇10g，大鲫鱼1000g，缩砂仁10g，陈皮10g，大蒜2个，胡椒10g。用于脾胃虚寒之慢性腹泻，慢性痢疾等。

山奈*
Shannai

本品为姜科植物山奈 *Kaempferia galanga* L.的干燥根茎。见彩图49。

【别名】三奈子、三赖、砂姜、香奈子、土麝香、山芍。

【性状】本品多为圆形或近圆形的横切片，直径1～2cm，厚0.3～0.5cm。外皮浅褐色或黄褐色，皱缩，有的有根痕或残存须根；切面类白色，粉性，常鼓凸。质脆，易折断。气香特异，味辛辣。

【性味与归经】辛，温。归胃经。

【功能与主治】行气温中，消食，止痛。用于胸腹胀满，脘腹冷痛，饮食不消。

【用法与用量】6～9g。

吴茱萸
Wuzhuyu

本品为芸香科植物吴茱萸 *Euodia rutaecarpa*（Juss.）Benth.、石虎 *Euodia rutaecarpa*（Juss.）Benth.var.*officinalis*（Dode）Huang 或 疏 毛 吴 茱 萸 *Euodia rutaecarpa*（Juss.）Benth.var.*bodinieri*（Dode）Huang 的干燥近成熟果实。

【别名】食茱萸、吴萸。

【性状】本品呈球形或略呈五角状扁球形，直径2～5mm。表面暗黄绿色至褐色，粗糙，有多数点状突起或凹下的油点。顶端有五角星状的裂隙，基部残留被有黄色茸毛的果梗。质硬而脆，横切面可见子房5室，每室有淡黄色种子1粒。气芳香浓郁，味辛辣而苦。

【性味与归经】辛、苦，热；有小毒。归肝、脾、胃、肾经。

【功能与主治】散寒止痛，降逆止呕，助阳止泻。用于厥阴头痛，寒疝腹痛，寒湿脚气，经行腹痛，脘腹胁痛，呕吐吞酸，五更泄泻。

【用法与用量】2～5g。

【药膳食疗方】

1.吴茱萸粥：吴茱萸2g，粳米50g，生姜2片，葱白2茎。用于虚寒型痛经，及脘腹冷痛，呕逆吐酸，五更泄泻。(《食鉴本草》)

2.吴茱萸葱姜茶：吴茱萸6g，生姜5g，葱白5g，绿茶6g。

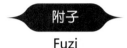

附子
Fuzi

本品为毛茛科植物乌头 *Aconitum carmischaelii* Debx.的子根的加工品。6月下旬至8月上旬采挖，除去母根、须根及泥沙，习称"泥附子"。

【别名】黑附子、泥附子、盐附子、黑顺片、附片、黄附片。

【性状】盐附子：呈圆锥形，长4～7cm，直径3～5cm。表面灰黑色，被盐霜，顶端有凹陷的芽痕，周围有瘤状突起的支根或支根痕。体重，横切面灰褐色，可见充满盐霜的小空隙和多角形形成层环纹，环纹内侧导管束排列不整齐。气微，味咸而麻，刺舌。

黑顺片：为纵切片，上宽下窄，长1.7～5cm，宽0.9～3cm，厚0.2～0.5cm。外皮黑褐色，切面暗黄色，油润具光泽，半透明状，并有纵向导管束。质硬而脆，断面角质样。气微，味淡。

白附子：无外皮，黄白色，半透明，厚约0.3cm。

【性味与归经】辛、甘、大热；有毒。归心、肾、脾经。

【功能与主治】回阳救逆，补火助阳，散寒止痛。用于亡阳虚脱，肢冷脉微，心阳不足，胸痹心痛，虚寒吐泻，脘腹冷痛，肾阳虚衰，阳痿宫冷，阴寒水肿，阳虚外感，寒湿痹痛。

【用法与用量】3～15g，先煎，久煮。

【药膳食疗方】

1.附子羊肉汤：制附子15g，羊肉100g。用于肾阳虚型糖尿病性肾病者，症见腰膝酸冷、阳痿、腹胀满、精神不振、尿频。(《中华药膳防治糖尿病》)

2.附子生姜炖狗肉：熟附子10g，生姜100g，狗肉500g，五香、八角、葱段各适量。用于阳虚型老年慢性支气管炎。(《中华养生药膳大全》)

3.附片当归生姜羊肉汤：附片、生姜、当归头、羊肉。用于寒湿痹痛，心腹冷痛，产后寒凝腹痛。

【按语】孕妇慎用。不宜与半夏、瓜蒌、瓜蒌子、瓜蒌皮、天花粉、川贝母、浙贝母、平川贝、伊贝母、湖北贝母、白及同用。

第八节　理气药

【概念】

凡能疏畅气机，以治疗气滞或气逆为主要功效的药物，称为理气药。

【性能功效】

本类药味多辛苦，气多芳香，性多偏温，主归脾、胃、肝、肺经，善于行散或泄降，主能理气调中、疏肝解郁、理气宽胸、行气止痛、破气散结，兼能消积、燥湿。

【适用范围】

本类药主要适用于脾胃气滞之脘腹胀痛、嗳气吞酸、恶心呕吐、腹泻或便秘，肝气郁滞之胁肋胀痛、抑郁不乐、疝气疼痛、乳房胀痛、月经不调，肺气壅滞之胸闷胸痛、咳嗽气喘等证。兼治食积脘胀、湿滞中焦等。

【配伍方法】

临床应用时，脾胃气滞兼湿热之证，配清热利湿药；兼寒湿困脾者，配温中燥湿药；兼食积不化者，配消食药；兼脾胃虚弱者，配益气健脾药。肝气郁滞者，视病情酌加柔肝、养肝、活血止痛、健脾药。肺气壅滞因于外邪袭肺者，配宣肺化痰止咳药；因痰热郁肺者，配清热化痰药。

【使用注意】

本类药多辛香燥散，易耗气伤阴，故气虚、阴亏者慎用。

刀豆*

Daodou

本品为豆科植物刀豆Canavalia gladiata（Jacq.）DC.的干燥成熟种子。见彩图50。

【别名】挟剑豆、大戈豆、龙爪豆、葛豆、白凤豆。

【性状】本品呈扁卵形或扁肾形，长2～3.5cm，宽1～2cm，厚0.5～1.2cm。表面淡红色至红紫色，微皱缩，略有光泽。边缘具眉状黑色种脐，长约2cm，上有白色细纹3条。质硬，难破碎。种皮革质，内表面棕绿色而有光亮；子叶2，黄白色，油润。气微，味淡，嚼之有豆腥味。

【性味与归经】甘，温。归胃、肾经。

【功能与主治】温中，下气，止呃。用于虚寒呃逆，呕吐。

【用法与用量】6～9g；或烧存性研末。

【药膳食疗方】

1.刀豆腰子：刀豆子2粒，猪腰内子1个。用于肾虚腰痛。

2.刀豆饮：刀豆子25g，甘草3g，蜂蜜适量。用于小儿百日咳或老人咳喘。

3.刀豆饮：刀豆子20g，柿蒂5个，生姜3片，红糖适量。用于虚寒呃逆，胃寒呕吐。

4.刀豆蜜菊舒咽茶：绿茶5g，菊花8g，刀豆8g，蜂蜜30g。用于哮喘。

5.刀豆姜糖绿茶：刀豆10g，生姜3片，绿茶3g，红糖适量。用于打嗝。

6.刀豆薏米竹叶茶：刀豆20g，薏米20g，淡竹叶10g。用于鼻炎。

7.刀豆香菇粥：鲜刀豆30g，猪肝60g，香菇30g，粳米60g，葱、生姜各适量。用于健脾理气。

【按语】胃热患者、口有异味或口臭明显者不宜多食。

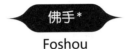
佛手*
Foshou

本品为芸香科植物佛手 *Citrus medica* L.var.*sarcodactylis* Swingle. 的干燥果实。见彩图51。

【别名】九爪子、五指橘、佛手柑。

【性状】本品为类椭圆形或卵圆形的薄片，常皱缩或卷曲，长6～10cm，宽3～7cm，厚0.2～0.4cm。顶端稍宽，常有3～5个手指状的裂瓣，基部略窄，有的可见果梗痕。外皮黄绿色或橙黄色，有皱纹和油点。果肉浅黄白色或浅黄色，散有凹凸不平的线状或点状维管束。质硬而脆，受潮后柔韧。气香，味微甜后苦。

【性味与归经】辛、苦、酸，温。归肝、脾、肺经。

【功能与主治】疏肝理气，和胃止痛，燥湿化痰。用于肝胃气滞，胸胁胀痛，胃脘痞满，食少呕吐，咳嗽痰多。

【用法与用量】3～10g。

【药膳食疗方】

1.佛手柑粥：佛手15g，粳米100g，冰糖适量。用于肝胃不和型慢性胃炎，症见胃脘胀痛，连及两胁，情绪不畅时加剧，嗳气反酸，急躁易怒等。(《宦游日札》)

2.佛手猪肚汤（佛手延胡索猪肚汤）：鲜猪肚1个，鲜佛手15g，延胡索10g，生姜3片。用于胃气滞者胃痛。(《药食同源祛百病》)

3.佛手姜糖饮：佛手10g，生姜5g，冰糖适量。用于脾胃气滞，胁肋胀痛，呕逆少食。

4.佛香梨：佛手5g，制香附5g，梨2个。用于肝郁气滞症见胁肋痛甚，嗳气，痰多者。(《中华临床药膳食疗学》)

5.佛手苏梗粥：佛手15g，苏梗15g，粳米60g，白糖适量。用于气滞血瘀型痛经。(《药食同源祛百病》)

6.蜜汁佛手果：佛手果1个，樱桃10粒，蜂蜜少许。用于肝郁痰凝引起的乳中结核，伴有心烦、失眠、易怒。(《乳房病饮食疗法》)

7.佛手酒：大砂仁30g，大佛手3g，大山楂30g，黄酒或米酒500ml。用于肝郁气滞，月经后期。(《女性常见疾病药膳疗法》)

8.佛手山楂饮：佛手、山楂各10g，红糖适量。用于气滞血瘀之痛经。（《易做实用的2000个生活偏方》）

9.佛手郁藻粥：佛手9g，郁金6g，海藻15g，粳米100g，红糖适量。用于肝郁气滞，见急躁易怒、胁肋胀痛、纳呆食少。

10.佛手猪蹄汤：佛手6g，当归15g，王不留行5g，通草6g，猪蹄1对。用于肝郁气滞型缺乳。

11.猪蹄佛手粥：猪蹄1～2只，佛手12g，通草3～5g，漏芦10～15g，粳米100g，葱白2茎。用于肝郁气滞型产后缺乳。（《产后疾病食疗与药膳调养》）

12.其他药膳：佛手姜茶（佛手、鲜姜）；佛手粥（陈皮、佛手、粳米）；佛手酒（佛手、白酒、苏木）；佛手蛋（佛手、茉莉花、鸡蛋）；佛手猪肝汤（佛手、合欢花、猪肝、姜）。

香橼*
Xiangyuan

本品为芸香科植物枸橼 *Citrus medica* L.或香圆 *Citrus wilsonii* Tanaka 的干燥成熟果实。见彩图52。

【别名】香圆、香橼皮、香橼子、陈香圆。

【性状】枸橼：本品呈圆形或长圆形片，直径4～10cm，厚0.2～0.5cm。横切片外表果皮黄色或黄绿色，边缘呈波状，散有凹入的油点，中果皮厚1～3cm，黄白色或淡棕黄色，有不规则的网状突起的维管束，瓤囊10～17室。纵切片中心柱较粗壮。质柔韧。气清香，味微甜而苦辛。

香圆：本品呈类球形、半球形或圆片，直径4～7cm。表面黑绿色或黄棕色，密被凹陷的小油点及网状隆起的粗皱纹，顶端有花柱残痕及隆起的环圈，基部有果梗残基。质坚硬。剖面或横切薄片，边缘油点明显；中果皮厚约0.5cm；瓤囊9～11室，棕色或淡红棕色，间或有黄白色种子。气香，味酸而苦。

【性味与归经】辛、苦、酸，温。归肝、脾、肺经。

【功能与主治】疏肝理气，宽中，化痰。用于肝胃气滞，胸胁胀痛，脘腹痞满，呕吐，噫气，痰多咳嗽。

【用法与用量】3～10g。

【药膳食疗方】

1.香橼浆：鲜香橼1～2个，麦芽糖50g。用于肝阳上亢型眩晕，气滞血瘀型痛经。

2.香橼佛手粥：香橼30g，佛手30g，炒薏米30g，炒山药30g，红枣数枚。用于肝胃不和引起的胃胀，胃痛，胸胁胀满，恶心呕吐，消化不良。

3.香橼散：陈香橼1枚（连瓤），大核桃肉2枚（连皮），缩砂仁6g（去膜），冰糖适量。用于鼓胀。（《本经逢原》）

4.其他药膳：香砂芙蓉糖（白砂糖、香橼粉、砂仁粉、芙蓉花）。

【按语】阴虚血燥及孕妇气虚者慎服。

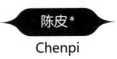

橘红*
Juhong

本品为芸香科植物橘 *Citrus reticulata* Blanco 及其栽培变种的外层果皮。

【别名】红皮、芸皮、芸红、广橘红、川云红。

【性状】本品呈长条形或不规则薄片状，边缘皱缩向内卷曲。外表面黄棕色或橙红色，存放后呈棕褐色，密布黄白色突起或凹下的油室。内表面黄白色，密布凹下透光小圆点。质脆易碎。气芳香，味微苦、麻。

【性味与归经】辛、苦，温。归肺、脾经。

【功能与主治】理气宽中，燥湿化痰。用于咳嗽痰多，食积伤酒，呕恶痞闷。

【用法与用量】3～10g。

【药膳食疗方】

1.橘红糕：橘红粉10g，白砂糖200g，米粉500g。用于食欲不振，消化不良，咳嗽多痰等症。

2.橘红茶：橘红10g，绿茶5g。用于咳嗽多痰，痰黏似胶，不易咯出。

3.橘红生姜蜂蜜水：橘红60g，生姜30g，蜂蜜250g。用于小儿风寒咳嗽。

陈皮*
Chenpi

本品为芸香科植物橘 *Citrus reticulata* Blanco 及其栽培变种的干燥成熟果皮。药材分为"陈皮"和"广陈皮"。见彩图53。

【别名】橘皮、黄橘皮、红皮、橘子皮、芸皮、川皮。

【性状】陈皮：常剥成数瓣，基部相连，有的呈不规则片状，厚1～4mm。外表面橙红色或红棕色，有细皱纹及凹下的点状油室；内表面浅黄白色，粗糙。附黄白色或黄棕色筋络状维管束。质稍硬而脆。气香，味辛、苦。

广陈皮：常3瓣相连，形状整齐，厚度均匀，约1mm。点状油室较大，对光照视，透明清晰。质较柔。

【性味与归经】苦、辛，温。归肺、脾经。

【功能与主治】理气健脾，燥湿化痰。用于脘腹胀满，食少吐泻，胸闷气短，咳嗽痰多。

【用法与用量】3～10g。

【药膳食疗方】

1.胡萝卜炒陈皮瘦肉丝：胡萝卜200g，陈皮10g，瘦猪肉100g，黄酒、香葱各适

量。用于肝气犯胃所致胃痛。(《中华临床药膳食疗学》)

2.陈皮紫苏粥：陈皮10g，紫苏叶12g，生姜5片，粳米100g。用于溃疡病属脾胃气滞者。(《普济方》)

3.橘茹饮：橘皮30g，竹茹30g，柿饼30g，生姜3g，白糖适量。用于胃热呕哕，妊娠呕吐等症。

4.陈皮乌鸡汤：乌鸡1只，陈皮3g，高良姜3g，胡椒6g，草果2个，葱适量。用于妇女痛经之属于气血双亏，偏于虚寒者。(《中华养生药膳大全》)

5.健脾茶：陈皮10g，炒山楂3g，生麦芽、荷叶各15g。用于脾失健运所致之湿浊内蕴食积证，症见食滞不化、厌食腹胀、小儿疳积。(《滋补保健药膳食谱》)

6.陈皮酒：陈皮50g，白酒500g。用于消化不良，食少。

7.橘枣饮：大红枣10枚，鲜橘皮10g。用于食欲不振，消化不良等症。

8.橘皮丁香茶：橘皮3g，公丁香3g。用于胃寒胃痛及胃寒呃逆。

9.降脂茶：陈皮15g，山楂9g，甘草3g，丹参6g。用于高血脂。

10.陈皮佛手粥：陈皮、佛手各15g，粳米100g，冰糖适量。用于慢性胃炎及腹胀者。

【按语】有报道服用陈皮水后全身出现奇痒，继而发现粟粒状红色血疹，尤以四肢为多见。

代代花*
Daidaihua

本品为芸香科植物代代花 *Citrus aurantium* L.var.*amara* Engl. 的花蕾。见彩图54。

【别名】枳壳花、玳玳花、酸橙花。

【性状】花长约2cm，1至数朵簇生于枝梢的叶腋；花萼粗厚，5瓣裂，裂片近卵圆形；花瓣5，矩圆形，白色；雄蕊25，联合成组；雌蕊1，柱头头状。

【性味与归经】辛、甘、微苦，平。

【功能与主治】理气宽胸，开胃止呕。用于胸中痞闷，脘腹胀痛，不思饮食，恶心呕吐。

【用法与用量】内服：1.5～2.5g；煎汤或泡茶。

【药膳食疗方】代代花冰糖饮：代代花1.5g，冰糖适量。用于食欲不振，消化不良，食后呕逆。

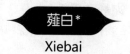

薤白*
Xiebai

本品为百合科植物小根蒜 *Allium macrostemon* Bge. 或薤 *Allium chinensis* G.Don 的干燥鳞茎。见彩图55。

【别名】薤白头、野蒜、小根蒜、子根蒜、宅蒜。

【性状】小根蒜：呈不规则卵圆形，高0.5～1.5cm，直径0.5～1.8cm。表面黄白色或淡黄棕色，皱缩，半透明，有类白色膜质鳞片包被，底部有突起的鳞茎盘。质硬，角质样。有蒜臭，味微辣。

薤：呈略扁的长卵形，高1～3cm，直径0.3～1.2cm。表面淡黄棕色或棕褐色，具浅纵皱纹。质较软，断面可见鳞叶2～3层，嚼之粘牙。

【性味与归经】辛、苦，温。归心、肺、胃、大肠经。

【功能与主治】通阳散结，行气导滞。用于胸痹心痛，脘腹痞满胀痛，泻痢后重。

【用法与用量】5～10g，鲜品30～60g；或入丸、散，亦可煮粥食。

【药膳食疗方】

1.薤白粥：薤白10～15g（鲜者30～60g），葱白2茎，白面粉100g（或粳米50～100g）。用于冠心病、心绞痛以及急慢性痢疾、肠炎。(《普济方》)

2.薤白生姜粥：薤白7茎（切），生姜6g，新鲜羊肾脏1只，粳米100g。用于胸痹、肺气喘急、胸闷气促，兼能散瘀止痛。(《圣济总录》)。

3.化瘀止痛粥：薤白15g，丹参20g，桃仁20g，粳米100g，冰糖适量。用于气滞血瘀型痛经。(《中华临床药膳食疗学》)

4.薤白煎鸡蛋：薤白60g，鸡蛋4枚。用于胸痹心痛。

【按语】1.气虚、阴虚及发热者应慎服，无积滞者不宜使用。2.胃弱纳呆且不耐蒜味者不宜服用。3.不宜与牛肉、韭菜同用。

玫瑰花*
Meiguihua

本品为蔷薇科植物玫瑰*Rosa rugosa* Thunb.的干燥花蕾。见彩图56。

【别名】徘徊花、笔头花、湖花、刺玫花、刺玫菊。

【性状】本品略呈半球形或不规则团状，直径0.7～1.5cm。残留花梗上被细柔毛，花托半球形，与花萼基部合生，萼片5，披针形，黄绿色或棕黄色，被有细柔毛；花瓣多皱缩，展平后宽卵形，呈覆瓦状排列，紫红色，有的黄棕色；雄蕊多数，黄褐色；花柱多数，柱头在花托口集成头状，略突出，短于雄蕊。体轻，质脆。气芳香浓郁，味微苦涩。

【性味与归经】甘、微苦，温。归肝、脾经。

【功能与主治】行气解郁，和血，止痛。用于肝胃气痛，食少呕恶，月经不调，跌扑伤痛。

【用法与用量】3～6g。

【药膳食疗方】

1.玫瑰花烤羊心：羊心、鲜玫瑰花。用于心悸失眠，神经衰弱，月经不调等。(《饮膳正要》)

2.玫瑰萼梅冰糖茶：玫瑰花3g，绿萼梅6g，冰糖适量。用于肝气郁结引起的精神抑郁，善疑多虑，头晕头胀，心烦失眠，胸闷胁肋胀痛或走窜不适，纳少不香；妇女则有月经不调，乳房胀痛，口干口渴，舌红，脉弦细。(《药膳与药粥保健疗法》)

3.玫瑰花粥：玫瑰花6g，粳米100g，白糖适量。用于气滞型胃痛。

4.萝卜玫瑰红糖水：白萝卜250g，玫瑰20g，红糖适量。用于肝郁气滞呕吐。(《中华临床药膳食疗学》)

5.玫瑰花茶：玫瑰花6g，冰糖适量。用于肝气郁结，胸闷不舒。

6.玫瑰茉莉茶：玫瑰花6g，茉莉花6g，青茶10g。用于五志过极，气滞血瘀型高脂血症。(《家常食物可治病药膳食疗》)

7.三花调经茶：玫瑰花、月季花各9g，红花3g。用于气滞血瘀型痛经，月经量少，腹胀痛，闭经等症。

8.玫瑰解郁汤：瘦肉300g，玫瑰花4朵，白杭菊15g，白菜250g。用于肝郁气滞，症见月经不调、经前乳房胀痛、肝胃不和引起的胃痛等。(《中华养生药膳大全》)

9.其他药膳：玫瑰花鸡蛋汤（玫瑰花、鸡血藤、萼梅花、鸡蛋）；玫瑰花粥（玫瑰花、金银花、红茶、甘草、粳米、白糖）；三花橘皮粥（玫瑰花、茉莉花、代代花、荷叶、橘皮）。

木香

Muxiang

本品为菊科植物木香*Aucklandia lappa* Decne.的干燥根。

【别名】蜜香、青木香、五香、五木香、南木香、广木香。

【性状】本品呈圆柱形或半圆柱形，长5～10cm，直径长0.5～5cm。表面黄棕色至灰褐色，有明显的皱纹、纵沟及侧根痕。质坚，不易折断，断面灰褐色至暗褐色，周边灰黄色或浅棕黄色，形成层环棕色，有放射状纹理及散在的褐色点状油室。气香特异，味微苦。

【性味与归经】辛、苦，温。归脾、胃、大肠、三焦、胆经。

【功能与主治】行气止痛，健脾消食。用于胸胁、脘腹胀痛，泻痢后重，食积不消，不思饮食。煨木香实肠止泻，用于泄泻腹痛。

【用法与用量】3～6g；或磨汁；或入丸、散。

【药膳食疗方】

1.香槟粥：木香5g，槟榔5g，粳米100g，冰糖适量。用于气滞便秘者。(《中华临床药膳食疗学》)

2.香参炖大肠：木香10g，降香5g，海参10g，猪大肠1具，葱、姜各适量。用于气滞兼津亏便秘者。(《中华临床药膳食疗学》)

3.其他药膳：大枣木香汤（大枣、木香）；木香黄连炖大肠（木香、黄连、肥猪大肠）。

【按语】阴虚津液不足者慎服。

青皮
Qingpi

本品为芸香科植物橘 *Citrus reticulata* Blanco 及其栽培变种的干燥幼果或未成熟果实的果皮。

【别名】青橘皮、青柑皮、四花青皮、青皮子。

【性状】四花青皮：果皮剖成4裂片，裂片长椭圆形，长4～6cm，厚0.1～0.2cm。外表面灰绿色或黑绿色，密生多数油室；内表面类白色或黄白色，粗糙，附黄白色或黄棕色小筋络。质稍硬，易折断，断面外缘有油室1～2列。气香，味苦、辛。

个青皮：呈类球形，直径0.5～2cm。表面灰绿色或黑绿色，微粗糙，有细密凹下的油室，顶端有稍突起的柱基，基部有圆形果梗痕。质硬，断面果皮黄白色或淡黄棕色，厚0.1～0.2cm，外缘有油室1～2列。瓤囊8～10瓣，淡棕色。气清香，味酸、苦、辛。

【性味与归经】苦、辛，温。归肝、胆、胃经。

【功能与主治】疏肝破气，消积化滞。用于胸胁胀痛，疝气疼痛，乳癖，乳痈，食积气滞，脘腹胀痛。

【用法与用量】3～10g。

【药膳食疗方】

1.青皮枳壳饮：青皮6g，枳壳9g，柴胡6g，红糖少许。用于肝郁痰凝型的乳癖。(《乳房病饮食疗法》)

2.青皮山楂粥：青皮10g，生山楂30g，糙米100g。用于气滞血瘀引起的月经延后，月经先后不定期，经少等症。(《易做实用的2000个生活偏方》)

枳壳
Zhiqiao

本品为芸香科植物酸橙 *Citrus aurantium* L.及其栽培变种的干燥未成熟果实。

【别名】酸橙枳壳、香圆枳壳、川枳壳、江枳壳、甜橙枳壳、苏枳壳。

【性状】本品呈半球形，直径3～5cm。外果皮棕褐色至褐色，有颗粒状突起，突起的顶端有凹点状油室；有明显的花柱残迹或果梗痕。切面中果皮黄白色，光滑而稍隆起，厚0.4～1.3cm，边缘散有1～2列油室，瓤囊7～12瓣，少数至15瓣，汁囊干缩呈棕色至棕褐色，内藏种子。质坚硬，不易折断。气清香，味苦，微酸。

【性味与归经】苦、辛、酸，微寒。归脾、胃经。

【功能与主治】理气宽中，行滞消胀。用于胸胁气滞，胀满疼痛，食积不化，痰饮内停，脏器下垂。

【用法与用量】3～10g。

【药膳食疗方】

1. 枳壳青皮猪肚汤：猪肚1个（约500g），枳壳12g，青皮6g，生姜4片制成。用于疏肝和胃。

2. 枳壳汤：桔梗、枳壳（炙，去瓤）各30g。用于伤寒痞气，胸满欲死。(《苏沈良方》)

【按语】孕妇慎用。

枳实
Zhishi

本品为芸香科植物酸橙 *Citrus aurantium* L.及其栽培变种或甜橙 *Citrus sinensis* Osbeck 的干燥幼果。

【别名】鹅眼枳实、苦橙子、臭橙子、酸橙枳实。

【性状】本品呈半球形，少数为球形，直径0.5～2.5cm。外果皮黑绿色或暗棕绿色，具颗粒状突起和皱纹，有明显的花柱残迹或果梗痕。切面中果皮略隆起，厚0.3～1.2cm，黄白色或黄褐色，边缘有1～2列油室，瓤囊棕褐色。质坚硬。气清香，味苦，微酸。

【性味与归经】苦、辛、酸，微寒。归脾、胃经。

【功能与主治】破气消积，化痰散痞。用于积滞内停，痞满胀痛，泻痢后重，大便不通，痰滞气阻，胸痹，结胸，脏器下垂。

【用法与用量】3～10g。

【药膳食疗方】

1. 枳实栀子豉汤：枳实3枚（炙），栀子14个（剖），豉一升（绵裹）。用于伤寒大病瘥后劳复者。(《伤寒论》)

2. 实明黄糕：枳实10g，决明子5g，大黄2g，玉米面400g，白糖适量。用于气滞便秘证兼见口干苔黄、脉数者。(《中华临床药膳食疗学》)

3. 油焖枳实萝卜：枳实10g，白萝卜、虾米、猪油、葱、姜、盐各适量。用于气滞便秘。(《中华临床药膳食疗学》)

4. 其他药膳：枳实白术茶（炒枳实、炒白术、炒神曲）；枳实白芍茶（白芍、生甘草、枳实）。

【按语】孕妇慎用。

香附
Xiangfu

本品为莎草科植物莎草 *Cyperus rotundus* L.的干燥根茎。

【别名】雀头香、莎草根、香附子、雷公头、香附米、三棱草根、苦羌头。

【性状】本品多呈纺锤形，有的略弯曲，长2～3.5cm，直径0.5～1cm。表面棕褐色或黑褐色，有纵皱纹，并有6～10个略隆起的环节，节上有未除净的棕色毛须和须根断痕；去净毛须者较光滑，环节不明显。质硬，经蒸煮者断面黄棕色或红棕色，角质样；生晒者断面白而显粉性，内皮层环纹明显，中柱色较深，点状维管束散在。气香，味微苦。

【性味与归经】辛、微苦、微甘，平。归肝、脾、三焦经。

【功能与主治】疏肝解郁，理气宽中，调经止痛。用于肝郁气滞，胸胁胀痛，疝气疼痛，乳房胀痛，脾胃气滞，脘腹痞闷，胀满疼痛，月经不调，经闭痛经。

【用法与用量】6～10g。

【药膳食疗方】

1. 香附饮：柠檬10g，香附10g，厚朴10g。用于脘腹气滞痞胀，嗳气少食。(《四川中药志》)

2. 香附生地饮：香附10g (打碎)，鲜生地黄30g，红糖15g。用于肝郁血热引起月经先期，月经不调。(《中华临床药膳食疗学》)

3. 香附牛肉汤：香附15g，牛肉100g。用于肝郁血滞引起之月经不调，及产后恶露不尽。(《中华临床药膳食疗学》)

4. 香芎屈头鸡：香附5g，川芎5g，屈头鸡4只。用于恶露不下之气滞血瘀、眩晕乏力者。(《中华临床药膳食疗学》)

5. 其他药膳：香附陈艾炖鸡 (子鸡、香附、陈艾、红枣、生姜、杜仲)；香附芡实粥 (香附、芡实、粳米)；香附山药焖肉 (香附、山药、瘦猪肉)；香附栀子粥 (香附、栀子、粳米)；香附粥 (香附、粳米)。

荔枝核
Lizhihe

本品为无患子植物荔枝 *Litchi chinensis* Sonn. 的干燥成熟种子。

【别名】荔仁、荔核、大荔核。

【性状】本品呈长圆形或卵圆形，略偏，长1.5～2.2cm，直径1～1.5cm。表面棕红色或紫棕色，平滑，有光泽，略有凹陷及细波纹，一端有类圆形黄棕色的种脐，直径约7mm。质硬。子叶2，棕黄色。气微，味微甘、苦、涩。

【性味与归经】甘、微苦，温。归肝、肾经。

【功能与主治】行气散结，祛寒止痛。用于寒疝腹痛，睾丸肿痛。

【用法与用量】5～10g。

【药膳食疗方】荔枝核小茴香茶：荔枝核50g，小茴香15g。用于疝气痛。

九香虫
Jiuxiangchong

本品为蝽科昆虫九香虫 *Aspongopus chinensis* Dallas 的干燥体。

【别名】黑兜虫、瓜黑蝽、臭大姐、椿象、臭屁虫、海蚕沙。

【性状】本品略呈六角状扁椭圆，长1.6～2cm，宽约1cm。表面棕褐色或棕黑色，略有光泽。头部小，与胸部略呈三角形，复眼突出，卵圆状，单眼1对，触角1对各5节，多已脱落。背部有翅2对，外面的1对基部较硬，内部1对为膜质，透明。胸部有足3对，多已脱落。腹部棕红色至棕黑色，每节近边缘处有突起的小点。质脆，折断后腹内有浅棕色的内含物。气特异，味微咸。

【性味与归经】咸，温。归肝、脾、肾经。

【功能与主治】理气止痛，温中助阳。用于胃寒胀痛，肝胃气痛，肾虚阳痿，腰膝酸痛。

【用法与用量】入汤剂，3～9g。入丸、散，0.6～1.2g。

【药膳食疗方】油酥九香虫：九香虫适量。用于肾虚阳痿。

【按语】阴虚内热者禁服。

第九节　消食药

【概念】

凡以消食化积、增进食欲为主要功效的药物，称为消食药。

【性能功效】

本类药味多甘，性多平，少数偏温，主归脾、胃经。功能消食化积、增进食欲。

【适用范围】

本类药主要适用于食积不化所致的脘腹胀满、嗳腐吞酸、恶心呕吐、大便失常及脾胃虚弱、消化不良等证。

【配伍方法】

临床应用时，食积每见气滞，故常与行气药配伍同用；食积兼寒者，配温中散寒药；食积兼热者，配苦寒轻泻药；食积兼湿阻中焦者，配芳香化湿药；食积兼脾胃虚弱者，配补气健脾药。

【使用注意】

部分消食药有耗气弊端，对气虚及无食积、痰滞者当慎用。

山楂*

Shanzha

本品为蔷薇科植物山里红 *Crataegus pinnatifida* Bge.var. *major* N.E.Br. 或山楂 *Crataegus pinnatifida* Bge. 的干燥成熟果实。见彩图57。

【别名】山红果、红果、胭脂果、海红、山梨、朹子、棠梂子、东山楂。

【性状】本品为圆形片，皱纹不平，直径1～2.5cm，厚0.2～0.4cm。外皮红色，具皱纹，有灰白色小斑点。果肉深黄色至浅棕色。中部横切片具5粒浅黄色果核，但核多脱落而中空。有的片上可见短而细的果梗或花萼残迹。气微清香，味酸、微甜。

【性味与归经】酸、甘，微温。归脾、胃、肝经。

【功能与主治】消食健胃，行气散瘀，化浊降脂。用于肉食积滞，胃脘胀满，泻痢腹痛，瘀血经闭，产后瘀阻，心腹刺痛，胸痹心痛，疝气疼痛，高脂血症。焦山楂消食导滞作用增强，用于肉食积滞、泻痢不爽。

【用法与用量】9～12g。

【药膳食疗方】

1. 山楂包：面粉500g，山楂500g，白砂糖250g。用于食积停滞，油腻肉积，胃脘痞满，高血压，冠心病，高血脂等。(《中华养生药膳大全》)

2. 山楂糕：山楂30g，粳米100g，白糖适量。用于小儿厌食伴有肉食停积之证。(《家常食物可治病——药膳食疗》)

3. 山楂导滞糕：生山楂100g，莱菔子30g，神曲20g，琼脂适量，白糖适量。用于食滞肠胃证或小儿厌食、疳积等，症见腹胀、口臭、食少、纳呆。(《疾病的食疗与验方》)

4. 山楂麦芽茶：山楂10g，生麦芽10g。用于伤食、食积证，或大病初愈、胃弱纳差的病证。(《中国药膳》)

5. 三鲜消滞饮：鲜山楂20g，鲜萝卜30g，鲜青橘皮6g，冰糖适量。用于积滞伤脾型疳积者食用。(《家庭药膳保健全书》)

6. 山楂粥：山楂30g，粳米60g，白砂糖10g。用于食积停滞，脘腹胀满。(《粥谱》)

7. 山楂鹅肉汤：鹅肉250g，山楂30g，鸡内金10g，陈皮6g，盐适量。用于脾虚食积者，如胃脘饱胀、食欲减退、嗳腐吞酸、大便秽臭或便下不消化食物。(《居家常用滋补药膳600例》)

8. 山楂冰糖煎：山楂10g，冰糖适量。用于高血压，产妇恶露不尽，消化不良，腹中疼痛，或儿枕作痛。(《日用本草》)

9. 山楂白菊茶：山楂30g，荷叶12g，白菊花10g。用于肝阳头痛，症见头痛目眩、心烦易怒、面红口干或苦、胁胀、多梦、舌黄、苔薄黄、脉弦等。(《茶酒粥汤果蔬治百病》)

10. 山楂内金散：生山楂60g，生鸡内金30g，刘寄奴15g，红糖适量。用于气滞血瘀型月经少，经闭腹痛等。(《女性常见疾病药膳疗法》)

11. 山楂葵籽汤：山楂、葵花籽各50g，红糖100g，清水适量。用于气血两虚型痛经。(《中华养生药膳大全》)

12. 开胃山楂糕：山楂30g，神曲30g，茯苓30g，粳米250g，发酵粉5g，白糖适量。用于饮食积滞所致的食欲不振，腹满腹胀等。(《中华养生药膳大全》)

13. 山楂荷叶饮：山楂12g，荷叶半张。用于高脂血症，冠心病。

14. 山楂胡桃茶：胡桃仁150g，山楂50g，白砂糖200g。用于肺虚引起的虚喘证。

15. 山楂橘子水：山楂肉15g，橘子皮10g，生姜10g，大枣4个。用于食积中焦所致呕吐，兼见脘腹痞闷患者。

16. 导滞茶：炒山楂15g，炒麦芽15g，茶叶10g，无花果7枚。用于消食止泻。

17. 其他药膳：山楂神曲粥（山楂、神曲、粳米）；山楂甲鱼汤（甲鱼、生山楂）；山楂合欢粥（生山楂、合欢花、粳米、白糖）；山楂降脂饮（鲜山楂、生槐花、嫩荷叶、草决明）；山楂荷叶茶（山楂、荷叶）；山楂枸杞子粥（山楂、枸杞子、大米）；山楂陈皮煎剂（炒山楂、炒麦芽、陈皮）；山楂银耳羹（山楂、银耳、西米、盐、白糖）；山楂双耳糖水（蜂蜜、山楂、银耳、黑木耳、冰糖）；山楂银菊饮（银花、山楂、菊花）；山楂橘皮饮（橘皮、生山楂、荷叶、生薏苡仁）；山楂茶（山楂、薏苡仁、干荷叶、甘草）；胡萝卜汤（鲜胡萝卜、炒山楂、红糖）；韭菜楂仁汤（韭菜、山楂、桃仁）；木耳山楂汤（木耳、山楂、粳米）；冬青山楂茶（毛冬青、山楂）；山楂蛋糕。

【按语】多食耗气、损齿、易饥，脾胃虚弱者及孕妇慎服。

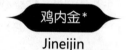

鸡内金*
Jineijin

本品为雉科动物家鸡 *Gallus gallus domesticus* Brisson 的干燥沙囊内壁。见彩图58。

【别名】鸡肫皮、鸡黄皮、鸡食皮、鸡合子、鸡中金、化石胆。

【性状】本品为不规则卷片，厚约2mm。表面黄色、黄绿色或黄褐色，薄而半透明，具明显的条状皱纹。质脆，易碎，断面角质样，有光泽。气微腥，味微苦。

【性味与归经】甘，平。归脾、胃、小肠、膀胱经。

【功能与主治】健胃消食，涩精止遗，通淋化石。用于食积不消，呕吐泻痢，小儿疳积，遗尿，遗精，石淋涩痛，胆胀胁痛。

【用法与用量】3～10g。

【药膳食疗方】

1. 消食内金粥：鸡内金9g，白术5g，干姜3g，粳米100g。用于脾胃虚寒所致食积证，症见饮食不消、食欲不振、大便溏稀等。（《食疗本草》）

2. 鸡内金粥：鸡内金6g，粳米100g，白糖适量。用于脾胃伤食之胃痛，脘腹胀满，嗳腐吞酸，或吐沫，食物不消化。（《寿世新编》）

3. 菠菜鸡内金粥：菠菜根、鸡内金各等份，为末，米汤饮服。用于消渴引饮。（《本草纲目》引《经验方》）

4. 鸡橘粉粥：鸡内金6g，干橘皮3g，砂仁1.5g，粳米30g，白糖少许。用于小儿饮食不节，脾胃受损，肚腹胀大，面黄肌瘦，呕吐等症。（《民间食谱》）

5. 内金赤豆粥：赤豆、粳米各50g，鸡内金（研粉）20g，白糖适量。用于泌尿系统结石。（《药膳菜谱》）

6.荸荠内金饼：荸荠600g，鸡内金25g，天花粉20g，玫瑰20g，白糖150g，菜油、面粉、糯米粉各适量。用于胸中烦热口渴、脘腹痞闷、恶心恶食、纳食减少、苔黄腻、脉滑数等症。(《中国食疗学·养生食疗菜谱》)

7.益脾饼：鸡内金15g，干姜6g，熟枣肉250g，白术30g，面粉适量。用于小儿厌食脾虚食积，不欲食，神疲乏力，便溏等。(《常见病药膳小方》)

8.鸡内金玉米须饮：鸡内金、玉米须各50g。用于胆肾尿道结石。

9.鸡内金玉米粥：鸡内金5g，大米50g，玉米适量。用于消化不良，食积不化，小儿疳积、遗尿、遗精及泌尿系统结石等。

10.菠菜鸡内金山药汤：鲜菠菜250g，鸡内金10g，生山药50g。用于消渴证属肝肾阴虚，腰膝酸软，小便频多，口干口渴者。

11.鸡内金蜂蜜饮：炒鸡内金3g，蜂蜜10g。用于胃炎。

12.三金排石粥：金钱草30g，郁金、鸡内金、三棱、莪术各15g，炮山甲6g，薏苡仁、牛膝各9g，粳米100g，白糖适量。用于石淋、砂淋，症见尿中有时挟有砂石，或排尿时尿中断，小便涩痛、少腹拘急疼痛等。(《药粥》)

13.三金茶：金钱草10g，海金沙10g（包），鸡内金15g。用于泌尿系统结石。

14.其他药膳：鸡内金饼（鸡内金、红枣、白术、干姜、面粉、白糖）；内金蛋壳茶（鸡内金、鸡蛋壳、陈皮）。

◤ **麦芽*** ◢
Maiya

本品为禾本科植物大麦 *Hordeum vulgare* L.的成熟果实经发芽干燥的炮制加工品。见彩图59。

【别名】大麦芽、大麦蘖、麦蘖、大麦毛。

【性状】本品呈梭形，长8～12mm，直径3～4mm，表面淡黄色，背面为外稃包围，具5脉；腹面为内稃包围。除去内外稃后，腹面有1条纵沟；基部胚根处生出幼芽和须根，幼芽长披针状条形，长约5mm，须根数条，纤细而弯曲。质硬，断面白色，粉性。气微，味微甘。

【性味与归经】甘，平。归脾、胃经。

【功能与主治】行气消食，健脾开胃，回乳消胀。用于食积不消，脘腹胀痛，脾虚食少，乳汁郁积，乳房胀痛，妇女断乳，肝郁胁痛，肝胃气痛。生麦芽健脾和胃、疏肝行气，用于脾虚食少、乳汁郁积。炒麦芽行气消食回乳，用于食积不消、妇女断乳。焦麦芽消食化滞，用于食积不消、脘腹胀痛。

【用法与用量】10～15g；回乳炒用60g。

【药膳食疗方】

1.麦芽消食粉：麦芽、鸡内金各30g，白糖适量。用于小儿消化不良。

2.麦芽赤豆粥：麦芽95g，赤小豆60g，大米适量。用于水肿。

3.麦芽山楂茶：炒麦芽10g，炒山楂片3g，陈皮3g，红糖适量。用于伤食呕吐，脘腹胀满，嗳腐吞酸，食后即吐，吐出不化宿食。

4.麦芽柚皮饮：炒麦芽、柚皮、炒山楂、枳壳各10g。用于食积，腹胀。

5.炒麦芽茶：炒麦芽、绿茶。用于疏肝利气，开胃消食，回乳消胀。

6.其他药膳：麦芽青皮饮（生麦芽、青皮）；消食粉（麦芽、山楂、神曲、莱菔子、木香、粳米、白糖）；麦芽山楂鸡蛋羹（鲜鸡蛋、麦芽、淮山药、山楂、葛根粉）；三消饮（炒麦芽、炒谷芽、焦山楂、白糖）。

【按语】1.妇女哺乳期禁服，无积滞脾胃虚者不宜用。2.久食消肾，不可多食。3.凡痰火哮喘及孕妇慎用。

莱菔子*
Laifuzi

本品为十字花科植物萝卜 *Raphanus sativus* L. 的干燥成熟种子。见彩图60。

【别名】萝卜子。

【性状】本品呈类卵圆形或椭圆形，稍扁，长2.5～4mm，宽2～3mm。表面黄棕色、红棕色或灰棕色。一端有深棕色圆形种脐，一侧有数条纵沟。种皮薄而脆，子叶2，黄白色，油性。气微，味淡、微苦辛。

【性味与归经】辛、甘，平。归肺、脾、胃经。

【功能与主治】消食除胀，降气化痰。用于饮食停滞，脘腹胀痛，大便秘结，积滞泻痢，痰壅喘咳。

【用法与用量】5～12g。

【药膳食疗方】

1.莱菔子粥：莱菔子20g，粳米30～50g。用于胃与十二指肠溃疡，症见胃脘部饱胀作痛、恶心厌食、打嗝有腐鸡蛋味、呕吐后胃痛减轻的食滞型病人。（《寿世青编》）。

2.莱菔子饮：莱菔汁100ml，酒50ml。用于口、鼻、耳出血不止。（《百病家庭饮食疗法大全》）

3.莱菔鸡金粥：莱菔子9g，鸡内金6g，淮山药、白糖、粳米各适量。用于小儿伤食泄泻。（《中华临床药膳食疗学》）

刺玫果
Cimeiguo

本品为蔷薇科植物山刺玫 *Rosa davurica* Pall. 的果实。

【别名】刺莓果、刺木果。

【性状】本品呈果球形或卵球形，直径1～1.5cm，红色。

【性味与归经】苦、酸，温。归肝、脾、胃、膀胱经。

【功能与主治】健脾消食，活血调经，敛肺止咳。用于消化不良，食欲不振，脘腹胀痛，腹泻，月经不调，痛经，动脉粥样硬化，肺结核咳嗽。

【用法与用量】内服：煎汤，6～10g。

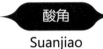

酸角
Suanjiao

本品为豆科酸豆属植物酸豆 *Tamarindus indica* L. 的果实。

【别名】酸饺、曼姆、酸梅、通血香。

【性状】果实长圆形，长3～6cm，直径1.5cm。表面深褐色，果皮较厚，质坚硬，内含种子3～10枚。种子长圆形或近圆形，表面红褐色，平滑有光泽。气微，味酸。

【性味与归经】甘、酸，凉。归心、胃经。

【功能与主治】清热解暑，和胃消积。用于中暑，食欲不振，小儿疳积，妊娠呕吐，便秘。

【用法与用量】内服：煎汤，15～30g；或熬膏。

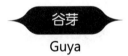

谷芽
Guya

本品为禾本科植物粟 *Setaria italica*（L.）Beauv. 的成熟果实经发芽干燥的炮制加工品。

【别名】粟米芽、小米芽、蘖米、粟蘖。

【性状】本品呈类圆球形，直径约2mm，顶端钝圆，基部略尖。外壳为革质的稃片，淡黄色，具点状皱纹，下端有初生的细须根，长约3～6mm，剥去稃片，内含淡黄色或黄白色颖果（小米）1粒。气微，味微甘。

【性味与归经】甘，温。归脾、胃经。

【功能与主治】消食和中，健脾开胃。用于食积不消，腹胀口臭，脾胃虚弱，不饥食少。

炒谷芽偏于消食，用于不饥食少。焦谷芽善化积滞，用于积滞不消。

【用法与用量】9～15g。

【药膳食疗方】

1.谷芽露：谷芽蒸露，用以代茶。用于脾虚食少，消化不良。

2.谷芽饼：谷芽120g，姜汁、盐少许。用于启脾进食，宽中消谷。

3.谷芽麦芽煲鸭肫：谷芽30g，麦芽30g，鸭肫2个。

第十节　驱虫药

【概念】

凡以驱除或杀灭肠道寄生虫为主要功效的药物，称为驱虫药。

【性能功效】

本类药味多苦，多入脾、胃或大肠经，对人体肠道寄生虫有毒杀作用，功善驱虫或杀虫。

【适用范围】

本类药主要适用于肠道寄生虫病，如蛔虫病、蛲虫病、钩虫病、绦虫病等。

【配伍方法】

临床应用时，虫病兼积滞者，配消积导滞药；便秘者，配泻下药；脾胃虚弱、运化失常者，配健运脾胃药；体虚者，宜补虚与驱虫兼施，或先补虚后驱虫。

【使用注意】

本类药一般应在空腹时服，以使药物充分作用于虫体，而保证疗效；部分药物有毒，应用时应注意剂量，以免中毒；在发热或腹痛较剧时，宜先清热或止痛，待缓解后再使用驱虫药；孕妇及老弱患者应慎用。

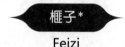

榧子*

Feizi

本品为红豆杉科植物榧子 *Torreya grandis* Fort. 的干燥成熟种子。见彩图61。

【别名】香榧子、大榧子、木榧子、赤果、榧实、野杉子。

【性状】本品呈卵圆形或长圆形，长2～3.5cm，直径1.3～2cm。表面灰黄色或淡黄棕色，有纵皱纹，一段钝圆，可见椭圆形的种脐，另端稍尖。种皮质硬，厚约1mm，种仁表面皱缩，外胚乳灰褐色，膜质；内胚乳黄白色，肥大，富油性。气微，味微甜而涩。

【性味与归经】甘，平。归肺、胃、大肠经。

【功能与主治】杀虫消积，润肺止咳，润肠通便。用于钩虫病，蛔虫病，绦虫病，虫积腹痛，小儿疳积，肺燥咳嗽，大便秘结。

【用法与用量】9～15g。宜炒熟嚼食。

【药膳食疗方】

1. 榧子粥：榧子30g，粳米50g。用于食欲不振，肠道寄生虫病。

2. 榧子天冬饮：榧子10g，天冬15g。用于肺燥及秋燥咳嗽。

3. 香榧肉末豆花：猪瘦肉50g，香榧仁35g，嫩豆花700g，香葱花20g，生姜末15g，香辣酱60g。用于滋阴润燥，降脂杀虫，益气生津，消肿消积。

4.香榧麻酱菠菜：香榧仁35g，芝麻酱30g，菠菜250g。用于降脂消积，滋阴润燥，养血止血。

第十一节　止血药

【概念】

凡以制止机体内外出血为主要功效的药物，称为止血药。

【性能功效】

本类药虽性味各异，但均能止血，并分别兼有清热凉血、化瘀、收涩及散寒温经等功效。

【适用范围】

本类药主要适用于咯血、咳血、吐血、衄血、便血、尿血、崩漏、紫癜及创伤出血等，兼治血热、血瘀、疮肿及胃寒等证。

【配伍方法】

临床应用时，血热妄行者，配清热凉血药；阴虚阳亢者，配滋阴潜阳药；瘀血阻滞而血不止者，配活血行气药；虚寒性出血者，应根据病情配温阳、益气、健脾等药同用。出血过多而致气虚欲脱者，如单用止血药，则缓不济急，应急予大补元气之药，以益气固脱。

【使用注意】

在使用凉血止血和收敛止血药时，必须注意有无瘀血，若有瘀血未尽，应酌加活血化瘀药，不能单纯止血，以免留瘀。

小蓟*

Xiaoji

本品为菊科植物刺儿菜 *Cirsium setosum*（Willd.）MB.的干燥地上部分。见彩图62。

【别名】刺角菜、牛戳刺、细叶蓟、猫刺、刺儿菜、枪刀菜。

【性状】本品茎呈圆柱形，有的上部分枝，长5～30cm，直径0.2～0.5cm；表面灰绿色或带紫色，具纵棱及白色柔毛；质脆，易折断，断面中空。叶互生，无柄或有短柄；叶片皱缩或破碎，完整者展平后呈长椭圆形或长圆状披针形，长3～12cm，宽0.5～3cm；全缘或微齿裂至羽状深裂，齿尖具针刺；上表面绿褐色，下表面灰绿色，两面均具白色柔毛。头状花序单个或数个顶生；总苞钟状，苞片5～8层，黄绿色；花紫红色。气微，味微苦。

【性味与归经】甘、苦，凉。归心、肝经。

【功能与主治】凉血止血，散瘀解毒消痈。用于衄血，吐血，尿血，血淋，便血，崩漏，外伤出血，痈肿疮毒。

【用法与用量】5～12g。

【药膳食疗方】

1.小蓟藕汁：生藕汁、小蓟根汁、生牛蒡汁、生地黄汁各二合，白蜜一匙。用于心热吐血口干。（《圣惠方》）

2.小蓟饮：小蓟根叶（锉碎）、益母草（去根，切碎）各150g。用于妊娠胎堕后出血不止。（《圣济总录》）

3.小蓟车前草粥：小蓟15g，车前草30g，大枣10枚，猪皮50g，大米100g。用于血尿，心烦口渴，腰酸腿痛等。

4.小蓟红米粥：小蓟15g，红糯米50g。用于解毒消痈、凉血止血，对血小板减少性紫癜有疗效。

5.小蓟炖肉：小蓟草100g，瘦猪肉250g。用于清热凉血，利尿通淋。

6.小蓟齿苋粥：马齿苋20g，小蓟20g，野白菜20g，白糖20g。用于唇癌手术后、放疗后。

【按语】1.脾胃虚寒而无瘀滞者忌服（《中华本草》）。2.犯铁器（《品汇精要》）。3.不利于胃弱泄泻及脾胃弱不思饮食之证（《本草经疏》）。4.不利于气虚（《本草汇言》）。

荷叶*
Heye

本品为睡莲科植物莲 *Nelumbo nucifera* Gaertn. 的干燥叶。见彩图63。

【别名】荷花叶、莲花叶。

【性状】本品呈半圆形或折扇形，展开后呈类圆形，全缘或稍呈波状，直径20～50cm。上表面深绿色或黄绿色，较粗糙；下表面淡灰棕色，较光滑，有粗脉21～22条，自中心向四周射出；中心有突起的叶柄残基。质脆，易破碎。稍有清香气，味微苦。

【性味与归经】苦，平。归肝、脾、胃经。

【功能与主治】清暑化湿，升发清阳，凉血止血。用于暑热烦渴，暑湿泄泻，脾虚泄泻，血热吐衄，便血崩漏。荷叶炭收湿化瘀止血，用于出血症和产后血晕。

【用法与用量】3～10g；荷叶炭3～6g。

【药膳食疗方】

1.煅荷叶米饮：荷叶烧存性，米饮调下。用于阳水浮肿。（《证治要诀》）

2.荷叶鸭子：鸭子300g，白糖8g，酱油5g，糯米粉8g，黄酒8ml，鲜荷叶1张，葛根18g，大葱8g，大茴香1瓣，胡椒粉少许，老姜8g。用于中老年人高血压病见有兴奋、烦躁、头痛、口渴。（《中华养生药膳大全》）

3.荷叶绿豆粥：鲜荷叶1/4～1/2张，绿豆30g，粳米100g，共煮稀粥。用于暑湿困阻中焦之高热烦渴，汗多溺短，胃脘痞满，身重如裹。（《百病饮食自疗》）

4.荷叶米粉肉：鲜荷叶3张，五花猪肉（带皮）500g，炒米粉125g，花椒15粒。用于脾胃虚弱或暑湿所伤之食欲不振，脘腹胀满，泄泻。（《中国药膳大辞典》）

5.荷叶冬瓜汤：鲜荷叶50g，鲜冬瓜250g，食盐适量。用于暑湿、湿温病所致的发热烦闷，头痛口渴，尿赤或小便不利等症。(《中国药膳大全》)

6.煅荷叶冲糖水：荷叶，蜜糖（红痢）或砂糖（白痢）服下。用于下痢赤白。

7.荷叶减肥茶：荷叶60g，生山楂10g，生薏苡仁10g，橘皮5g。用于单纯性肥胖、高脂血症等。

8.清暑荷叶饮：荷叶15g，金银花10g，竹叶心6g。用于暑热烦渴。

9.荷叶饭：荷叶15g，陈皮6g，粳米150g。用于脾胃不和，少食腹泻。

10.生地荷叶饮：生地黄30g，荷叶半张。用于血热吐血，衄血，便血等。

11.荷叶二花粥：鲜荷叶1张，荷花1朵，扁豆花5朵，粳米100g。用于暑热症及高脂。

12.莲米芡实荷叶粥：莲米、芡实各60g，鲜荷叶1张，糯米30g，猪肉50g，红糖适量。用于带下绵绵不断，面白或黄，四肢不温，纳少便溏，精神倦怠等。

13.荷叶茯苓粥：荷叶1张，茯苓50g，粳米100g，白砂糖适量。用于暑热症，脾虚泄泻。

14.荷叶粥：鲜荷叶1张，粳米50g。用于暑热症及高脂血症。

15.其他药膳：荷叶滑石茶（鲜荷叶、滑石）；荷豆香瓜饮（鲜荷叶、香薷、白扁豆、冬瓜皮、蜂蜜）；健脾饮（橘皮、荷叶、炒山楂、生麦芽等）；降脂减肥茶（干荷叶、生山楂、薏苡仁、花生叶、橘皮、茶叶等）。

槐花*
Huaihua

本品为豆科植物槐*Sophora japonica* L.的干燥花及花蕾。前者习称"槐花"，后者习称"槐米"。槐花见彩图64，槐米见彩图65。

【别名】白槐、槐米、槐花米、豆槐花、金药树花、护房树花。

【性状】槐花：皱纹而卷曲，花瓣多散落。完整者花萼钟状，黄绿色，先端5浅裂；花瓣5，黄色或黄白色，1片较大，近圆形，先端微凹，其余4片长圆形。雄蕊10，其中9个基部连合，花丝细长。雌蕊圆柱形，弯曲，体轻。气微，味微苦。

槐米：呈卵圆形或椭圆形，长2～6mm，直径约2mm。花萼下部有数条纵纹。萼的上方为黄白色未开放的花瓣。花梗细小。体轻，手捻即碎。气微，味微苦涩。

【性味与归经】苦，微寒。归肝、大肠经。

【功能与主治】凉血止血，清肝泻火。用于便血，痔血，血痢，崩漏，吐血，衄血，肝热目赤，头痛眩晕。

【用法与用量】5～10g。

【药膳食疗方】

1.槐花清蒸鱼：槐花15g，鲤鱼500g，葱白7小段，姜片20g，蒜片20g。用于红色丘疹上覆盖多层银白色鳞屑，口渴，便秘，苔黄腻的寻常型银屑病且湿热盛者。

2.槐花大黄蜜饮：槐花30g，生大黄4g，绿茶2g，蜂蜜15g。用于大肠癌引起的便血。

3.槐花豆腐汤：鲜嫩槐花200g，豆腐250g，姜丝、葱花、香菜。用于肝阳上亢所致的头目晕痛，高血压，便血等。(《茶酒粥汤果蔬治百病》)

4.槐花侧柏茶：槐花10g，侧柏叶10g，冰糖少许。用于血热妄行所引起的痔疮下血及便血等。(《中华养生药膳大全》)

5.槐花荆芥饮：槐花、炒荆芥各等份。用于便血，痔疮出血。

6.槐菊茶：槐花6g，菊花15g，嫩桑叶10g。用于肝热或风热目赤。

7.其他药膳：槐花酿大肠（猪大肠、槐花）。

【按语】有报道小儿口含槐花后引起过敏反应。

鲜白茅根*
Xianbaimaogen

本品为禾本科植物白茅 Imperata cylindrica Beauv.var.major（Nees）C.E.Hubb. 的根茎。见彩图66。

【别名】白茅根、鲜茅根、茅根、茅草根、丝茅草根。

【性状】本品呈长圆柱形，长30～60cm，直径0.2～0.4cm。表面黄白色或淡黄色，微有光泽，具纵皱纹，节明显，稍突起，节间长短不等，通常长1.5～3cm。体轻，质略脆，断面皮部白色，多有裂隙，放射状排列，中柱淡黄色，易与皮部剥离。气微，味微甜。

【性味与归经】甘，寒。归肺、胃、膀胱经。

【功能与主治】凉血止血，清热利尿。用于血热吐血，衄血，尿血，热病烦渴，湿热黄疸，水肿尿少，热淋涩痛。

【用法与用量】9～30g。

【药膳食疗方】

1.茅根煲马蹄水：白茅根30g(鲜品60g)，马蹄（鲜荸荠)10～12粒（或甘蔗2～3节），胡萝卜2～3根。用于口苦口臭，口舌生疮，热淋。(《中华养生药膳大全》)

2.二根西瓜盅：西瓜1只（2500g），芦根50g，白茅根50g，雪梨50g，糖荸荠50g，鲜荔枝50g，山楂糕条50g，糖莲子50g，罐头银耳100g，石斛25g，竹茹25g，白糖400g。用于暑热病见高热烦渴、咳嗽咽干、气逆呕哕等症。(《中国食疗学·养生食疗菜谱》)

3.白茅根炖猪肉：白茅根100g，猪肉150g。用于急性黄疸型肝炎属湿热者，症见面目俱黄、色泽鲜明、小便不利、色如浓茶、饮食不振、便溏者。(《中国传统医学丛书·中医营养食疗学》)

4.茅根车前饮：白茅根、车前子（布包）各50g，白糖25g。用于下焦热盛、灼伤脉络，症见血尿、色鲜红，小便不利、热涩疼痛者；也可用于水肿、黄疸等。（《中草药新医疗法资料选编》）

5.茅根赤豆汤：茅根50g，赤小豆100g。用于水肿、小便不利。

6.白茅根饮：鲜竹叶、白茅根各10g。用于痛风合并肾结石。

7.茅根芥菜汤：芥菜100g，白茅根30g。用于鼻出血。

8.茅根西瓜汁：西瓜50g，鲜白茅根100g。用于水肿，小便不利。

【按语】凡出血因虚寒所致者、素体阳虚寒盛者均不宜服用。

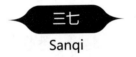
松花粉*
Songhuafen

本品为松科植物马尾松 *Pinus massoniana* Lamb.、油松 *Pinus tabulieformis* Carr. 或同属数种植物的干燥花粉。见彩图67。

【别名】黑松花粉、赤松花粉。

【性状】本品为淡黄色的细粉。体轻，易飞扬，手捻有润滑感。气微，味淡。

【性味与归经】甘，温。归肝、脾经。

【功能与主治】收敛止血，燥湿敛疮。用于外伤出血，湿疹，黄水疮，皮肤糜烂，脓水淋漓。

【用法与用量】外用适量，撒敷患处。

【贮藏】置干燥处，防潮。

三七
Sanqi

本品为五加科植物三七 *Panax notoginseng*（Burk.）F.H.Chen 的干燥根与根茎。支根习称"筋条"，根茎习称"剪口"。

【别名】山漆、金不换、血参、人参三七、参三七、田七、田漆、田三七、滇三七。

【性状】主根呈类圆锥形或圆柱形，长1～6cm，直径1～4cm。表面灰褐色或灰黄色，有断续的纵皱纹和支根痕。顶端有茎痕，周围有瘤状突起。体重，质坚实，断面灰绿色、黄绿色或灰白色，木部微呈放射状排列。气微，味苦回甜。

筋条呈圆柱形或圆锥形，长2～6cm，上端直径约0.8cm，下端直径约0.3cm。

剪口呈不规则的皱缩块状或条状，表面有数个明显的茎痕及环纹，断面中心灰绿色或白色，边缘深绿色或灰色。

【性味与归经】甘、微苦，温。归肝、胃经。

【功能与主治】散瘀止血，消肿定痛。用于咯血，吐血，衄血，便血，崩漏，外伤出血，胸腹刺痛，跌扑肿痛。

【用法与用量】3～9g；研粉吞服，一次1～3g。

【药膳食疗方】

1.三七当归鸡：三七15g，当归15g，大枣10g，鸡1只，黄酒少许。用于跌打损伤所致的瘀血疼痛。(《中华养生药膳大全》)

2.三七蒸鸡：母鸡1只（约1500g），三七20g，姜、葱各适量。用于产后、经期、跌打、胸痹、出血等一切瘀血之证。(《延年益寿妙方》)

3.三七炖鸡：嫩母鸡1只（约1000g），三七10g，红枣10个，枸杞子10g，桂圆肉10g，生姜3片。用于男女血亏，贫血，阳虚盗汗及产后进补等。(《中华养生药膳大全》)

4.田参茶：田七250g，西洋参250g。用于冠心病气血不足，血流不畅。

5.其他药膳：三七藕蛋羹（三七粉、鲜藕、生鸡蛋）；三七阿胶大米粥（三七粉、阿胶、粳米、白糖）；三七猪心（三七粉、猪心、水发木耳、蛋清）。

【按语】孕妇慎用。

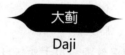

大蓟
Daji

本品为菊科植物蓟 *Cirsium japonicum* Fisch.ex DC.的干燥地上部分。

【别名】马蓟、虎蓟、猫蓟、山牛蒡、大刺儿菜、牛口参。

【性状】本品茎呈圆柱形，基部直径可达1.2cm；表面绿褐色或棕褐色，有数条纵棱，被丝状毛；断面灰白色，髓部疏松或中空。叶皱缩，多破碎，完整叶片展平后呈倒披针形或倒卵状椭圆形，羽状深裂，边缘具不等长的针刺；上表面灰绿色或黄棕色，下表面色较浅，两面均具灰白色丝状毛。头状花序顶生，球形或椭圆形，总苞黄褐色，羽状冠毛灰白色。气微，味淡。

【性味与归经】甘、苦，凉。归心、肝经。

【功能与主治】凉血止血，散瘀解毒消痈。用于衄血，吐血，尿血，便血，崩漏，外伤出血，痈肿疮毒。

【用法与用量】9～15g。

【按语】脾胃虚寒而无瘀滞者忌服。

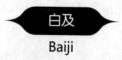

白及
Baiji

本品为兰科植物白及 *Bletilla striata*（Thunb.）Reichb.f.的干燥块茎。

【别名】白根、地螺丝、白鸡儿、白鸡娃、连及草、羊角七。

【性状】本品呈不规则扁圆形，多有2～3个爪状分枝，长1.5～5cm，厚0.5～

1.5cm。表面灰白色或黄白色，有数圈同心环节和棕色点状须根痕，上面有突起的茎痕，下面有连接另一块茎的痕迹，质坚硬，不易折断，断面类白色，角质样。气微，味苦，嚼之有黏性。

【**性味与归经**】苦、甘、涩，微寒。归肺、肝、胃经。

【**功能与主治**】收敛止血，消肿生肌。用于咯血，吐血，外伤出血，疮疡肿毒，皮肤皲裂。

【**用法与用量**】6～15g；研末吞服3～6g。

【**药膳食疗方**】

1.白及鹌鹑蛋：鹌鹑蛋1只，白及粉10g。用于肺痨，咳嗽，咳血。(《家庭食疗手册》)

2.白及燕窝羹：燕窝、白及各15g，冰糖适量。用于肺结核咯血，慢性支气管炎，肺气肿，哮喘等症。

3.白及肺片：白及片30g，猪肺1具。用于肺痿肺烂，胸痛咳吐脓痰。

4.白及冰糖粥：白及20g，田七5g，粳米50g，冰糖适量。用于肺痨咯血咳嗽。(《中华养生药膳大全》)

【**按语**】1.不宜与川乌、制川乌、草乌、制草乌、附子同用。2.外感及内热壅盛者禁服。

侧柏叶

Cebaiye

本品为柏科植物侧柏 *Platycladus orientalis*（L.）Franco 的干燥枝梢和叶。

【**别名**】扁柏叶、香柏叶、柏树叶、柏子树叶。

【**性状**】本品多分枝，小枝扁平。叶细小鳞片状，交互对生，贴伏于枝上，深绿色或黄绿色。质脆，易折断。气清香，味苦涩、微辛。

【**性味与归经**】苦、涩，寒。归肺、肝、脾经。

【**功能与主治**】凉血止血，化痰止咳，生发乌发。用于吐血，衄血，咯血，便血，崩漏下血，肺热咳嗽，血热脱发，须发早白。

【**用法与用量**】6～12g。

【**药膳食疗方**】

1.侧柏叶藕汁：藕250g，侧柏叶60g。用于肺、胃出血。(《食物与治病》)

2.侧柏叶粥：侧柏叶500g，粳米、红糖各适量。用于吐血证。(《常见病食疗食补大全》)

3.侧柏叶茶：侧柏叶15g。用于高血压。(《中国药膳大辞典》)

4.侧柏叶红枣茶：侧柏叶，红枣。用于肺热咳嗽，干咳或痰稠不易咳出者。(《中国药膳大辞典》)

5.柏叶酒：侧柏叶取汁，同曲米酿酒饮。用于治风痹历节作痛。(《本草纲目》)

茜草
Qiancao

本品为茜草科植物 *Rubia cordifolia* L. 的干燥根和根茎。

【别名】茹卢本、茜根、地血、牛蔓、芦茹、血见愁、过山龙、地苏木、活血丹、红龙须根、五爪龙、满江红、九龙根、红棵子草、拉拉秧子根、小活血龙、土丹参、四方红根子、入骨丹、红内消、红茜根。

【性状】本品根茎呈结节状，丛生粗细不等的根。根呈圆柱形，略弯曲，长 10 ～ 25cm，直径 0.2 ～ 1cm。表面红棕色或暗棕色，具细纵皱纹和少数细根痕；皮部脱落处呈黄红色。质脆，易折断，断面平坦皮部狭，紫红色，木部宽广，浅黄红色，导管孔多数。气微，味微苦，久嚼刺舌。

【性味与归经】苦，寒。归肝经。

【功能与主治】凉血，祛瘀，止血，通经。用于吐血，衄血，崩漏，外伤出血，瘀阻经闭，关节痹痛，跌扑肿痛。

【用法与用量】6 ～ 10g。

槐角
Huaijiao

本品为豆科植物槐 *Sophora japonica* L. 的干燥成熟果实。

【别名】槐实、槐子、槐荚、槐豆、槐连灯、九连灯、槐连豆。

【性状】本品呈连珠状，长 1 ～ 6cm，直径 0.6 ～ 1cm。表面黄绿色或黄褐色，皱缩而粗糙，背缝线一侧呈黄色。质柔润，干燥皱缩，易在收缩处折断，断面黄绿色，有黏性。种子 1 ～ 6 粒，肾形，长约 8mm，表面平滑，棕黑色，一侧有灰白色圆形种脐，质坚硬，子叶 2，黄绿色。果肉气微，味苦，种子嚼之有豆腥气。

【性味与归经】苦，寒。归肝、大肠经。

【功能与主治】清热泻火，凉血止血。用于肠热便血，痔肿出血，肝火头痛，眩晕目赤。

【用法与用量】煎汤，6 ～ 9g；或入丸、散。

【按语】脾胃虚寒、食少便溏及孕妇慎用。

蒲黄
Puhuang

本品为香浦科植物水烛香蒲 *Typha angustifolia* L.、东方香蒲 *Typha orientalis* Presl 或同属植物的干燥花粉。

【别名】蒲厘花粉、蒲花、蒲棒花粉、蒲草黄、毛蜡烛花。

【性状】本品为黄色粉末。体轻，放水中则漂浮水面。手捻有滑腻感，易附着手指上。气微，味淡。

【性味与归经】甘，平。归肝、心包经。

【功能与主治】止血，化瘀，通淋。用于吐血，衄血，咯血，崩漏，外伤出血，经闭痛经，胸腹刺痛，跌扑肿痛，血淋涩痛。

【用法与用量】5～10g，包煎。

【按语】孕妇慎用。

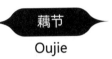

藕节
Oujie

本品为睡莲科植物莲 *Nelumbo nucifera* Gaertn. 的干燥根茎节部。

【别名】藕节巴、光藕节。

【性状】本品呈短圆柱形，中部稍膨大，长2～4cm，直径约2cm。表面灰黄色至灰棕色，有残存的须根和须根痕，偶见暗红棕色的鳞叶残基。两端有残留的藕，表面皱缩有纵纹。质硬，断面有多数类圆形的孔。气微，味微甘、涩。

【性味与归经】甘、涩，平。归肝、肺、胃经。

【功能与主治】收敛止血，化瘀。用于吐血，咯血，衄血，尿血，崩漏。

【用法与用量】9～15g，鲜品30～60g；可生食、捣汁或煮食。

鸡冠花
Jiguanhua

本品为苋科植物鸡冠花 *Celosia cristata* L. 的干燥花序。

【别名】鸡公花、鸡髻花、鸡冠头。

【性状】本品为穗状花序，多扁平而肥厚，呈鸡冠状，长8～25cm，宽5～20cm，上缘宽，具皱褶，密生线状鳞片，下端渐窄，常残留扁平的茎。表面红色、紫红色或白黄色。中部以下密生多数小花，每花宿存的苞片和花被片均呈膜质。果实盖裂，种子扁圆肾形，黑色，有光泽。体轻，质柔韧。气微，味淡。

【性味与归经】甘、涩，凉。归肝、大肠经。

【功能与主治】收敛止血，止带，止痢。用于吐血，崩漏，便血，痔血，赤白带下，久痢不止。

【用法与用量】6～12g。

【药膳食疗方】

1.鸡冠花冰糖饮：鸡冠花30g，金樱子30g，白果20g，冰糖20g。用于湿毒带下者。(《中华临床药膳食疗学》)

2.蚌肉煲鸡冠花：蚌肉200g，鸡冠花30g。用于妇人湿毒带下及血热崩漏之证。

（《中华临床药膳食疗学》）

3.鸡冠花藕汁汤：红鸡冠花3朵，鲜藕汁150ml，红糖适量。用于湿热型带下，症见带下量多，色黄或黄白、质黏稠，有臭味，胸闷口腻，纳差，或小腹作痛、阴痒等，小便赤黄，舌苔黄腻或厚，脉濡数。（《药食同源祛百病》）

艾叶
Aiye

本品为菊科植物艾 *Artemisia argyi* Levl.et Vant. 的干燥叶。

【别名】家艾、五月艾、陈艾叶、白艾、蕲艾、艾蒿。

【性状】本品多皱缩、破碎，有短柄。完整叶片展平后呈卵状椭圆形，羽状深裂，裂片椭圆状披针形，边缘有不规则的粗锯齿；上表面灰绿色或深黄绿色，有稀疏的柔毛和腺点；下表面密生灰白色绒毛。质柔软，气清香，味苦。

【性味与归经】辛、苦，温；有小毒。归肝、脾、肾经。

【功能与主治】温经止血，散寒止痛；外用祛湿止痒。用于吐血，衄血，崩漏，月经过多，胎漏下血，少腹冷痛，经寒不调，宫冷不孕；外治皮肤瘙痒。醋艾炭温经止血，用于虚寒性出血。

【用法与用量】3～9g。

【药膳食疗方】

1.艾叶阿胶饮：生艾叶20g，阿胶、蜂蜜各适量。用于妊娠下血不止，手足逆冷。（《圣济总录》）。

2.艾叶粥：鲜艾叶30g（干艾叶15g），粳米50g，红糖适量。用于虚寒性痛经，小腹冷痛，月经不调，崩漏下血，胎动不安，妊娠下血及宫冷不孕等症。（《中国药膳大辞典》）。

3.艾叶生姜煮蛋：艾叶10g，老生姜15g，鸡蛋2个，红糖适量。用于下焦虚寒所致的腹中冷痛，月经失调，血崩漏下，行经腹痛，胎漏下血，带下清稀，宫寒不孕等。（《饮食疗法》）

4.艾叶炖母鸡：艾叶15g，老母鸡1只，米酒60ml，葱白2段，精盐适量。用于虚寒性月经过多，崩漏，妊娠下血，便血等。（《中华养生药膳大典》）

5.艾叶黑豆鸡蛋汤：艾叶45g，黑豆30g，鸡蛋1个。用于气血虚弱、头目失养而引起的眩晕。（《药膳治病555方》）

6.艾蒿阿胶粥：干艾蒿10g，阿胶20g，小米100g。用于痛经、小腹冷痛，功能失调型的子宫出血、血虚等症状的食疗，尤其适用于血虚及虚寒体质者。

7.艾蒿菊花粥：艾蒿（干品10g，鲜品20g），菊花5g，百合10g，枸杞子5g，大枣3粒，粳米100g。用于虚寒腹痛、月经不调、崩漏患者，也适用于气血不足、体寒湿热、体弱多病等人群食用。

8.艾蒿当归炖乌鸡：艾蒿10g，当归20g，乌鸡1只，瘦肉100g，生姜5片。用于月经过多、崩漏、痛经腹痛、妊娠下血者症见小腹隐痛或冷痛、喜温喜按、得温痛减，月经期量少、色淡质稀、畏寒肢冷等病证的辅助食疗，也可用于虚寒性腹痛者的辅助食疗。

【按语】阴虚血热者慎用；不宜大量服用。

第十二节　活血祛瘀药

【概念】

凡以通利血脉、促进血行、消散瘀血为主要功效的药物，称为活血祛瘀药或活血化瘀药，简称活血药。其中活血作用较强者，又称破血药。

【性能功效】

本类药味多辛苦，多归心、肝经而入血分，善走散通利、促进血行。主具活血化瘀之功，并通过活血化瘀而产生调经、止痛、消癥、消肿及祛瘀生新等作用。

【适用范围】

本类药主要适用于血行不畅、瘀血阻滞所引起的多种疾病，如瘀血内阻之经闭、痛经、月经不调、产后瘀阻、癥瘕、胸胁脘腹痛、跌打损伤、瘀血肿痛、关节痹痛、痈肿疮疡、瘀血阻滞经脉所致的出血等证。

【配伍方法】

临床应用时，寒凝血瘀者，可配温里散寒、温通经脉之品；风湿关节痹痛者，可配祛风湿、通经脉、止痹痛之物；癥瘕积聚、肿块坚硬者，可配软坚散结之药；热毒痈肿者，可配清热解毒之剂；久瘀体虚或因虚致瘀者，则当与补虚药同用。此外，又常与行气药同用，以增强活血化瘀之力。

【使用注意】

本类药大多能耗血动血、破血通经，其中部分药还有堕胎、消癥作用，故妇女月经量多、血虚经闭无瘀及出血无瘀者忌用，孕妇慎用或禁用。

桃仁*

Taoren

本品为蔷薇科植物桃 *Prunus persica*（L.）Batsch 或山桃 *Prunus davidiana*（Carr.）Franch. 的干燥成熟种子。见彩图68。

【别名】山桃仁、光桃仁、单桃仁、野桃。

【性状】桃仁：呈扁长卵形，长 1.2～1.8cm，宽 0.8～1.2cm，厚 0.2～0.4cm。表面黄棕色至红棕色，密布颗粒状突起。一端尖，中部膨大，另端钝圆稍扁斜，边缘较薄。尖端一侧有短线形种脐，圆端有颜色略深不甚明显的合点，自合点处散出多数纵向维管束。种皮薄，子叶2，类白色，富油性。气微，味微苦。

山桃仁：呈类卵圆形，较小而肥厚，长约0.9cm，宽约0.7cm，厚约0.5cm。

【性味与归经】苦、甘，平。归心、肝、大肠经。

【功能与主治】活血祛瘀，润肠通便，止咳平喘。用于经闭痛经，癥瘕痞块，肺痈肠痈，跌扑损伤，肠燥便秘，咳嗽气喘。

【用法与用量】5～10g。

【药膳食疗方】

1.桃仁粥：桃仁20个（去皮尖），生地黄30g，桂心3g（研末），粳米50g（细研），生姜3g。用于寒凝血瘀所致的心腹痛，痛经，产后腹痛，关节痹痛等症。

2.木耳桃仁汤：黑木耳60g，桃仁60g，蜂蜜60g。用于半身不遂，便秘，舌质紫暗。

3.桃仁墨鱼汤：桃仁6g，墨鱼15g，生姜、葱、食盐各适量。用于阴血不足，冲任失养，月经过少。（《食物与食治》）

4.五仁粥：桃仁（去皮、尖、炒）、芝麻、松子仁、胡桃仁、甜杏仁各10g，粳米200g。用于中老年气血亏虚引起的习惯性便秘。（《经验方》）

5.其他药膳：桃仁承气汤（桃仁、大黄、当归、赤芍、丹皮、芒硝）。

【按语】1.孕妇及无瘀血者忌服。2.便溏者慎用。

西红花*
Xihonghua

本品为鸢尾科植物番红花 Crocus sativus L. 的干燥柱头。见彩图69。

【别名】番红花、藏红花。

【性状】本品呈线形，三分枝，长约3cm。暗红色，上部较宽而略扁平，顶端边缘显不整齐的齿状，内侧有一短裂隙，下端有时残留一小段黄色花柱。体轻，质松软，无油润光泽，干燥后质脆易断。气特异，微有刺激性，味微苦。

【性味与归经】甘，平。归心、肝经。

【功能与主治】活血化瘀，凉血解毒，解郁安神。用于经闭癥瘕，产后瘀阻，温毒发斑，忧郁痞闷，惊悸发狂。

【用法与用置】1～3g，煎服或沸水泡服。

【药膳食疗方】红花乌鸡汤：藏红花4朵，光乌鸡半只，羊胎盘1个，猪瘦肉100g，桂圆10g，生姜3片。用于血瘀所致的面容憔悴、黄褐斑、月经不调等症状的调理；用于皮肤病、宫颈炎、盆腔炎等疾病的调治；用于血瘀体质者；为中青年女性四季调理及美容常用品。本品适合瘀血体质，孕妇及经期女性不宜使用。

【按语】孕妇慎用。

姜黄*
Jianghuang

本品为姜科植物姜黄 *Curcuma longa* L. 的干燥根茎。见彩图70。

【别名】黄姜、毛姜黄、宝鼎香、黄丝郁金。

【性状】本品呈不规则卵圆形、圆柱形或纺锤形，常弯曲，有的具短叉状分枝，长2～5cm，直径1～3cm。表面深黄色，粗糙，有皱缩纹理和明显环节，并有圆形分枝痕及须根痕。质坚实，不易折断，断面黄棕色至金黄色，角质样，有蜡样光泽，内皮层环纹明显，维管束点状散在。气香特异，味苦、辛。

【性味与归经】辛、苦，温，归脾、肝经。

【功能与主治】破血行气，通经止痛。用于胸胁刺痛，胸痹心痛，痛经经闭，癥瘕，风湿肩臂疼痛，跌扑肿痛。

【用法与用量】3～10g。

川牛膝
Chuanniuxi

本品为苋科植物川牛膝 *Cyathula officinalis*.Kuan 的干燥根。

【别名】川膝、小川牛膝、龙牛膝、拐膝、甜牛膝、云牛膝。

【性状】本品呈近椭圆形，微扭曲，向下略细或有少数分枝，长30～60cm，直径0.5～3cm，表面黄棕色或灰褐色，具纵皱纹、支根痕和多数横长的皮孔样突起。质韧，不易折断，断面浅黄色或棕黄色，维管束点状，排列成数轮同心环。气微，味甜。

【性味与归经】甘、微苦，平。归肝、肾经。

【功能与主治】逐瘀通经，通利关节，利尿通淋。用于经闭癥瘕，胞衣不下，跌扑损伤，风湿痹痛，足痿筋挛，尿血血淋。

【用法与用量】5～10g。

【按语】孕妇慎用，月经过多者禁服。

川芎
Chuanxiong

本品为伞形科植物川芎 *Ligusticum chuanxiong* Hort. 的干燥根茎。

【性状】本品不规则结节状拳形团状，直径2～7cm。表面灰褐色或褐色，粗糙皱缩，有多数平行隆起的轮节，顶端有凹陷的类圆形茎痕，下侧及轮节上有多数小瘤状根痕。质坚实，不易折断，断面黄白色或灰黄色，散有黄棕色的油室，形成层环呈波状。气浓香，味苦、辛，稍有麻舌感，微回甜。

【性味与归经】辛，温。归肝、胆、心包经。

【功能与主治】活血行气，祛风止痛。用于胸痹心痛，胸胁刺痛，跌扑肿痛，月经不调，经闭痛经，癥瘕腹痛，头痛，风湿痹痛。

【用法与用量】3～10g。

【药膳食疗方】

1.川芎白芷羊头汤：羊头肉2000g，川芎40g，白芷40g，姜80g，盐5g。

2.川芎白芷鱼头汤：鱼头1个，川芎3g，白芷5g，生姜、胡椒、葱各适量。用于风寒感冒，头痛，血虚引起头痛者。

3.芎芷炖猪脑：猪脑1付，川芎10g，白芷10g。用于风寒头痛证。（《家常食物可治百病》）

4.川芎红花茶：川芎3～6g，红花3g，茶叶3～6g。用于瘀血头痛。（《中华临床药膳食疗学》）

5.芎归炖山甲：穿山甲50～100g，川芎6～9g，当归9～15g。用于妇女乳腺增生，产后乳房胀痛、硬，乳汁不通，瘀血头痛。

6.川芎煮鸡蛋：鸡蛋2个，川芎9g，黄酒适量。用于气滞血瘀痛经。（《女科食疗精华》）

7.川芎酒：川芎30g，白酒500g。用于跌打疼痛，偏头痛。

8.屈头鸡：屈头鸡4只，川芎6g，薏米10g，生姜2g，食盐适量。用于风湿头痛。（《家常食物可治百病》）

9.川芎陈皮茶：川芎10g，陈皮5g，冰糖适量。用于恶露不下证属气滞血瘀者。

【按语】阴虚火旺、肝阳上亢所引起的头痛、月经过多及出血性疾病均不宜用。

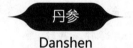

丹参

Danshen

本品为唇形科植物丹参Salvia miltiorrhiza Bge.的干燥根和根茎。

【别名】红根、大红袍、血参根、血山根、红丹参、紫丹参。

【性状】本品根茎短粗，顶端有时残留茎基。根数条，长圆柱形，略弯曲，有的分枝并具须状细根，长10～20cm，直径0.3～1cm。表面棕红色或暗棕红色，粗糙，具纵皱纹。老根外皮疏松，多显紫棕色，常呈鳞片状剥落。质硬而脆，断面疏松，有裂隙或略平整而致密，皮部棕红色，木部灰黄色或紫褐色，导管束黄白色，呈放射状排列。气微，味微苦涩。

栽培品较粗壮，直径0.5～1.5cm。表面红棕色，具纵皱纹，外皮紧贴不易剥落。质坚实，断面较平整，略呈角质样。

【性味与归经】苦，微寒。归心、肝经。

【功能与主治】活血祛瘀，通经止痛，清心除烦，凉血消痈。用于胸痹心痛，脘腹胁痛，癥瘕积聚，热痹疼痛，心烦不眠，月经不调，痛经经闭，疮疡肿痛。

【用法与用量】10～15g。

【药膳食疗方】

1.丹参桃仁粥：薤白15g，丹参、桃仁各20g，粳米20g，冰糖适量。用于女子气滞血瘀之痛经。(《中医药膳学》)

2.丹参茶：丹参6g。用于心烦失眠，冠心病等症。

3.丹参田鸡：丹参15g，田鸡250g。用于慢性肝炎、早期肝硬化属气滞血瘀者。(《食疗药膳》)

4.丹参酒：丹参、山楂各30g，人参6g，白酒500ml。用于冠心病属气虚血瘀者。(《中国药膳》)

5.丹参饮：丹参15g，檀香6g，砂仁6g。用于慢性胃炎属气滞血瘀者。(《时方歌括》)

6.丹参酒：丹参30g，白酒500g。用于瘀阻疼痛。

7.其他药膳：丹参茶（丹参、绿茶）；丹参田七炖猪展（丹参、田七、猪展）；丹参烤里脊（丹参、猪里脊肉、番茄酱、姜、葱、水发玉兰片、熟胡萝卜）。

【按语】 1.妇女月经过多及无瘀血者禁服。2.不宜与藜芦同用。

红花

Honghua

本品为菊科植物红花 *Carthamus tinctorius* L. 的干燥花。

【别名】 草红花、红蓝花、黄蓝花、红温花、燕脂花、丹红。

【性状】 本品为不带子房的管状花，长1～2cm。表面红黄色或红色。花冠筒细长，先端5裂，裂片呈狭条形，长5～8mm；雄蕊5，花药聚合成筒状，黄白色；柱头长圆柱形，顶端微分叉。质柔软。气微香，味微苦。

【性味与归经】 辛，温。归心、肝经。

【功能与主治】 活血通经，散瘀止痛。用于经闭，痛经，恶露不行，癥瘕痞块，胸痹心痛，瘀滞腹痛，胁肋刺痛，跌扑损伤，疮疡肿痛。

【用法与用量】 3～10g。

【药膳食疗方】

1.红花酒：红花30g，白酒500g。用于妇女血虚、血瘀性痛经等。注意孕妇不宜服用。

2.红花糖水：红花3g，益母草15g，红糖20g。用于产后瘀血不尽、瘀阻痛经。

3.红花糯米粥：红花、当归各10g，丹参15g，糯米100g，红糖适量。用于血瘀型产后恶露不下。(《产后疾病食疗与药膳调养》)

4.红花山楂酒：红花15g，山楂30g，白酒500ml。用于妇女血瘀性痛经。(《实用药膳学》)

5.红花参枣饭：红花10g，黄芪30g，党参15g，大枣20枚，糯米250g，白糖50g。用于恶露不下属气虚血瘀者。(《中华临床药膳食疗学》)

【按语】 孕妇慎用。

牛膝
Niuxi

本品为苋科植物牛膝 *Achyranthes bidentata* Bl. 的干燥根。

【别名】怀牛膝、牛髁膝、山苋菜、对节草、红牛膝、杜牛膝。

【性状】本品呈细长圆柱形，挺直或稍弯曲，长15～70cm，直径0.4～1cm。表面灰黄色或淡棕色，有微扭曲的细纵皱纹，排列稀疏的侧根和横长皮孔样的突起。质硬脆，易折断，受潮后变软，断面平坦，淡棕色，略呈角质样而油润，中心维管束木质部较大，黄白色，其外周散有多数黄白色点状维管束，断续排列成2～4轮。气微，味微甜而稍苦涩。

【性味与归经】苦、甘、酸，平。归肝、肾经。

【功能与主治】逐瘀通经，补肝肾，强筋骨，利尿通淋，引血下行。用于经闭，痛经，腰膝酸痛，筋骨无力，淋证，水肿，头痛，眩晕，牙痛，口疮，吐血，衄血。

【用法与用量】5～12g。

【药膳食疗方】

1. 牛膝白术酒：牛膝15g，附子15g，丹参15g，山茱萸15g，马鞭草15g，杜仲15g，石斛15g，当归20g，白术20g，五加皮20g，薏米12g，川芎12g，防风12g，花椒12g，细辛12g，独活12g，秦艽12g，肉桂12g，炮姜10g，白酒1500g。用于风湿等症。

2. 牛膝石斛饮：怀牛膝15g，石斛15g，白糖适量。用于养阴清热，滋补肝肾。

【按语】孕妇慎用。

泽兰
Zelan

本品为唇形科植物毛叶地瓜苗 *Lycopus lucidus* Turcz.var.*hirtus* Regel 的干燥地上部分。

【别名】虎兰、龙枣、小泽兰、虎蒲、地瓜儿苗、红梗草、风药、蛇王草、蛇王菊、捕斗蛇草、地环秧、地溜秧、甘露秧、草泽兰、麻泽兰、矮地瓜儿苗。

【性状】本品茎呈方柱形，少分枝，四面均有浅纵沟，长50～100cm，直径0.2～0.6cm；表面黄绿色或带紫色，节处紫色明显，有白色茸毛；质脆，断面黄白色，髓部中空。叶对生，有短柄或近无柄；叶片多皱缩，展平后呈披针形或长圆形，长5～10cm；上表面黑绿色或暗绿色，下表面灰绿色，密具腺点，两面均有短毛；先端尖，基部渐狭，边缘有锯齿。轮伞花序腋生，花冠多脱落，苞片和花萼宿存，小包片披针形，有缘毛，花萼钟形，5齿。气微，味淡。

【性味与归经】苦、辛，微温。归肝、脾经。

【功能与主治】活血调经，祛瘀消痈，利水消肿。用于月经不调，经闭，痛经，产后瘀血腹痛，疮痈肿毒，水肿腹水。

【用法与用量】6～12g。

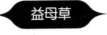

益母草

Yimucao

本品为唇形科植物益母草 *Leonurus japonicus* Houtt. 的新鲜或干燥地上部分。

【别名】茺蔚、苦低草、辣母藤、猪麻、益母艾、坤草、枯草、益母蒿、地母草。

【性状】鲜益母草：幼苗期无茎，基生叶圆心形，边缘5～9浅裂，每裂片有2～3钝齿。花前期茎呈方柱形，上部多分枝，四面凹下成纵沟，长30～60cm，直径0.2～0.5cm；表面青绿色；质鲜嫩，断面中部有髓。叶交互对生，有柄；叶片青绿色，质鲜嫩，揉之有汁；下部茎生叶掌状3裂，上部叶羽状深裂或浅裂成3片，裂片全缘或具少数锯齿。气微，味微苦。

干益母草：茎表面灰绿色或黄绿色，体轻，质韧，断面中部有髓。叶片灰绿色，多皱缩、破碎，易脱落。轮伞花序腋生，小花淡紫色，花萼筒状，花冠二唇形。切段者长约2cm。

【性味与归经】苦、辛，微寒。归肝、心包、膀胱经。

【功能与主治】活血调经，利尿消肿，清热解毒。用于月经不调，痛经经闭，恶露不尽，水肿尿少，疮疡肿毒。

【用法与用量】9～30g；鲜品12～40g。

【药膳食疗方】

1.益母草粥：鲜益母草汁10g，鲜生地黄汁40g，生姜汁2g，蜂蜜10g，粳米100g。用于妇女月经不调，功能性子宫出血，产后血晕，恶露不净，瘀血腹痛，吐血，衄血，咳血，便血。(《太平圣惠方》)

2.益母草蜜汁：益母草60g，红糖50g。用于女子瘀血经少，月经不调，痛经。(《常见病的饮食疗法》)

3.益母草瘦肉汤：猪瘦肉200g，益母草24g，红枣4个（去核）。用于产后妇女恶露不尽，闭经，痛经。(《中华养生药膳大全》)

4.益母草粥：益母草30g，苏木15g，桃仁10g，黑豆150g，粳米250g，红糖适量。用于瘀血痤疮。(《中国药膳手册》)

5.益母草陈皮：益母草15g，陈皮5g，枸杞子15g，瘦肉50g。用于妇女经期经行不畅所致痛经等。(《中华养生药膳大全》)

6.益母草煮鸡蛋：益母草30g，鸡蛋2只。用于气滞血瘀型痛经。(《药食同源祛百病》)

7.益母草香附汤：益母草、香附各100g，鸡肉250g，葱白5根。

8.益母草蜜饮：新鲜益母草120g，红糖15g，蜂蜜20g。用于气滞血瘀所致的经少，月经延后，月经先后不定期等症。(《易做实用的2000个生活偏方》)

【按语】孕妇慎用。

鸡血藤

Jixueteng

本品为豆科植物密花豆 *Spatholobus suberectus* Dunn 的干燥藤茎。

【别名】大血藤、血风藤、血龙藤、猪血藤、三叶猪血藤、九分藤。

【性状】本品为椭圆形、长矩圆形或不规则的斜切片，厚0.3～1cm。栓皮灰棕色，有的可见灰白色斑，栓皮脱落处显红棕色。质坚硬。切面木部红棕色或棕色，导管孔多数；韧皮部有树脂状分泌物呈红棕色至黑棕色，与木部相同排列呈数个同心性椭圆形或偏心性半圆形环；髓部偏向一侧。气微，味涩。

【性味与归经】苦、甘，温。归肝、肾经。

【功能与主治】活血补血，调经止痛，舒筋活络。用于月经不调，痛经，经闭，风湿痹痛，麻木瘫痪，血虚萎黄。

【用法与用量】9～15g。

【药膳食疗方】

1.鸡血藤酒：鸡血藤60g，冰糖60g，白酒500g。用于瘀阻经闭，跌打损伤。

2.鸡血藤炖猪蹄：鸡血藤30g，猪蹄1只。用于乳汁不通。

3.鸡血藤煲鸡蛋：鸡血藤30g，鸡蛋2个，白糖适量。用于月经不调，痛经，闭经。(《常见病的饮食疗法》)

【按语】阴虚火旺者慎用。

月季花

Yuejihua

本品为蔷薇科植物月季 *Rosa chinensis* Jacq. 干燥花。

【别名】月季红、月月红、月月花、四季花。

【性状】本品呈类球形，直径1.5～2.5cm，花托长圆形，萼片5，暗绿色，先端尾尖；花瓣呈覆瓦状排列，有的散落，长圆形，紫红色或淡紫色；雄蕊多数，黄色。体轻，质脆。气清香，味淡、微苦。

【性味与归经】甘，温。归肝经。

【功能与主治】活血调经，疏肝解郁。用于气滞血瘀，月经不调，痛经，闭经，胸胁胀痛。

【用法与用量】3～6g，鲜品9～15g；可开水泡服。

【药膳食疗方】

1.二花调经茶：月季花、玫瑰花各9g（鲜花量加倍），红茶3g。用于气滞血瘀所致月经不调或痛经，如月经后期、经色黯红、量少有块、小腹疼痛，精神抑郁或烦躁不安、胸胁乳房胀痛、食欲不佳等症。(《女性常见疾病药膳疗法》)

2.月季花煮鸡蛋：月季花3～5g，鸡蛋1个，红糖适量。用于气滞血瘀型月经后

期，症见经期延迟、月经量少、小腹胀痛、舌黯脉弦。(《女性常见疾病药膳疗法》)

3.韭季红糖饮：鲜韭菜30g，月季花3～5朵，红糖10g、黄酒10ml。用于气滞血瘀之痛经。(《中华临床药膳食疗学》)

【按语】1.内服可能引起便溏腹泻，故脾虚便溏腹泻者慎服。2.孕妇及月经过多者禁服。

郁金
Yujin

本品为姜科植物温郁金 *Curcuma wenyyujin* Y.H.Chen et C.Ling、姜黄 *Curcuma longa* L.、广西莪术 *Curcuma kwangsiensis* S.G.Lee et C.F.Liang 或蓬莪术 *Curcuma phaeocaulis* Val.的干燥块根。

【别名】黄丝郁金、桂郁金、广郁金、川郁金、黑郁金、温郁金。

【性状】温郁金：呈长圆形或卵圆形，稍扁，有的微弯曲，两端渐尖，长3.5～7cm，直径1.2～2.5cm。表面灰褐色或灰棕色，具有不规则的纵皱纹，纵纹隆起处色较浅。质坚实，断面灰棕色，角质样；内皮层环明显。气微香，味微苦。

黄丝郁金：呈纺锤形，有的一端细长，长2.5～4.5cm，直径1～1.5cm。表面棕灰色或灰黄色，具细皱纹。断面橙黄色，外周棕黄色至棕红色。气芳香，味辛辣。

桂郁金：呈长圆锥形或长圆形，长2～6.5cm，直径1～1.8cm。表面具疏浅纵纹或较粗糙网状皱纹。气微，味微辛苦。

绿丝郁金：呈长椭圆形，较粗壮，长1.5～3.5cm，直径1～1.2cm。气微，味淡。

【性味与归经】辛、苦，寒。归肝、心、肺经。

【功能与主治】活血止痛，行气解郁，清心凉血，利胆退黄。用于胸胁刺痛，胸痹心痛，经闭痛经，乳房胀痛，热病神昏，癫痫发狂，血热吐衄，黄疸尿赤。

【用法与用量】3～10g。

【药膳食疗方】

1.金冬玫饮：郁金10g，冬瓜皮20g，玫瑰花6g，红糖适量。用于肥胖。

2.郁金猪肝汤：郁金10g，陈皮3g，合欢花5g，猪肝200g，食盐适量。用于气滞血瘀兼见烦热不寐者最为适宜。

【按语】不宜与丁香、母丁香同用。

骨碎补
Gusuibu

本品为水龙骨科植物槲蕨 *Drynaria fortunei*（Kunze）J.Sm.的干燥根茎。

【别名】毛姜、石岩姜、爬岩姜、猴姜、石毛姜、华槲蕨。

【性状】本品呈扁平长条状，多弯曲，有分枝，长5～15cm，宽1～1.5cm，厚0.2～0.5cm。表面密被深棕色至暗棕色的小鳞片，柔软如毛，经火燎者呈棕褐色或暗褐色，两侧及上表面均具突起或凹下的圆形叶痕，少数有叶柄残基和须根残留。体轻，质脆，易折断，断面红棕色，维管束呈黄色点状，排列成环。气微，味淡，微涩。

【性味与归经】苦，温。归肝、肾经。

【功能与主治】疗伤止痛，补肾强骨；外用消风祛斑。用于跌扑闪挫，筋骨折伤，肾虚腰痛，筋骨痿软，耳鸣耳聋，牙齿松动；外治斑秃，白癜风。

【用法与用量】3～9g。

【药膳食疗方】

1.骨碎补酒：骨碎补60g，白酒500g。用于跌打疼痛，筋伤骨折。

2.碎补腰子：骨碎补10g，蜂蜜、猪肾。用于腰痛，耳鸣。

3.骨碎补粥：骨碎补、干姜、附子、粳米。用于中老年性关节炎，症见关节疼痛、屈伸不利、昼轻夜重、遇寒痛增等。

第十三节　化痰止咳平喘药

【概念】

凡以祛痰或消痰为主要功效的药物，称为化痰药；能减轻或制止咳嗽和喘息的药物，称为止咳平喘药。合之则称为化痰止咳平喘药。

【性能功效】

本类药或辛或苦，或温或寒，多入肺经，辛开宣散，苦燥降泄，温化寒清，主能宣降肺气、化痰止咳、降气平喘，部分药物分别兼有散寒、清热、散结、润肺等作用。

【适用范围】

本类药主要适用于外感或内伤所致的咳嗽、气喘、痰多，或痰饮喘息，或因痰所致的瘰疬瘿瘤、阴疽流注、癫痫惊厥等。

【分类】

本类药分化痰药和止咳平喘药两类。其中化痰药因药性不同，又有温化寒痰与清化热痰之区别。温化寒痰，药性多温燥，具有温肺散寒、燥湿化痰之功，主治寒痰、湿痰证，还可用于寒痰、湿痰所致的眩晕、肢体麻木、阴疽流注等；清化热痰药性多寒凉，具有清热化痰之功，主治热痰咳喘，以及由痰所致的瘰疬瘿瘤、癫痫惊厥等。止咳平喘药虽或寒或热，或偏于止咳，或偏于平喘，或兼而有之，但总有止咳平喘之功，主治外感或内伤所致的咳嗽、喘息之证。

【配伍方法】

临床应用时，因咳、痰、喘不仅常常并见，还相互为病，故化痰药与止咳平喘药常相配合使用，其次，应根据病因及兼证的不同，作适当配伍。如兼有表证者，配解表药；兼里热者，配清热药；兼里寒者，配温里药；属虚劳咳喘者，配补虚药。再如癫痫惊厥者，配镇惊安神、平肝息风药；瘰疬瘿瘤者，配软坚散结药；阴疽流注者，配温阳通滞散结之品。又因痰易阻滞气机，故常与理气药配伍同用。

【使用注意】

温化寒痰药药性温燥，不宜用于热痰、燥痰；清化热痰药药性寒润，不宜用于寒痰、湿痰；刺激性较强的化痰药，不宜用于咳嗽兼有出血倾向者，以免加重出血；麻疹初起兼有表证之咳嗽，应以疏解清宣为主，不可单用止咳药，忌用温燥及具有收敛性的止咳药，以免影响麻疹透发；脾虚生痰者，应配健脾燥湿之品，以标本兼治。

（一）化痰药

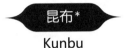

昆布*
Kunbu

本品为海带科植物海带 *Laminaria japonica* Aresch.或翅藻科植物昆布 *Ecklonia kurome* Okam.的干燥叶状体。见彩图71。

【别名】纶布、高丽昆布、海带、东洋菜、海昆布、海布、解带根。

【性状】海带：卷曲折叠成团状，或缠结成把。全体呈黑褐色或绿褐色，表面附有白霜。用水浸软则膨胀成扁平长带状，长50～150cm，宽10～40cm，中部较厚、边缘较薄而呈波状，类革质，残存柄部扁圆柱形。气腥，味咸。

昆布：卷曲皱缩呈不规则团状。全体成黑色，较薄。用水浸软则膨胀呈扁平的叶状，长宽约为16～26cm，厚约1.6mm；两侧呈羽状深裂，裂片呈长舌状，边缘有小齿或全缘。质柔滑。

【性味与归经】咸，寒。归肝、胃、肾经。

【功能与主治】消痰软坚散结，利水消肿。用于瘿瘤，瘰疬，睾丸肿痛，痰饮水肿。

【用法与用量】6～12g。

【药膳食疗方】

1.昆布海藻煮黄豆汤：黄豆100g，昆布30g，海藻30g。用于高血压，咳痰不出者，甲状腺肿大，瘿瘤痰结等。（《本草纲目》）

2.昆布炖羊靥（甲状腺体）：昆布30g，海藻30g，通草3g，海蛤壳30g，马尾藻30g，羊甲状腺体2具。用于气瘿，胸膈满塞，咽喉项颈渐粗。忌生菜、热面、蒜、笋。

3.昆布羹：昆布500g，葱白数根，豉适量。用于小腹胀痛，小便不利。

4.海带瘦肉汤：海带50g，猪瘦肉50g，炒食。用于瘿瘤，瘰疬。

5.海带海藻汤：海带15g，海藻15g，小茴香6g。用于睾丸肿痛。

6.海带瘦肉粥：海带15g，粳米100g，猪瘦肉50g。用于高血压，动脉硬化及慢性支气管炎咳喘。

7.海带草决明汤：海带20g，草决明30g。用于肝火头痛，眼结膜炎，肥胖伴高血压者。

8.蚝豉海带汤：海带25g，发菜10g，蚝豉100g。用于缺碘性及青春期甲状腺肿大。

9.海带冬瓜苡米汤：海带（或海藻）30g，冬瓜100g，薏苡仁10g。用于暑热，高血压，高血脂。

10.海带绿豆糖水：海带60g，绿豆150g，红糖适量。用于高血压，脚气水肿，颈淋巴结核，单纯性甲状腺肿，小儿暑天热痱疖毒，痰热咳嗽等症。

11.海带玉米须汤：海带30g，玉米须100g。用于痰浊引起的眩晕，头重如裹，胸闷，倦怠，舌质胖，苔白腻，脉弦滑。(《中国药用蔬菜》)

【按语】1.不宜与甘草同用。2.脾胃虚寒蕴湿者忌服。3.甲亢中碘过盛型者忌食。4.《食疗本草》记载：下气，久服瘦人。无此疾者，不可食。海岛之人爱食，为无好菜，只食此物。服久，病亦不生。遂传说其功于此人。北人食之，病皆生，是水土不宜尔。

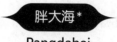
胖大海*
Pangdahai

本品为梧桐科植物胖大海 *Sterculia lychnophora* Hance 的干燥成熟种子。见彩图72。

【别名】大海、大海子、大洞果、安南子、莫大、大发、通大海。

【性状】本品呈纺锤形或椭圆形，长2～3cm，直径1～1.5cm。先端钝圆，基部略尖而歪，具浅色的圆形种脐。表面棕色或暗棕色，微有光泽，具不规则的干缩皱纹。外层种皮极薄，质脆，易脱落，中层种皮较厚，黑褐色，质松易碎，遇水膨胀成海绵状。断面可见散在的树脂状小点。内层种皮可与中层种皮剥离，稍革质，内有2片肥厚胚乳，广卵形；子叶2，菲薄，紧贴于胚乳内侧，与胚乳等大。气微，味淡，嚼之有黏性。

【性味与归经】甘，寒。归肺、大肠经。

【功能与主治】清热润肺，利咽开音，润肠通便。用于肺热声哑，干咳无痰，咽喉干痛，热结便闭，头痛目赤。

【用法与用量】2～3枚，沸水泡服或煎服。

【药膳食疗方】

1.大海茶：胖大海5枚，甘草3g，冰糖少许。用于干咳失音，咽喉燥痛，牙龈肿痛。(《慎德堂方》)

2.冰糖大海：胖大海4枚，冰糖适量。用于因热所致的大便出血。(《医界春秋》)

3.大海生地茶：胖大海5枚，生地黄12g，冰糖30g，茶叶3g。用于虚火上炎型的咽喉肿痛。(《药茶治百病》)

4.胖大海橄榄绿茶：胖大海、橄榄、绿茶、蜂蜜。用于虚火上炎型的咽喉肿痛。

【按语】胖大海不宜长期饮用。

桔梗*

Jiegeng

本品为桔梗科植物桔梗 *Platycodon grandiflorum*（Jacq.）A.DC.的干燥根。见彩图73。

【别名】铃铛花根、六角荷、梗草、白药、苦桔梗、包袱花根、四叶菜、明叶菜。

【性状】本品呈圆柱形或略呈纺锤形，下部渐细，有的有分枝，略扭曲，长7～20cm，直径0.7～2cm。表面淡黄白色至黄色，不去外皮者表面黄棕色至灰棕色，具纵扭皱沟，并有横长的皮孔样斑痕及枝根痕，上部有横纹。有的顶端有较短的根茎或不明显，其上有数个半月形茎痕。质脆，断面不平坦，形成层环棕色，皮部类白色，有裂隙，木部淡白色。气微，味微甜后苦。

【性味与归经】苦、辛，平。归肺经。

【功能与主治】宣肺，利咽，祛痰，排脓。用于咳嗽痰多，胸闷不畅，咽痛音哑，肺痈吐脓。

【用法与用量】3～10g。

【药膳食疗方】

1.桔梗汤：桔梗30g，甘草60g。用于肺痈，咳而胸满，振寒脉数，咽干不渴，时出浊唾腥臭，久久吐脓如米粥者。（《金匮要略》）

2.桔梗半夏汤：桔梗、半夏、陈皮各9g，生姜五片。用于伤寒腹胀（阴阳不和）。

3.桔梗冰糖饮：桔梗10g，麦冬12g，甘草8g，玄参12g，冰糖20g。用于痰多咳嗽，咽喉肿痛。（《经验方》）。

4.桔梗芦根汤：桔梗10g，芦根20g，冰糖20g。用于肺脓肿，咳吐脓血。（《精盐方》）

5.桔梗麦冬山楂饮：桔梗、麦冬各5g，山楂3颗，冰糖适量。用于开胃健脾，止咳。

6.桔梗荆防杏仁汤：桔梗10g，荆芥、防风各9g，杏仁6g。用于感冒咳嗽。

7.桔梗牛蒡薄荷饮：桔梗、薄荷、牛蒡子各9g，甘草6g。用于咽喉肿痛。

8.桔梗枳实山楂饮：桔梗、枳实各30g，山楂9g。用于胸满胁痛。

9.桔梗胡椒牛肉汤：牛肉100g，桔梗10g，胡椒3～5粒。用于咽喉炎。

10.其他药膳：桔梗杏仁茶（生姜、杏仁、桔梗、葱段）。

【按语】有报道过量服桔梗可致肠梗阻。

平贝母

Pingbeimu

本品为百合科贝母 *Fritillariae ussuriensis* Maxim.的干燥鳞茎。春季采挖，除去外皮、须根及泥沙晒干或低温干燥。

【别名】坪贝、贝母、平贝。

【性状】本品呈扁球形，高0.5～1cm，直径0.6～2cm。表面黄白色或浅棕色，外层鳞叶2瓣，肥厚，大小相近或一片稍大抱合，顶端略平或微凹入，常稍开裂；中央鳞片小。质坚实而脆,断面粉性,气微,味苦。

【性味与归经】苦、甘,微寒。归肺、心经。

【功能与主治】清热润肺,化痰止咳。用于肺热燥咳,干咳少痰,阴虚劳嗽,咳痰带血。

【用法与用量】3～9g;研粉冲服,一次1～2g。

【按语】不宜与川乌、制川乌、草乌、制草乌、附子同用。

川贝母
Chuanbeimu

本品为百合科植物川贝母*Fritillaria cirrhosa* D.Don、暗紫贝母*Fritillaria unibracteata* Hsiao et K.C.Hsia、甘肃贝母*Fritillaria* przewalskii Maxim.、梭砂贝母*Fritillaria delavayi* Franch.、太白贝母*Fritillaria taipaiensis* P.Y.Li或瓦布贝母*Fritillaria unibracteata Hsiao et K.C.Hsia var.wabuensis*(S.Y.Tang et S.C.Yue)Z.D.Liu.S.Wang et S.C.Chen的干燥鳞茎。按性状不同分别习称"松贝"、"青贝"、"炉贝"和"栽培品"。

【别名】贝母、乌花贝母、尖贝、松贝母。

【性状】松贝:呈类圆锥形或近球形,高0.3～0.8cm,直径0.3～0.9cm。表面类白色。外层鳞叶2瓣,大小悬殊,大瓣紧抱小瓣,未抱部分呈新月形,习称"怀中抱月";顶部闭合,内有类圆柱形、顶端稍尖的心芽和小鳞叶1～2枚;先端钝圆或稍尖,底部平,微凹入,中心有1灰褐色的鳞茎盘,偶有残存须根。质硬而脆,断面白色,富粉性。气微,味微苦。

青贝:呈类扁球形,高0.4～1.4cm,直径0.4～1.6cm。外层鳞叶2瓣,大小相近,相对抱合,顶部开裂,内有心芽和小鳞叶2～3枚及细圆柱形的残茎。

炉贝:呈长圆锥形,高0.7～2.5cm,直径0.5～2.5cm。表面类白色或浅棕黄色,有的具棕色斑点。外层鳞叶2瓣,大小相近,顶部开裂而略尖,基部稍尖或较钝。

栽培品:呈类扁球形或短圆柱形,高0.5～2cm,直径1～2.5cm。表面类白色或浅棕黄色,稍粗糙,有的具浅黄色斑点。外层鳞叶2瓣,大小相近,顶部多开裂而较平。

【性味与归经】苦、甘,微寒。归肺、心经。

【功能与主治】清热润肺,化痰止咳,散结消痈。用于肺热燥咳,干咳少痰,阴虚劳嗽,痰中带血,瘰疬,乳痈,肺痈。

【用法与用量】3～10g;研粉冲服,一次1～2g。

【药膳食疗方】

1.川贝秋梨膏(秋梨川贝膏):款冬花、百合、麦冬、川贝各30g,秋梨100g,冰糖50g,蜂蜜100g。用于肺热燥咳,肺虚久咳,肺虚劳咳痰不出。(《中华临床药膳食疗学》)

2.龙脷叶炖猪肉汤:龙脷叶15g,川贝母5g,猪瘦肉50g。用于痰热咳嗽。(《中华

养生药膳大全》)

3.川贝酿梨：雪梨8个，川贝母12g，糯米、蜜饯冬瓜条各100g，白糖180g，白矾适量。用于肺热或肺燥咳嗽，症见咳嗽、咯黄痰、口渴、胸闷，或干咳、痰少难咯，痰中带血、口干咽燥。(《中国药膳学》)

4.雪梨贝耳汤：雪梨1个，银耳6g，川贝3g，白糖适量。用于肺热燥咳或阴虚咳嗽，干咳无痰，以及慢性支气管炎属肺中阴津不足者。(《家庭自制药膳250种》)

5.川贝草莓饮：新鲜草莓100g，川贝母9g，冰糖50g。用于干咳日久不愈，咽喉不利。(《食品的营养与食疗》)

6.川贝炖雪梨（川贝炖梨）：川贝母5g，雪梨1个。用于感冒后干咳，伴痰少色黄，音哑声嘶，大便干结。(《中华养生药膳大全》)

7.贝母甲鱼：川贝母5g，甲鱼1只，鸡清汤1000ml，花椒、生姜、葱各适量。

8.川贝蒸雪梨（川贝梨）：取大雪梨1个，川贝粉2g，冰糖20g。用于肺虚久咳。

9.川贝冰糖柑：广柑1个，川贝母粉2g，冰糖20g。用于肺虚久咳。

10.川贝炖冰糖：川贝粉3g，冰糖适量。用于肺燥及阴虚咳嗽。

11.川贝母豆腐饮：水豆腐100g，川贝母10g，冰糖适量。用于肺虚久咳。

12.其他药膳：川贝牛肺汤（川贝母、鲜芦根、牛肺、生姜、食盐）；川贝桔梗煲猪肺。

【按语】1.不宜与川乌、制川乌、草乌、制草乌、附子同用。2.寒嗽湿痰者慎用。

浙贝母
Zhebeimu

本品为百合科植物浙贝母 *Fritillaria thunbergii* Miq. 的干燥鳞茎。

【别名】土贝母、浙贝、大贝母、象贝母、象贝、元宝贝。

【性状】大贝：为鳞茎外层的单瓣鳞叶，略呈新月形，高1～2cm，直径2～3.5cm。外表面类白色至淡黄色，内表面白色或淡棕色，被有白色粉末。质硬而脆，易折断，断面白色至黄白色，富粉性。气微，味微苦。

珠贝：为完整的鳞茎，呈扁圆形，高1～1.5cm，直径1～2.5cm。表面类白色，外层鳞叶2瓣，肥厚，略似肾形，互相抱合，内有小鳞叶2～3枚和干缩的残茎。

浙贝片：为鳞茎外层的单瓣鳞叶切成的片。椭圆形或类圆形，直径1～2cm，边缘表面淡黄色，切面平坦，粉白色。质脆，易折断，断面粉白色，富粉性。

【性味与归经】苦，寒。归肺、心经。

【功能与主治】清热化痰止咳，解毒散结消痈。用于风热咳嗽，痰火咳嗽，肺痈，乳痈，瘰疬，疮毒。

【用法与用量】5～10g。

【按语】不宜与川乌、制川乌、草乌、制草乌、附子同用。

竹茹

Zhuru

本品为禾本科植物青秆竹 *Bambusa tuldoides* Munro、大头典竹 *Sinocalamus beecheyanus*（Munro）McClure var.*pubescens* P. F. Li 或淡竹 *Phyllostachys nigra*（Lodd.）Munro var. *henonis*（Mitf）Stapf ex Rendle 的茎秆的干燥中间层。

【别名】竹皮、淡竹皮茹、青竹茹、淡竹茹、麻巴、竹二青、竹子青。

【性状】本品为卷曲成团的不规则丝条或呈长条形薄片状。宽窄厚薄不等，浅绿色、黄绿色或黄白色。纤维性，体轻，质柔韧，有弹性。气微，味淡。

【性味与归经】甘，微寒。归肺、胃、心、胆经。

【功能与主治】清热化痰，除烦，止呕。用于痰热咳嗽，胆火挟痰，惊悸不宁，心烦失眠，中风痰迷，舌强不语，胃热呕吐，妊娠恶阻，胎动不安。

【用法与用量】5 ～ 10g。

【药膳食疗方】

1.竹茹葶苈子粥：竹茹、葶苈子各10g，大枣5枚，粳米50g，冰糖适量。用于痰热壅盛之咳嗽，症见咳嗽气喘、不能平卧、痰多、胸胁痞满、水肿、小便不利。(《药粥》)

2.橘皮竹茹汤：橘皮15g，竹茹15g，大枣5枚，生姜9g，甘草6g，人参（或党参）3g。用于胃虚有热之呃逆，或干咳，虚烦少气，口干，舌质红嫩，脉虚数。(《药食同源祛百病》)

3.竹茹芦根粥：粳米100g，鲜芦根100g，竹茹200g，姜10g。用于胃热呃逆与热病后期哕逆不止。

4.竹茹蒲公英茶：竹茹、蒲公英各30g，白糖适量。用于清热解毒，降逆止呕。

5.菊茹粥：菊花苗30g，竹茹20g，粳米60g。用于胃神经官能症，症见呕吐、胸闷、善太息、心烦易怒。

【按语】痰寒咳嗽、胃寒呕逆及脾虚泄泻者禁服。

海藻

Haizao

本品为马尾藻科植物海蒿子 *Sargassum pallidum*（Turn.）C.Ag. 或羊栖菜 *Sargassum fusiforme*（Harv.）Setch. 的干燥藻体。前者习称"大叶海藻"，后者习称"小叶海藻"。

【别名】鹿角尖、海菜芽、海大麦、灯笼海菜、玉海菜、六角菜。

【性状】大叶海藻 皱缩卷曲，黑褐色，有的被白霜，长30 ～ 60cm。主干呈圆柱形，具圆锥形突起，主枝自主干两侧生出，侧枝自主枝叶腋生出，具短小的刺状突起。初生叶披针形或倒卵形，长5 ～ 7cm，宽约1cm，全缘或具粗锯齿；次生叶条形或披针形，叶腋间有着生条状叶的小枝。气囊黑褐色，球形或卵圆形，有的有柄，顶端钝圆，有的具细短尖。质脆，潮润时柔软；水浸后膨胀，肉质，黏滑。气腥，味微咸。

小叶海藻：较小，长 15 ～ 40cm。分枝互生，无刺状突起。叶条形或细匙形，先端稍膨大，中空。气囊腋生，纺锤形或球形，囊柄较长。质较硬。

【性味与归经】苦、咸，寒。归肝、胃、肾经。

【功能与主治】消痰软坚散结，利水消肿。用于瘿瘤，瘰疬，睾丸肿痛，痰饮水肿。

【用法与用量】6 ～ 12g。

【药膳食疗方】

1.海藻金丹参汤：海藻、丹参各15g，郁金9g，红糖适量。用于痰气郁结之甲状腺明显肿大，形成结节及胸闷气短等症。(《中华家庭药膳全书》)

2.海藻合欢汤：海藻、白萝卜、合欢花。

【按语】不宜与甘草同用。

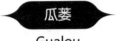

瓜蒌
Gualou

本品为葫芦科植物栝楼 *Trichosanthes kirilowii* Maixm. 或双边栝楼 *Trichosanthes rosthornii* Harms 的干燥果实。

【别名】天瓜、天园子、柿瓜、全瓜蒌、瓜蒌实、糖瓜蒌。

【性状】本品呈类球形或宽椭圆形，长7 ～ 15cm，直径6 ～ 10cm。表面橙红色或橙黄色，皱缩或较光滑，顶端有圆形的花柱残基，基部略尖，具残存的果梗。轻重不一。质脆，易破开，内表面黄白色，有红黄色丝络，果瓤橙黄色，黏稠，与多数种子黏结成团。具焦糖气，味微酸、甜。

【性味与归经】甘、微苦，寒。归肺、胃、大肠经。

【功能与主治】清热涤痰，宽胸散结，润燥滑肠。用于肺热咳嗽，痰浊黄稠，胸痹心痛，结胸痞满，乳痈，肺痈，肠痈，大便秘结。

【用法与用量】9 ～ 15g；捣汁或入丸、散。

【药膳食疗方】

1.瓜蒌饼：瓜蒌瓤250g（去籽），白糖100g。用于肺热咳嗽，少痰，胸痛，便秘。(《中华临床药膳食疗学》)

2.瓜蒌知母饼：瓜蒌300g，知母60g，粳米200g，蜂蜜适量。用于痰热壅肺咳嗽证，症见痰稠色黄、咯出不爽、胸膈痞闷作痛。(《草药手册》)

3.瓜蒌醩：全瓜蒌30g（捣碎），黄酒100ml。用于乳痈初起。

4.其他药膳：瓜蒌羹（瓜蒌、冬瓜皮、淡豆豉等）。

【按语】不宜与川乌、制川乌、草乌、制草乌、附子同用。

芥子 *

Jiezi

本品为十字花科植物白芥 *Sinapis alba* L.或芥 *Brassica juncea*（L.）Czern.et Coss.的干燥成熟种子。前者习称"白芥子"，后者习称"黄芥子"。黄芥子见彩图74。

【别名】芥菜子、青菜子、油芥子。

【性状】白芥子：呈球形，直径1.5～2.5mm。表面灰白色至淡黄色，具细微的网纹，有明显的点状种脐。种皮薄而脆，破开后内有白色折叠的子叶，有油状。气微，味辛辣。

黄芥子：较小，直径1～2mm。表面黄色至棕黄色，少数呈暗红棕色。研碎后加水浸湿，则产生辛烈的特异臭气。

【性味与归经】辛，温。归肺经。

【功能与主治】温肺豁痰利气，散结通络止痛。用于寒痰咳嗽，胸胁胀痛，痰滞经络，关节麻木、疼痛，痰湿流注，阴疽肿毒。

【用法与用量】3～9g。

【药膳食疗方】白芥子粥：白芥子10g，粳米100g。用于咳嗽气喘，胸膈满闷，肢体关节疼痛，麻木等。

【按语】有白芥子引起过敏反应的报道。

半夏

Banxia

本品为天南星科植物半夏 *Pinellia ternata*（Thumb.）Breit.的干燥块茎。

【别名】三步跳、燕子尾、麻玉果、止叶老。

【性状】本品呈类球形，有的稍偏斜，直径1～1.5cm。表面白色或浅黄色，顶端有凹陷的茎痕，周围密布麻点状根痕；下面钝圆，较光滑。质坚实，断面洁白，富粉性。气微，味辛辣、麻舌而刺喉。

【性味与归经】辛，温；有毒。归脾、胃、肺经。

【功能与主治】燥湿化痰，降逆止呕，消痞散结。用于湿痰寒痰，咳喘痰多，痰饮眩悸，风痰眩晕，痰厥头痛，呕吐反胃，胸脘痞闷，梅核气；外治痈肿痰核。

【用法与用量】内服（一般炮制后使用），3～9g。

【药膳食疗方】

1.半夏山药粥：怀山药30g，清半夏30g。燥湿化痰，降胃止呕，用于脾虚湿痰蕴肺、咳嗽兼胃气上逆者。

2.小半夏加茯苓汤：半夏一升，生姜250g，茯苓90g。用于卒呕吐，心下痞，膈间有水，眩悸者。（《金匮要略》）

3.半夏秫米汤：半夏、秫米。用于痰浊内阻，胃气不和，夜不得卧。(《兰台规范》)

【按语】1.不宜与川乌、制川乌、草乌、制草乌、附子同用。2.生品内服宜慎。

（二）止咳平喘药

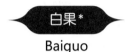

白果*

Baiguo

本品为银杏科植物银杏 *Ginkgo biloba* L.的干燥成熟种子。见彩图75。

【别名】银杏子、公孙树子、公孙树果、鸭脚树果、银杏。

【性状】本品略呈椭圆形，一端稍尖，另端钝，长1.5～2.5cm，宽1～2cm，厚约1cm。表面黄白色或淡棕黄色，平滑，具2～3条棱线。中种皮（壳）骨质，坚硬。内种皮膜质，种仁宽卵球形或椭圆形，一端淡棕色，另一端金黄色，横断面外层黄色、胶质样，内层淡黄色或淡绿色、粉性，中间有空隙。气微，味甘、微苦。

【性味与归经】甘、苦、涩，平；有毒。归肺、肾经。

【功能与主治】敛肺定喘，止带缩尿。用于痰多喘咳，带下白浊，遗尿尿频。

【用法与用量】5～10g；或捣汁。

【药膳食疗方】

1.白果炖鸡：白果、莲肉、江米各15g，胡椒5g，乌骨鸡1只。用于赤白带下，下元虚惫。(《本草纲目》)

2.白果炖蛋：鸡蛋3个，白果仁3个。用于白带。

3.荞麦白果竹丝鸡汤：竹丝鸡500g，荞麦150g，白果10个，芡实100g，车前子50g（布包），生姜2片，红枣4个（去核），盐、清水各适量。用于脾虚湿热带下，头眩身重，食欲不振等症。(《中华养生药膳大全》)

4.白果煎：白果15g，黄柏15g，柳叶12g。用于湿热下注，赤白带下。(《女性常见疾病药膳疗法》)

5.白果黄豆鲫鱼汤：鲫鱼250g，白果15g，黄豆50g，姜2片，盐、清水各适量。用于妇女带下属脾虚湿盛，症见带下色白清晰。(《中华养生药膳大全》)

6.炒银杏：银杏捣烂去壳，取种仁炒熟，5～10岁儿童，每次吃5个，成人每次吃5～10个，日食2次，吃时细嚼慢咽。用于遗尿。

7.糖水银杏：银杏10g（去壳）加水煮熟，兑砂糖或蜂蜜。用于咳喘，肺结核咳嗽。

8.腐皮白果粥：白果10g，豆腐皮30g，粳米50g。用于慢性支气管炎、哮喘属肺虚者。(《家庭食疗手册》)

9.其他药膳：止咳平喘白果排骨汤（排骨、白果）；猪小肚炖白果（白果、猪膀胱）。

【按语】1.白果生食或炒食过量可致中毒，小儿误食中毒尤为常见。2.白果的外表皮有毒，能刺激皮肤引起接触性皮炎、发疱。3.忌与鱼同吃。

苦杏仁*
Kuxingren

本品为蔷薇科植物山杏 *Prunus armeniaca* L.var.*ansu* Maxim.、西伯利亚杏 *Prunus sibirica* L.、东北杏 *Prunus mandshurica*（Maxim.）Koehne 或杏 *Prunus armeniaca* L. 的干燥成熟种子。见彩图76。

【别名】杏仁、杏仁核、光杏仁、杏仁泥、山杏仁、木落子、甜梅仁。

【性状】本品呈扁心形，长 1～1.9cm，宽 0.8～1.5cm，厚 0.5～0.8cm。表面黄棕色至深棕色，一端尖，另端钝圆、肥厚，左右不对称，尖端一侧有短线形种脐，圆端合点处向上具多数深棕色的脉纹。种皮薄，子叶2，乳白色，富油性。气微，味苦。

【性味与归经】苦，微温；有小毒。归肺、大肠经。

【功能与主治】降气止咳平喘，润肠通便。用于咳嗽气喘，胸满痰多，肠燥便秘。

【用法与用量】5～10g，生品入煎剂后下。

【药膳食疗方】

1.杏仁粥：杏仁30g（去皮尖），粳米60g，白糖适量。用于咳嗽气喘，久咳不止，咳痰多，大便秘结等症。

2.双仁蜜饯：炒杏仁250g，核桃仁250g，蜂蜜500g。用于慢性气管炎。

3.杏仁养肺汤：羊肺1具，杏仁、柿霜、绿豆粉各30g。用于久病体弱、阴虚内热、虚火灼肺、宣降失常致肺痿咳嗽、吐痰黏稠多白沫等。（《本草纲目》）

4.杏仁饼：杏仁（去皮尖）40粒，青黛3g，柿饼1个。用于气逆咳嗽，面红喉干，咳时引胁作痛，舌苔薄黄少津，脉弦数。（《丹溪纂要》）

5.杏仁猪肺粥：苦杏仁15g，粳米100g，猪肺100g。用于慢性支气管炎属痰盛者，症见咳嗽痰多、呼吸不顺，以致气喘，胸膈痞满、脉滑等。（《食鉴本草》）

6.杏仁雪梨汤：杏仁10g，雪梨1个。用于秋燥干咳或口干咽燥者，也适用于秋令燥结便秘者。

7.杏仁豆豉大枣丸：杏仁、豆豉、干枣。用于咳嗽。（《必效方》）

8.其他药膳：杏仁荸荠藕粉羹（苦杏仁、荸荠、藕粉、冰糖）；萝卜猪肺汤（白萝卜、苦杏仁、猪肺、生姜）；杏仁苏子饮（杏仁、苏子、白萝卜、生姜、白糖）；杏仁薄荷粥（杏仁、鲜薄荷、粳米）。

【按语】1.内服不宜过量；阴虚咳嗽及大便溏泄者忌服；婴儿慎用。2.甜杏仁，为蔷薇科植物杏 *Prunus armeniaca* L. 的某些栽培品种的干燥成熟味淡的种子。润肺止咳，润肠通便，用于肺虚劳咳、津伤肠燥便秘。见彩图77。

罗汉果*
Luohanguo

本品为葫芦科植物罗汉果 *Siraitia grosvenorii*（Swingle）C.Jeffrey ex A.M.Lu et Z.Y. Zhang 的干燥果实。见彩图78。

【别名】汗果、假苦瓜、光果木鳖、金不换、罗汉表、裸鬼巴。

【性状】本品呈卵圆形、椭圆形或球形，长4.5～8.5cm，直径3.5～6cm。表面褐色、黄褐色或绿褐色，有深色斑块和黄色柔毛，有的具有6～11条纵纹。顶端有花柱残痕，基部有果梗痕。体轻，质脆，果皮薄，易破。果瓤（中、内果皮）海绵状，浅棕色。种子扁圆形，多数，长约1.5cm，宽约1.2cm，浅红色至棕红色，两面中间微凹陷，四周有放射状沟纹，边缘有槽。气微、味甜。

【性味与归经】甘，凉。归肺、大肠经。

【功能与主治】清热润肺，利咽开音，滑肠通便。用于肺热燥咳，咽痛失音，肠燥便秘。

【用法与用量】9～15g；或浸泡代茶饮。

【药膳食疗方】

1.罗汉果润肺汤：猪排骨或鸡肉300g，山药17g，玉竹17g，莲子17g，薏苡仁9g，龙眼肉11g，大枣17g，罗汉果3g，枸杞子9g。用于肺癌阴虚咳嗽者。

2.罗汉果瘦肉汤：罗汉果、猪精肉。用于痰火咳嗽。（《岭南采药录》）

3.罗汉果柿饼饮：罗汉果1个，柿饼15g，水煎服。用于百日咳。（《中药大辞典》）

4.罗汉果茶：罗汉果15～30g。用于急、慢性支气管炎，扁桃体炎，咽喉炎，便秘。（《食物中药与便方》）

5.葛菜罗汉果汤：瘦肉500g，葛菜400g，罗汉果1/4个，蜜枣4个。用于肺胃阴虚所致的干咳少痰，口干咽燥，大便不通，机体消瘦等症。（《中华养生药膳大全》）

6.罗汉果西洋菜煲猪肺：罗汉果、西洋菜、猪肺、苦杏仁。用于支气管炎属肺燥有热者。

7.罗汉果炖雪梨：雪梨1个，罗汉果半个。用于痰火咳嗽，咽喉肿痛，肠燥便秘。

【按语】1.脾胃寒冷者忌服。2.服药期间忌烟酒及辛辣、生冷、油腻、煎炸刺激性食物。3.不宜在服药期间同时服用滋补性中药。

紫苏子*
Zisuzi

本品为唇形科植物紫苏 *Perilla frutescens*（L.）Britt.的干燥成熟果实。见彩图79。

【别名】小苏子、黑苏子、赤苏子、铁苏子、青苏子。

【性状】本品呈卵圆形或类球形，直径约1.5mm。表面灰棕色或灰褐色，有微隆起的暗紫色网纹，基部稍尖，有灰白色点状果梗痕。果皮薄而脆，易压碎。种子黄白色，种皮膜质，子叶2，类白色，有油性，压碎有香气，味微辛。

【性味与归经】辛，温。归肺经。

【功能与主治】降气化痰，止咳平喘，润肠通便。用于痰壅气逆，咳嗽气喘，肠燥便秘。为治痰壅气逆咳喘的要药。

【用法与用量】3～10g。

【药膳食疗方】

1.紫苏子粥：紫苏子60g，葱、豉、椒、姜、粳米各适量。用于脚气及风寒湿痹，四肢挛急，脚踵不可践地。(《圣惠方》)

2.紫苏杏仁蜂蜜饮：紫苏子3g，杏仁30g，蜂蜜6g。(《滇南本草》)

3.三子养亲汤：紫苏子、白芥子、萝卜子。用于气喘咳嗽，食痞兼痰。(《韩氏医通》)

4.紫苏麻仁粥：紫苏子、麻子仁、粳米。用于顺气、滑大便。(《济生方》)

桑白皮
Sangbaipi

本品为桑科植物桑 *Morus alba* L.的干燥根皮。

【别名】桑根白皮、白桑皮、桑皮、桑根皮、伏蛇皮、马额皮、双白皮。

【性状】本品呈扭曲的卷筒状、槽状或板片状，长短宽窄不一，厚1～4mm。外表面白色或淡黄白色，较平坦，有的残留橙黄色或棕黄色鳞片状粗皮；内表面黄白色或灰黄色，有细纵纹。体轻，质韧，纤维性强，难折断，易纵向撕裂，撕裂时有粉尘飞扬。气微，味微甘。

【性味与归经】甘，寒。归肺经。

【功能与主治】泻肺平喘，利水消肿。用于肺热咳喘，水肿胀满尿少，面目肌肤水肿。

【用法与用量】6～12g。

银杏叶
Yinxingye

本品为银杏科植物银杏 *Ginkgo biloba* L.的干燥叶。

【别名】白果树叶、公孙树叶、飞蛾叶、鸭脚子。

【性状】本品多皱折或破碎，完整者呈扇形，长3～12cm，宽5～15cm。黄绿色或浅棕黄色，上缘呈不规则的波状弯曲，有的中间凹入，深者可达叶长的4/5。具二叉状平行叶脉，细而密，光滑无毛，易纵向撕裂。叶基楔形，叶柄长2～8cm。体轻。气微，味微苦。

【性味与归经】甘、苦、涩，平。归心、肺经。

【功能与主治】活血化瘀，通络止痛，敛肺平喘，化浊降脂。用于瘀血阻络，胸痹心痛，中风偏瘫，肺虚咳喘，高脂血症。

【用法与用量】9～12g。

【按语】有实邪者忌用。

枇杷叶
Pipaye

本品为蔷薇科植物枇杷 *Eriobotrya japonica*（Thunb.）Lindl.的干燥叶。

【别名】卢桔叶、杷叶、芭叶、毛枇杷叶、白沙枇杷叶、如意扇。

【性状】本品呈长圆形或倒卵形，长12～30cm，宽4～9cm。先端尖，基部楔形，边缘有疏锯齿，近基部全缘。上表面灰绿色、黄棕色或红棕色，较光滑；下表面密被黄色绒毛，主脉于下表面显著突起，侧脉羽状；叶柄极短，被棕黄色绒毛。革质而脆，易折断，气微，味微苦。

【性味与归经】苦，微寒。归肺、胃经。

【功能与主治】清肺止咳，降逆止呕。用于肺热咳嗽，气逆喘急，胃热呕逆，烦热口渴。

【用法与用量】6～10g。

【药膳食疗方】

1.枇杷叶茶：枇杷叶10～15g（鲜品30g），冰糖20g。用于治痰热咳嗽。(《茶疗百疾》)。

2.枇杷饮：枇杷叶10g，鲜芦根10g。用于风热咳嗽，兼有胃气上逆恶心呕吐者尤为适宜。(《中华临床药膳食疗学》)

3.枇杷叶粥：枇杷叶30g，粳米30g。用于肺热咳嗽，胃热呕逆，烦热口渴。(《中华临床药膳食疗学》)

4.枇杷桑叶菊花粥：枇杷叶15g，桑叶10g，菊花10g，粳米60g。用于肺热咳嗽，额头、鼻头粉刺。

5.枇杷淡竹叶饮：鲜枇杷叶30g，淡竹叶15g。用于声音嘶哑。

6.其他药膳：枇杷叶茅根茶（枇杷叶、茅根、白扁豆花）；枇杷叶桔梗茶（桔梗、枇杷叶、蜜枣、杏仁、冰糖）。

【按语】有报道，服用鲜枇杷叶浓煎液出现行走不稳等症状。

第十四节　安神药

【概念】

凡以安定神志为主要功效的药物，称为安神药。

【性能功效】

本类药或为金石贝壳类，或为植物类，多入心、肝经。金石贝壳类药，因其质重而具镇心祛怯、安神定志之功；而植物类药多能滋养而具养心安神之功。

【适用范围】

本类药主要适用于神志不安的病证，症见心悸、失眠、多梦、癫狂、惊痫等。

【分类】

本类药分重镇安神药和养心安神药两类。其中，重镇安神药多为矿石、贝壳或化石，其质重，善镇心安神定惊，主治心火炽盛、痰火内扰所致的惊悸失眠、惊痫癫狂；部分药物还具平肝潜阳等功效，可用于肝阳上亢之头晕目眩等证。养心安神药多为植物种子或种仁，其甘润滋养、善养心安神，主治心肝血虚、心脾两虚等所致的虚烦不眠、心悸怔忡、健忘多梦等。

【配伍方法】

引起神志不安病证的原因各异，应审因施治，若单用安神药则较难收效。如心火亢盛者，配清心泻火药；痰火内扰者，配清热化痰药；心脾气虚者，配健脾补气药；心肝血虚者，配补血养肝药；阴虚火旺者，配滋阴降火药。

【使用注意】

矿石类安神药易伤脾胃，不宜久服，或配伍健脾养胃药同用；用治失眠，应于临睡前服药。

（一）重镇安神药

珍珠

Zhenzhu

本品为珍珠贝科动物马氏珍珠贝 *Pteria martensii*（Dunker）、蚌科动物三角帆蚌 *Hyriopsis cumingii*（Lea）或褶纹冠蚌 *Cristaria plicata*（Leach）等双壳类动物受刺激形成的珍珠。

【别名】 真珠、蚌珠、真珠子、药珠、珠子、濂珠、湖珍珠。

【性状】 本品呈类球形、长圆形、卵圆形或棒形，直径1.5～8mm。表面类白色、浅粉红色、浅黄绿色或浅蓝色，半透明，光滑或微有凹凸，具特有的彩色光泽。质坚硬，破碎面显层纹。气微，味淡。

【性味与归经】 甘、咸，寒。归心、肝经。

【功能与主治】 安神定惊，明目消翳，解毒生肌，润肤祛斑。用于惊悸失眠，惊风癫痫，目赤翳障，疮疡不敛，皮肤色斑。

【用法与用量】 0.1～0.3g；多入丸散用；外用适量。

1.珍珠蒸羊心：珍珠粉6g，羊心250g，料酒10g，姜5g，葱10g。用于失眠，劳心膈痛，惊悸等症。（《失眠症药膳》）

2.其他药膳：珍珠拌平菇。

（二）养心安神药

酸枣仁*
Suanzaoren

本品为鼠李科植物酸枣 *Ziziphus jujuba* Mill.var.*spinosa*（Bunge）Hu ex H.F.Chou 的干燥成熟种子。见彩图80。

【别名】山枣仁、山酸枣、酸枣核。

【性状】本品呈扁圆形或扁椭圆形，长5～9mm，宽5～7mm，厚约3mm。表面紫红色或紫褐色，平滑有光泽，有的有裂纹。有的两面均呈圆隆状突起；有的一面较平坦，中间或有1条隆起的纵纹；另一端稍突起，一端凹陷，可见线形种脐；另端有细小突起的合点。种皮较脆，胚乳白色，子叶2，浅黄色，富油性。气微，味淡。

【性味与归经】甘、酸，平。归肝、胆、心经。

【功能与主治】养心补肝，宁心安神，敛汗，生津。用于虚烦不眠，惊悸多梦，体虚多汗，津伤口渴。

【用法与用量】10～15g。

【药膳食疗方】

1.酸枣仁熟地粥：酸枣仁10g，熟地黄10g，粳米30～60g。用于心肝两虚，心烦不眠。（《太平圣惠方》）

2.酸枣仁猪心汤：猪心1具，茯神15g，酸枣仁15g，远志6g。用于心肝两虚引起的心悸，怔忡，失眠。（《四川中药志》）

3.枣仁人参粉：酸枣仁20g，人参12g，茯苓30g。用于体虚自汗，盗汗，虚烦不眠。（《普济方》）

4.酸仁粥：酸枣仁、柏子仁各10g，红枣5枚，糖适量，粳米100g。用于心悸，面色无华，头晕，倦怠等。（《食疗百味》）

5.酸枣仁粥：炒酸枣仁30g，大米30g。用于神经衰弱，失眠多梦。

6.酸枣仁粥：酸枣仁10g，生地黄15g，粳米100g。用于心阴不足，心烦发热，心悸失眠。

7.酸枣仁鸡蛋汤：酸枣仁30g，鸡蛋1个，花生10颗，红枣6个。用于失眠，血虚。

8.芹菜枣仁汤：鲜芹菜90g，酸枣仁8g。用于虚烦不眠神经衰弱引起的失眠健忘，以及高血压引起的头晕目眩。

柏子仁
Baiziren

本品为柏科植物侧柏 *Platycladus orientalis*（L.）Franco 的干燥成熟种仁。

【别名】柏子、柏仁、柏实、柏树子、柏麦仁、香柏子。

【性状】本品呈长卵形或长椭圆形，长4～7mm，直径1.5～3mm。表面黄白色或淡黄棕色，外包膜质内种皮，顶端略尖，有深褐色的小点，基部钝圆，质软，富油性。气微香，味淡。

【性味与归经】甘，平。归心、肾、大肠经。

【功能与主治】养心安神，润肠通便，止汗。用于阴血不足，虚烦失眠，心悸怔忡，肠燥便秘，阴虚盗汗。

【用法与用量】3～10g。

【药膳食疗方】

1.柏归生发蜜：柏子仁、当归、蜂蜜。用于阴虚血燥及脱发，老人便秘。

2.柏仁菊花蜜：柏子仁、菊花、蜂蜜。用于健身悦色。

3.柏子仁炖猪心：柏子仁15g，猪心1个。用于失眠。

4.柏子仁茯苓茶：柏子仁、茯苓、熟地黄、菊花、人参、红茶。

5.柏仁玉竹粥：柏子仁（去膜）15g，玉竹30g，粳米100g。用于不寐病，肺肾不足，肠燥便秘者。(《中华养生药膳大全》)

6.柏子仁粥：柏子仁10g，蜂蜜适量，粳米60g。用于体虚肠燥便秘，心悸，失眠，健忘。(《食粥养生与治病》)

7.其他药膳：柏子仁合欢茶（柏子仁、合欢花）；柏子仁枣仁茶（柏子仁、酸枣仁、麦冬、党参、五味子）。

远志

Yuanzhi

本品为远志科植物远志 *Polygala tenuifolia* Willd. 或卵叶远志 *polygala sibirica* L. 的干燥根。

【别名】棘菀、细草、小鸡腿、小鸡眼、小草根。

【性状】本品呈圆柱形，略弯曲，长3～15cm，直径0.3～0.8cm。表面灰黄色至灰棕色，有较密并深陷的横皱纹、纵皱纹及裂纹，老根的横皱纹较密更深陷，略呈结节状。质硬而脆，易折断，断面皮部棕黄色，木部黄白色，皮部易与木部剥离。气微，味苦，微辛，嚼之有刺喉感。

【性味与归经】苦、辛，温。归心、肾、肺经。

【功能与主治】安神益智，交通心肾，祛痰，消肿。用于心肾不交引起的失眠多梦，健忘惊悸，神志恍惚，咳痰不爽，疮疡肿毒，乳房肿痛。

【用法与用量】3～10g。

【药膳食疗方】

1.远志紫菜汤：紫菜16g，远志16g，牡蛎30g。用于慢性支气管炎，咳嗽。(《中国食疗大全》)

2.其他药膳：远志牛肉汤（牛肉、枸杞子、远志、葱、姜）；远志龙眼海参汤（水发海参、远志、龙眼肉、姜、葱）。

【按语】有报道远志内服可引起过敏反应。

首乌藤
Shouwuteng

本品为蓼科植物何首乌 *Polygonum multiflorum* Thunb. 的干燥藤茎。

【别名】夜交藤。

【性状】本品呈长圆柱形，稍扭曲，具分枝，长短不一，直径4～7mm，表面紫红色或紫褐色，粗糙，具扭曲的纵皱纹，节部略膨大，有侧枝痕，外皮菲薄，可剥离。质脆，易折断，断面皮部紫红色，木部黄白色或淡棕色，导管孔明显，髓部疏松，类白色。切断者呈圆柱形的段。外表面紫红色或紫褐色，切面皮部紫红色，木部黄白色或淡棕色，导管孔明显，髓部疏松，类白色。气微，味微苦涩。

【性味与归经】甘，平。归心、肝经。

【功能与主治】养血安神，祛风通络。用于失眠多梦，血虚身痛，风湿痹痛，皮肤瘙痒。

【用法与用量】9～15g。

灵芝
Lingzhi

本品为多孔菌科真菌赤芝 *Ganoderma lucidum*（Leyss.ex Fr.）Karst. 或紫芝 *Ganoderma sinense* Zhao.Xu et Zhang 的干燥子实体。

【别名】灵芝草、菌灵芝、木灵芝。

【性状】赤芝：外形呈伞状，菌盖肾形、半圆形或近圆形，直径10～18cm，厚1～2cm。皮壳坚硬，黄褐色至红褐色，有光泽，具环状棱纹和辐射状皱纹，边缘薄而平截，常稍内卷。菌肉白色至淡棕色。菌柄圆柱形，侧生，少偏生，长7～15cm，直径1～3.5cm，红褐色至紫褐色，光亮。孢子细小，黄褐色。气微香，味苦涩。

紫芝：皮壳紫黑色，有漆样光泽。菌肉锈褐色，菌柄长17～23cm。

【性味与归经】甘，平。归心、肺、肝、肾经。

【功能与主治】补气安神，止咳平喘。用于心神不宁，失眠心悸，肺虚咳喘，虚劳短气，不思饮食。

【用法与用量】6～12g。

【药膳食疗方】

1.灵芝瘦肉汤：灵芝、黄芪各15g，瘦猪肉100g。用于气血虚损，体弱肝炎。（《中

国药膳大全》)

2.灵芝丹参酒：灵芝30g，丹参、三七各5g，加白酒500ml。用于气虚血瘀的神经衰弱、失眠、头昏、冠心病。(《中国药膳大全》)

3.灵芝乳鸽：灵芝3g，乳鸽1只，生姜、葱各适量。用于中气虚弱，体倦乏力，表虚自汗。(《中国药膳大全》)

4.灵草鸭子：净鸭子1000g，土豆100g，灵芝10g，冬虫夏草10g。用于虚劳咳喘，头晕失眠，消化不良。(《药膳大全》)

5.灵芝炖肉汤：灵芝15g，黄芪15g，枸杞子30g，猪瘦肉500g，葱、胡椒粉各适量。用于慢性肝炎见神经衰弱、失眠、食欲不振、血压不稳。(《中华养生药膳大全》)

6.灵芝兔：灵芝30g，兔1只。用于阴虚失眠，心悸，气血亏损。(《药膳菜谱》)

【按语】实证慎服。

第十五节　平肝息风药

【概念】

凡以平抑肝阳、息风止痉为主要功效的药物，称为平肝息风药。

【性能功效】

本类药皆入肝经，多为介类或虫类药，古有介类潜阳、虫类搜风之说。具有平肝潜阳、息风止痉、镇惊安神等作用。

【适用范围】

本类药主要适用于肝阳上亢之头晕目眩、肝风内动、癫痫抽搐、小儿惊风、破伤风等证。

【分类】

本类药分平抑肝阳药和息风止痉药两类。其中，平抑肝阳药性多寒凉，多数为矿石介类药，少数为植物类药。前者因质重而功主平肝潜阳，后者虽质轻但却功主平抑肝阳，且兼能镇惊安神、清肝明，主治肝阳上亢之头晕目眩等。息风止痉药寒温不一，多为虫类药，且具毒性，功主息风止痉，兼化痰解毒、通络止痛，主治肝风内动、癫痫抽搐及破伤风等证。

【配伍方法】

临床应用时，因肝阳上亢每兼肝热，故须与清泄肝热药同用；热极生风者，当配伍清热泻火药；阴虚少，肝失所养，以致肝风内动或肝阳上亢者，应配滋肾养阴、补肝养血之品；兼见神志不安者，配以安神药。

【使用注意】

药性寒凉之品，脾虚慢惊者忌用；药性温燥之品，阴虚血亏者慎用。

（一）平抑肝阳药

牡蛎*

Muli

本品为牡蛎动物长牡蛎 *Ostrea gigas* Thunberg、大连湾牡蛎 *Ostrea talienwhanensis* Crosse 或近江牡蛎 *Ostrea rivularis* Gould 的贝壳。见彩图81。

【别名】左牡蛎、海蛎子壳、左壳。

【性状】长牡蛎：呈长片状，背腹缘几平行，长10～50cm，高4～15cm。右壳较小，鳞片坚厚，层状或层纹状排列。壳外面平坦或具数个凹陷，淡紫色、灰白色或黄褐色；内面瓷白色，壳顶二侧无小齿。左壳凹陷深，鳞片较右壳粗大，壳顶附着面小。质硬，断面层状，洁白。气微，味微咸。

大连湾牡蛎：呈类三角形，背腹缘呈八字形。右壳外面淡黄色，具疏松的同心鳞片，鳞片起伏成波浪状，内面白色，左壳同心鳞片坚厚，自壳顶部放射肋数个，明显，内面凹下呈盒状，铰合面小。

近江牡蛎：呈圆形、卵圆形或三角形等。右壳外面稍不平，有灰、紫、棕、黄等色，环生同心鳞片，幼体者鳞片薄而脆，多年生长后鳞片层层相叠，内面白色，边缘有的淡紫色。

【性味与归经】咸，微寒。归肝、胆、肾经。

【功能与主治】重镇安神，潜阳补阴，软坚散结。用于惊悸失眠，眩晕耳鸣，瘰疬痰核，癥瘕痞块。煅牡蛎收敛固涩，制酸止痛。用于自汗盗汗，遗精滑精，崩漏带下，胃痛吞酸。

【用法与用量】9～30g，先煎。

【药膳食疗方】

1.丝瓜牡蛎汤：丝瓜450g，牡蛎肉150g。用于糖尿病，前列腺炎，尿道炎。

2.其他药膳：牡蛎汤（牡蛎、豆腐、酸菜、姜、九层塔）。

【按语】生牡蛎可导致吐泻。

石决明

Shijueming

本品为鲍科动物杂色鲍 *Haliotis diversicolor* Reeve、皱纹盘鲍 *Haliotis discus* hannai Ino、羊鲍 *Haliotis ovina* Gmelin、澳洲鲍 *Haliotis ruber*（Leach）、耳鲍 *Haliotis asinina* Linnaeus 或白鲍 *Haliotis laevigata*（Donovan）的贝壳。

【别名】鳆鱼甲、千里光、真海决、海决明、海南决、关海决、鲍鱼壳、九孔石决明。

【性状】杂色鲍：呈长卵圆形，内面观略呈耳形，长7～9cm，宽5～6cm，高约2cm。表面暗红色，有多数不规则的螺肋和细密生长线，螺旋部小，体螺部大，从螺旋部顶处开始向右排列有20余个疣状突起，末端6～9个开孔，孔口与壳面平。内面光滑，具珍珠样彩色光泽。壳较厚，质坚硬，不易破碎。气微，味微咸。

皱纹盘鲍：呈长椭圆形，长8～12cm，宽6～8cm，高2～3cm。表面灰棕色，有多数粗糙而不规则的皱纹，生长线明显，常有苔藓类或石灰虫等附着物，末端4～5个开孔，孔口突出壳面，壳较薄。

羊鲍：近圆形，长4～8cm，宽2.5～6cm，高0.8～2cm。壳顶位于近中部而高于壳面，螺旋部与体螺部各占1/2，从螺旋部边缘有2行整齐的突起，尤以上部较为明显，末端4～5个开孔，呈管状。

澳洲鲍：呈扁平卵圆形，长13～17cm，宽11～14cm，高3.5～6cm。表面砖红色，螺旋部约为壳面的1/2，螺肋和生长线呈波状隆起，疣状突起30余个，末端7～9个开孔，孔口突出壳面。

耳鲍：狭长，略扭曲，呈耳状，长5～8cm，宽2.5～3.5cm，高约1cm。表面光滑，具翠绿色、紫色及褐色等多种颜色形成的斑纹，螺旋部小，体螺部大，末端5～7个开孔，孔口与壳平，多为椭圆形，壳薄，质较脆。

白鲍：呈卵圆形，长11～14cm，宽8.5～11cm，高3～6.5cm。表面砖红色，光滑，壳顶高于壳面，生长线颇为明显，螺旋部约为壳面的1/3，疣状突起30余个，末端9个开孔，孔口与壳平。

【性味与归经】咸，寒。归肝经。

【功能与主治】平肝潜阳，清肝明目。用于头痛眩晕，目赤翳障，视物昏花，青盲雀目。

【用法与用量】6～20g，先煎；或粉碎为末（40目以上），入丸、散。

【药膳食疗方】双决明粥：石决明25g，决明子10g，白菊花15g，粳米100g，冰糖6g。用于目赤肿痛、羞明多泪、头胀头痛，或肝肾亏虚、肝阳上亢所致的头晕目眩、视物模糊、眼睛干涩等症。

【按语】脾胃虚寒者慎服，消化不良、胃酸缺乏者禁服。

罗布麻叶
Luobumaye

本品为夹竹桃科植物罗布麻 *Apocynum venetum* L. 的干燥叶。

【别名】红麻叶、茶叶花、红柳子叶、野麻叶、羊肚拉角叶、泽漆麻叶。

【性状】本品多皱缩卷曲，有的破碎，完整叶片展平后呈椭圆形披针形或卵圆形披针形，长2～5cm，宽0.5～2cm。淡绿色或灰绿色，先端钝，有小芒尖，基部钝圆或楔形，边缘细齿，常反卷，两面无毛，叶脉于下表面突起；叶柄细，长约4mm，质脆。气微，味淡。

【性味与归经】甘、苦，凉。归肝经。

【功能与主治】平肝安神，清热利水。用于肝阳眩晕，心悸失眠，水肿尿少。

【用法与用量】6～12g。

【药膳食疗方】

1.罗布麻降压茶：罗布麻叶500g，茉莉花适量。用于高血压病所致的眩晕、头痛、脑涨、失眠、惊痫、抽搐，辨证属肝火内动或风热上扰者；预防感冒。（《中药制剂汇编》）

2.罗布麻钩藤茶：罗布麻90～180g，钩藤90～180g，红枣若干。用于肝风内动或风热上扰的眩晕头痛，惊痫抽搐，高血压，失眠。（《食物中药与便方》）

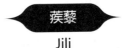

蒺藜
Jili

本品为蒺藜科植物蒺藜 *Tribulus terrestris* L.的干燥成熟果实。

【别名】白蒺藜、刺蒺藜、硬蒺藜、蒺藜子、八角刺、土蒺藜。

【性状】本品由5个分果瓣组成，呈放射状排列，直径7～12mm。常裂为单一的分果瓣，分果瓣呈斧状，长3～6mm；背部黄绿色，隆起，有纵棱和多数小刺，并有对称的长刺和短刺各1对，两侧面粗糙，有网纹，灰白色。质坚硬。气微，味苦、辛。

【性味与归经】辛、苦，微温；有小毒。归肝经。

【功能与主治】平肝解郁，活血祛风，明目，止痒。用于头痛眩晕，胸胁胀痛，乳闭乳痛，目赤翳障，风疹瘙痒。

【用法与用量】6～10g；或入丸、散。

【药膳食疗方】刺蒺藜散：刺蒺藜适量。用于阳痿属肝郁气滞者。（《民间单方》）

【按语】血虚气弱及孕妇慎服。

（二）息风止痉药

天麻
Tianma

本品为兰科植物天麻 *Gastrodia elata* Bl.的干燥块茎。

【别名】赤箭、离母、鬼督邮、神草、独摇芝、赤箭脂、定风草、合离草、水洋芋。

【性状】本品呈椭圆形或长条形，略扁，皱缩而稍弯曲，长3～15cm，宽1.5～6cm，厚0.5～2cm。表面黄白色至黄棕色，有纵皱纹及由潜伏芽排列而成的横环纹多轮，有时可见棕褐色菌索。顶端有红棕色至深棕色鹦嘴状的芽或残留茎基；另端有圆脐形疤痕。质坚硬，不易折断，断面较平坦，黄白色至淡棕色。角质样。气微，味甘。

【性味与归经】甘，平。归肝经。

【功能与主治】息风止痉，平抑肝阳，祛风通络。用于小儿惊风，癫痫抽搐，破伤风，头痛眩晕，手足不遂，肢体麻木，风湿痹痛。

【用法与用量】3～10g。

【药膳食疗方】

1. 天麻乌鸡汤：天麻12g，乌鸡500g，葱、姜、花椒、料酒、精盐各适量。用于病后体弱，头晕目眩，视物不清，手足麻木无力。（《中国药膳》）

2. 天麻降压饮：天麻10g，钩藤8g。用于高血压属肝阳上亢者，症见头晕目眩、四肢麻木等。（《中华养生药膳大全》）

3. 天麻木耳汤：天麻20g，木耳10g，白茅根10g，龙骨100g。用于肝热上扰、水饮内停之高血压，症见头晕、头目疼痛、小便短赤等。（《中华养生药膳大全》）

4. 天麻炖猪脑：天麻10g，猪脑1个。用于高血压，神经衰弱，脑血管意外后遗半身不遂及语言障碍等。（《中华养生药膳大全》）

5. 天麻陈皮炖猪脑：天麻10g，陈皮10g，猪脑1个。用于肝阳上亢兼有痰浊。

6. 天麻鱼头汤（天麻炖鱼头）：天麻25g，川芎10g，茯苓10g，鲜鲤鱼1尾（1000g左右）。用于肝阳头痛，见头晕胀痛、两侧为重、心烦易怒、夜寐不宁。（《中国药膳学》）

7. 天麻橘皮茶：天麻10g，鲜橘皮20g。用于燥湿化痰，平肝熄风。

8. 天麻芹菜汤：芹菜250g，天麻15g。用于肝阳上亢所致的头重脚轻，面红耳赤。

9. 其他药膳：天麻酒（天麻、白酒）；天麻鱼头豆腐汤（天麻、鱼头、豆腐）；天麻炖鹧鸪。

【按语】血虚甚者慎服。

第十六节　补虚药

【概念】

凡能补充人体物质亏损、增强人体功能活动，以提高抗病能力、消除虚弱证候为主要功效的药物，称为补虚药，习称补益药或补养药。

【性能功效】

本类药能补充人体气血阴阳的亏损而治各种虚证。补气和补阳类药大多药性甘温，能振奋衰弱的功能，改善或消除机体衰弱之形衰乏力、畏寒肢冷等症；补血和补阴类药药性甘温或甘寒不一，能补充人体阴血之不足及体内被耗损的物质，改善和消除精血津液不足的证候。

【适用范围】

本类药主要适用于各种虚证，而虚证有气虚、阳虚、血虚、阴虚之别。据此，其主治病证为：脾气虚之食少便溏、神疲乏力、脱肛，以及肺气虚之少言懒语、久咳虚喘、易出虚汗等气虚证；肾阳不足之畏寒肢冷、阳痿遗精、宫冷不孕、夜尿频多，以及脾肾阳虚之泄泻、肺肾两虚之喘嗽等阳虚证；心血虚或肝血不足所致的面色萎黄、唇甲苍白、头晕眼花、心慌心悸，以及妇女月经不调等血虚证；肺阴虚之干咳少痰、咽干喉燥，胃阴虚之口干舌燥、胃中嘈杂、大便秘结、舌红少苔，心阴虚之心烦不眠，以及肝肾阴虚之腰膝酸痛、遗精滑精、手足心热、潮热盗汗、眼目干涩等阴虚证。

【分类】

根据本章药物的药性和临床应用的不同，分为补气、补阳、补血、补阴四类。①补气药功主补气以增强脏腑功能活动，主治气虚诸证；②补阳药功主温补人体之阳气，主治阳虚诸证；③补阴药功主滋阴补液，兼能润燥，主治阴液亏虚诸证；④补血药功主养血，兼能滋阴，主治血虚、阴血亏虚等证。

【配伍方法】

人体是一个有机整体。人在生命活动过程中，气、血、阴、阳是相互关联的。所以，在虚损不足之时，也常互相影响。气虚常致阳虚，而阳虚多兼气虚；血虚易致阴虚，阴虚多兼血虚。故补气药和补阳药，补血药和补阴药，往往相须为用。若气阴两虚，宜补气药配补阴药；气血双亏，宜补气药配补血药；阴阳两虚，当并用补阳补阴药。其次，应根据兼证的不同，进行适当配伍。如气虚兼气滞者，应与行气药同用；阳虚而寒盛者，应与温里散寒药同用；血虚兼见失眠者，当配安神药；阴虚兼内热者，应配清虚热药；阴虚阳亢者，当配平肝潜阳药等。

【使用注意】

本类药为虚证而设，凡身体健康而无虚证者，不宜应用；邪实而正气不虚者，不宜乱用补虚药，以防"闭门留寇"；补气药多甘壅滞气，湿盛中满者忌用；补阳药温燥而能伤阴助火，阴虚火旺者不宜应用；补血与补阴药，大多药性滋腻，易伤脾胃，湿阻中焦及脾虚便溏者慎用。使用补虚药，应注意脾胃功能，使补虚药更好地发挥作用。

（一）补气药

> ### 山药*
>
> #### Shanyao
>
> 本品为薯蓣科植物薯蓣 *Dioscorea opposita* Thunb. 的干燥根茎。见彩图82。
>
> 【别名】淮山药、土薯、山薯、玉延、光山药、毛山药、大寸山、大断山。
>
> 【性状】本品略呈圆柱形，弯曲而稍扁，长15～30cm，直径1.5～6cm。表面黄白色或淡黄色，有纵沟、纵皱纹及须根痕，偶有浅棕色外皮残留。体重，质坚实，不易折断，断面白色，粉性。气微，味淡、微酸，嚼之发黏。
>
> 山药片：为不规则的厚片，皱缩不平，切面白色或黄白色，质坚脆，粉性。气微，味淡、微酸。
>
> 光山药：呈圆柱形，两端平齐，长9～18cm，直径1.5～3cm。表面光滑，白色

或黄白色。

【性味与归经】甘，平。归脾、肺、肾经。

【功能与主治】补脾养胃，生津益肺，补肾涩精。用于脾虚食少，久泻不止，肺虚咳喘，肾虚遗精，带下，尿频，虚热消渴。麸炒山药补脾健胃，用于脾虚食少、泄泻便溏、白带过多。

【用法与用量】15～30g。

【药膳食疗方】

1.山药茯苓饮（茯苓山药散）：白茯苓、干山药各等份，为细末，稀米饮调服。用于小便多，滑数不禁。（《儒门事亲》）

2.山药甘蔗饮：山药、甘蔗。（《简便单方》）

3.薯蓣鸡子黄粥：薯蓣（山药）50g，熟鸡蛋黄2枚。用于脾虚日久，食欲不振，肠滑不固，久泻不止者。血胆固醇水平高者，应慎用。（《医学衷中参西录》）

4.山药兔肉汤：兔肉200g，山药30g，枸杞子15g，党参15g，黄芪15g，大枣30g，共煮汤食用。用于身体体虚，健脾益气。

5.淮山炖乳鸽：白鸽1只，淮山药30g，北芪、党参各15g。用于脾胃虚弱，气短，乏力，饮食减少。

6.山药黄芪党参炖鹅肉：鹅1只，怀山药、黄芪、党参各30g。用于中气不足，神疲乏力，食少。（《家庭食疗手册》）

7.山药荔枝干粥：荔枝干、山药、莲子、大米。用于脾虚久泻，妇女虚弱，血虚崩漏，老人五更泻。（《泉州本草》）

8.珠玉粥：生山药100g，生薏仁100g，龙眼肉15g，粳米100g。用于脾胃虚弱、心血不足引起的心悸、健忘、失眠、多梦。（《家常食物可治病药膳食疗》）

9.五香山药鸡：小公鸡1只，山药30g，生姜3g，肉桂3g，花椒3g，木香3g，砂仁3g，白芷3g。（《胃病四季疗法》）

10.消食蛋羹（健脾消食蛋羹）：山药15g，麦芽15g，茯苓15g，山楂20g，莲子肉15g，槟榔15g，鸡内金30g，鸡蛋数枚。（《饮膳正要》）

11.山药莲子养胃粥：山药50g，莲子50g，小米200g，大米200g，红枣30g。用于脾胃虚弱，年老体虚及病愈后调养。（《中华养生药膳大全》）

12.粟米淮山糊：淮山药与粟米等量。用于小儿厌食、偏食、进食少伴见食后腹胀、泄泻等。（《中医食疗》）

13.薯蓣汤：山药30g，茯苓15g，神曲10g，红糖10g。用于脾虚湿困之泄泻证。

14.复合淮山粉：山药、莲子、芡实。用于脾虚型泄泻。（《中国药膳辨证治疗学》）

15.健脾益气粉：淮山药100g，苡仁100g，莲米100g，大枣100g，糯米500g，白糖适量。用于痔漏患者体质虚弱，气血不足者。（《中华临床药膳食疗学》）

16.山药红糖粥：山药25g，糯米50g，红糖25g。用于肺脾气虚、不能摄纳所致脱肛，又兼有倦怠乏力、短气懒言、语音低等症。（《中华临床药膳食疗学》）

17.山药芡实粥：山药50g，芡实50g，粳米50g，香油、食盐各适量。用于脾肾两虚或脾虚有湿所致的女子带下清稀、男子遗精滑泄，以及健忘失眠、纳少便溏、倦怠乏力、形体羸瘦等。(《寿世保元》)

18.夏朴蜜汁：山药30g，鸡内金10g，新鲜胡萝卜200g，红糖少许。用于脾胃虚弱之消化不良，纳食少，食后腹胀。(《疾病饮食学》)

19.淮药芝麻糊：淮山药15g，黑芝麻120g，粳米60g，鲜牛奶200g，冰糖120g，玫瑰糖6g。(《中国药膳》)

20.山药茯苓包子：山药粉、茯苓粉、面粉、白砂糖。用于体虚，脾胃不健，尿频，遗精，遗尿，热病烦躁等症。

21.山药甘蔗羹：鲜山药200g，甘蔗汁200g。用于咳嗽，气喘。

22.淮扁茯苓炖瘦肉：淮山药20g，扁豆50g，茯苓20g，瘦肉500g，姜1片，蜜枣10g。用于脾虚有湿引起的乏力身困、不欲饮食等症状的调理；胃炎、消化道溃疡、肝炎等疾病的调治；气虚、痰湿体质者使用；为春夏季常用调理品。

23.山药茯苓煲乳鸽：淮山药20g，茯苓20g，眉豆50g，乳鸽1只（约350g），瘦肉250g，桂圆5g，姜2片。用于脾虚有湿引起的纳呆乏力、面黄身困；慢性胃炎、消化道溃疡、慢性肠炎等疾病的调治；气虚体质；中、老年人四季尤其是春夏季常用调理品；阴虚体质者仍需慎用。

24.山药冬瓜汤：山药50g，冬瓜150g。用于健脾，益气，利湿。

25.山药粥：生山药15g（研为细末），大米50g。用于脾虚食少，腹泻，消瘦。

26.山药糯米粥：糯米500g，淮山药50g。用于脾胃虚寒，久泻，饮食减少。

27.山药炖猪胰：山药60g，猪胰1条，食盐适量。用于糖尿病。

28.山药参枣炖肉：人参6g，山药30g，大枣10枚，瘦猪肉适量。用于再生障碍性贫血。

29.山药汤圆：生山药150g，白砂糖150g，糯米粉250g，胡椒面适量。用于男子肾虚，肾寒精亏无嗣等症。

30.一品山药：生山药500g，面粉150g，蜂蜜1汤匙，白砂糖100g。用于肾虚体弱，尿频，遗精。

31.山药鹌鹑汤：山药20g，人参5g，鹌鹑1只，精盐少许。用于休质虚弱，脾胃不足，食欲不振，消化不良，四肢倦怠等证。

32.痛泻粥：怀山药120g，炒白芍12g，陈皮6g，防风6g，红糖适量。用于肝脾不和，脾虚失运之泄泻症。

33.山药鸽子汤：鲜山药350g，黄酒2000ml，蜂蜜适量，鸽子。

34.山药芝麻粥：大米、山药、黑芝麻、梨汁、冰糖（或红糖）。用于眩晕症，弱视，耳鸣，头发早白。

35.山药面：面粉100g，豆粉6g，鲜山药50g，羊肉20g，鸡蛋清2个，姜、葱各适量。用于下元虚损的泄泻、遗尿。

36.瘦身排毒饮：苦瓜粉2匙，山药粉1匙。用于减肥，降血糖。

37.山药莲藕瘦肉汤：莲藕200g，山药100g，猪肉200g。用于肾虚遗精。

38.山药羊肉汤：羊肉500g，山药100g，生姜25g。用于病后、产后经常肢冷，出冷汗，疲倦，气短，口干，烦热，失眠。

39.淮山薏米萝卜粥：淮山30g，薏苡仁30g，萝卜100g，粳米100g。用于痰浊闭阻型，症见胸闷、时有心痛、体胖多痰、肢体困重、眩晕心悸、舌胖淡、苔厚浊腻、脉弦滑。（《中国药用蔬菜》）

40.其他药膳：山药莲子粥（山药、莲子、芡实、薏米、粳米）；山药扁豆芡实汤（山药、芡实、扁豆）；山药扁豆粥（鲜山药、扁豆、糯米、红糖）；香炸山药圆（鲜山药、黑芝麻、糯米粉、鸡蛋、干豆粉、白糖）；山药大枣粥（山药、大枣、粳米、白糖）；山药炒虾仁（山药、枸杞子、百合、红枣、松子仁、芦笋、虾仁、腰果、大蒜）；山药芡米粥（山药、薏苡仁）；山药烧鱼肚（山药、鱼肚、姜、葱）；一品山药饼（山药、核桃仁）；山药薏米芡实粥、山药芡实扁豆茶。

【按语】湿盛中满或有实邪、积滞者禁服。

■ 甘草* ■

Gancao

本品为豆科植物甘草 *Glycyrrhiza uralensis* Fisch.、胀果甘草 *Glycyrrhiza inflata* Bat. 或光果甘草 *Glycyrrhiza glabra* L. 的干燥根和根茎。见彩图83。

【别名】国老、甜草根、美草、蜜草、甜根子、皮草、棒草。

【性状】甘草：根呈圆柱形，长25～100cm，直径0.6～3.5cm。外皮松紧不一。表面红棕色或灰棕色，具显著的纵皱纹、沟纹、皮孔及稀疏的细根痕。质坚实，断面略显纤维性，黄白色，粉性，形成层明显，射线放射状，有的有裂隙。根茎呈圆柱形，表面有牙痕，断面中部有髓。气微，味甜而特殊。

胀果甘草：根和根茎木质粗壮，有的分枝，外皮粗糙，多灰棕色或灰褐色。质坚硬，木部纤维多，粉性小。根茎不定芽多而粗大。

光果甘草：根和根茎质地较坚实，有分枝，外面不粗糙，多灰棕色，皮孔细而不明显。

【性味与归经】甘，平。归心、肺、脾、胃经。

【功能与主治】补脾益气，清热解毒，祛痰止咳，缓急止痛，调和诸药。用于脾胃虚弱，倦怠乏力，心悸气短，咳嗽痰多，脘腹、四肢挛急疼痛，痈肿疮毒，缓解药物毒性、烈性。

【用法与用量】2～10g。

【药膳食疗方】

1.甘麦大枣汤：甘草9g，小麦50g，大枣10枚。用于妇人脏燥，喜悲伤欲哭，肝

郁引起的心神不宁、精神恍惚、失眠等，亦治脾虚湿盛、食少乏力。(《金匮要略》)

2.甘草绿豆汤：生甘草15g，绿豆90g。用于解多种药物中毒。

3.甘草芍药汤：甘草20g，杭芍30g。用于胃癌疼痛。(《实用防癌保健及食疗方》)

4.甘草生姜乌豆饮：甘草30g，乌豆80g，生姜15g。用于老人中风热毒，心闷。(《寿亲养老新书》)

5.甘草赤小豆饮：绿豆10g，赤小豆10g，黑豆10g，生甘草3g。用于小儿水痘。(《健儿药膳》)。

6.甘麦枣藕汤：莲藕250g，小麦75g，甘草12g，红枣5颗。用于失眠心烦，气色不佳。

7.甘草肉桂牛肉汤：甘草6g，肉桂3g，牛肉500g。用于补益脾胃，温中散寒。

8.其他药膳：甘草桔梗茶（生甘草、桔梗）；甘草芪冬茶（生甘草、黄芪、麦冬）；甘草桑白茶（生甘草、百部、桔梗、鱼腥草、沙参、桑白皮、陈皮）。

【按语】不宜与海藻、红大戟、京大戟、甘遂、芫花同用。

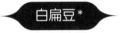

Baibiandou

本品为豆科植物扁豆*Dolichos lablab* L.的干燥成熟种子。见彩图84。

【别名】火镰扁豆、眉豆、茶豆、扁豆子、蛾眉豆。

【性状】本品呈椭圆形或扁卵圆形，长8～13mm，宽6～9mm，厚约7mm。表面淡黄白色或淡黄色，平滑，略有光泽，一侧边缘有隆起的白色眉状种阜。质坚硬。种皮薄而脆，子叶2，肥厚，黄白色。气微，味淡，嚼之有豆腥气。

【性味与归经】甘，微温。归脾、胃经。

【功能与主治】健脾化湿，和中消暑。用于脾胃虚弱，食欲不振，大便溏泻，白带过多，暑湿吐泻，胸闷腹胀。炒白扁豆，健脾化湿，用于脾虚泄泻、白带过多。

【用法与用量】9～15g；生品捣研，加水绞汁；或入丸、散。健脾止泻宜炒用；消暑养胃解毒宜生用。

【药膳食疗方】

1.白扁豆粥：白扁豆炒黄为末，米饮调下。用于妇人赤白带下。(《妇人良方》)

2.白扁豆红枣饮：扁豆30g，红枣20粒。用于慢性肾炎，贫血，小儿百日咳。(《福建药物志》)

3.扁豆清暑汤：扁豆15g，香菇6g，鲜荷叶半张。用于清暑热，伤暑头痛，止泻。

4.扁豆益胃饮：炒扁豆、党参、玉竹、山楂、乌梅各等份。用于脾胃虚弱所致的厌食症。(《药食同源祛百病》)

5.参苓白术散：白扁豆750g（姜汁浸，去皮，微炒），人参（去芦）、白茯苓、白术、甘草（炒）、山药各1000g，莲子肉（去皮）、桔梗（炒令深黄色）、薏苡仁、缩砂仁各500g。用于脾胃虚弱，饮食不进而呕吐泄泻。(《局方》)。

6.扁豆红糖煎：白扁豆、红糖、山药。用于脾虚白带增多。

7.扁豆瘦肉鸡脚汤：白扁豆，猪瘦肉，鸡脚2只，姜片。用于脾胃虚弱，食欲不振，大便溏泻。

8.扁荷粥：白扁豆50g，冰糖30g，荷叶1张，大米50g。用于暑热症。

9.双衣茶：绿豆衣、扁豆衣各5g。用于预防中暑或暑湿、暑温证，症见烦渴、尿赤、食欲不振、呕吐、泄泻等。(《日常食物药用》)

10.扁豆汤：白扁豆100g，白糖适量。用于小便不利，中暑发热。(《偏方秘方大全》)

【按语】不宜多食，以免壅气伤脾；忌生食或半生半熟食。

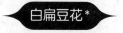

白扁豆花*

Baibiandouhua

本品为豆科植物扁豆*Dolichos lablab* L.未完全开放的花。见彩图85。

【别名】南豆花、扁豆花。

【性状】干燥花呈扁平不规则三角形，长、宽约1cm。下部有绿褐色钟状的花萼，萼齿5，外面被白色短毛；花瓣5片，皱缩，黄白色或黄棕色，有脉纹，未开放的花外为旗瓣所包，开放后即向外反折，翼瓣位于两侧，龙骨瓣镰钩状；雄蕊，弯曲，先端可见白色细毛绒。质软，体轻。味微香，味淡。

【性味与归经】甘、淡，平。归脾、胃、大肠经。

【功能与主治】解暑化湿，和中健脾。用于暑湿吐泻，痢疾，赤白带下。

【用法与用量】内服：3～9g；煎汤或研末。

【药膳食疗方】

1.清络饮：鲜扁豆花1枝，西瓜翠衣6g，鲜银花6g，丝瓜皮6g，鲜荷叶边6g，鲜竹叶心6g。用于暑温症见身热口渴、头目不清等症。(《温病条辨》)

2.白扁豆馄饨：白扁豆花、猪脊肉、葱、胡椒。用于泻痢。(《必用食治方》)

3.豆花煎鸡蛋：扁豆花30g，鸡蛋2g，盐少许。用于暑湿发热，泄泻。

4.三花防风茶：扁豆花24g，茉莉花12g，玫瑰花12g，防风12g，红糖适量。用于抑肝扶脾止泻。

5.扁豆花粥：白扁豆花15g，粳米100g。用于妇人白崩，暑湿感冒发热身重，胸脘满闷，恶心纳呆。(《奇效良方》)

6.扁豆花白糖饮：扁豆花9朵，白糖9g。用于疟疾。(《湖南药物治》)

7.其他药膳：白扁豆花陈皮茶（扁豆花、陈皮和茯苓）。

沙棘*
Shaji

本品系蒙古族、藏族习用药材，为胡颓子科植物沙棘 *Hippophae rhamnoides* L. 的干燥成熟果实。见彩图86。

【别名】醋柳果、酸刺、沙枣、大尔卜兴。

【性状】本品呈类球形或扁球形，有的数个粘连，单个直径5～8mm。表面橙黄色或棕红色，皱纹，顶端有残存的花柱，基部具短小果梗或果梗痕。果肉油润，质柔软。种子斜卵形，长约4mm，宽约2mm；表面褐色，有光泽，中间有一纵沟；种皮较硬，种仁乳白色，有油性。气微，味酸、涩。

【性味与归经】酸、涩，温。归脾、胃、肺、心经。

【功能与主治】健脾消食，止咳祛痰，活血散瘀。用于脾虚食少，食积腹痛，咳嗽痰多，胸痹心痛，瘀血经闭，跌扑瘀肿。

【用法与用量】3～10g。

【药膳食疗方】

1.沙棘饮：沙棘。用于胃痛，消化不良，胃溃疡，皮下出血，月经不调。(《沙漠地区药用植物》)

2.沙棘葡萄饮：沙棘、甘草、白葡萄干、栀子、广木香各等份。用于咳嗽痰多。(《内蒙古中草药》)

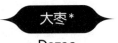

大枣*
Dazao

本品为鼠李科植物枣 *Ziziphus jujuba* Mill. 树上的干燥成熟果实。见彩图87。

【别名】大红枣、羊倌枣、脆苓枣、狼枣。

【性状】本品呈椭圆形或球形，长2～3.5cm，直径1.5～2.5cm。表面暗红色，略带光泽，有不规则皱纹。基部凹陷，有短果梗。外果皮薄，中果皮棕黄色或淡褐色，肉质，柔软，富糖性而油润。果核纺锤形，两端锐尖，质坚硬。气微香，味甜。

【性味与归经】甘，温。归脾、胃、心经。

【功能与主治】补中益气，养血安神。用于脾虚食少，乏力便溏，妇人脏燥。

【用法与用量】6～15g。

【药膳食疗方】

1.枣参丸：大枣、人参。用于气虚，大出血后身体虚弱。(《醒园录》)

2.补益大枣粥：大枣七枚(去核)，青粱粟米二合。用于中风惊恐虚悸，四肢沉重。(《圣济总录》)

3.大枣葱白汤：大枣20枚，葱白7茎。用于心脾两虚、烦闷不得眠。(《千金要方》)

4.大枣茯苓粥：大枣14枚，茯苓15g，粟米60g。用于脾胃虚弱。(《太平圣惠方》)

5.大枣陈醋饮：大枣120g，陈醋250g。用于脱肛日久不愈。(《家庭食疗手册》)

6.大枣粥：大枣10枚（去核），糯米50g，白糖适量。用于体虚心悸，乏力，胃隐痛及胃溃疡。

7.大枣羊骨汤：羊颈骨1～2根（捣破），大枣20枚（去核），糯米50～100g。用于再生障碍性贫血，血小板减少性紫癜。

8.大枣茵陈汤：大枣250g，茵陈60g。用于黄疸型肝炎。

9.银耳大枣羹：银耳20g，大枣400g，白糖适量。用于更年期综合征，阴虚火旺，低热失眠等。(《药食同源祛百病》)

10.枣莲绿豆粥：红枣15g，莲子20g，绿豆20g，粳米100g，白糖100g。用于心血虚型失眠症。

11.红枣养心煲：红枣5枚，桂圆10个，山药15g，瘦猪肉100g。用于失眠，健忘。(《药食同源祛百病》)

12.大枣木耳饮：黑木耳30g，大枣20枚，红糖20g。用于贫血、气虚所致的月经过多。(《家庭食疗手册》)

13.红枣首乌煮鸡蛋：红枣12枚，何首乌24g，鸡蛋2只，红糖适量。用于气血亏虚型眩晕。

14.大枣归胶饮：大枣10枚，棉花根30g，当归12g，阿胶15g。用于脾气虚，阴血亏，不孕症。(《女性常见疾病药膳疗法》)

15.五果茶：大枣7个，胡桃10个，银杏15个，生栗（留外皮）7个，生姜5g。用于年老体虚之人外感风邪所致咳嗽、气喘等症。(《济众新编》)

16.其他药膳：红枣菊花粥（红枣、粳米、菊花）；大枣姜糖茶（大枣、红糖、生姜）；糯米大枣粥（糯米、大枣）。

【按语】凡有湿痰、积滞、齿病、虫病者，均不宜服。

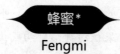

蜂蜜*
Fengmi

本品为蜜蜂科昆虫中华蜜蜂 *Apis cerana* Fabricius 或意大利蜂 *Apis mellifera* Linnaeus 所酿的蜜。见彩图88。

【别名】石蜜、石饴、白沙蜜、蜂糖、百花精、蜜糖。

【性状】本品为半透明、带光泽、浓稠的液体，白色至淡黄色或橘黄色至黄褐色，放久或遇冷渐有白色颗粒状结晶析出。气芳香，味极甜。

【性味与归经】甘，平。归肺、脾、大肠经。

【功能与主治】补中，润燥，止痛，解毒；外用生肌敛疮。用于脘腹虚痛，肺燥干咳，肠燥便秘，解乌头类药毒；外治疮疡不敛，水火烫伤。

【**用法与用量**】15～30g。外用适量。此外，并供制蜜丸之用。

【**药膳食疗方**】

1. 蜂蜜决明茶：生决明子20g，蜂蜜适量。用于肠燥便秘。

2. 蜜蒸百合：百合30g，蜂蜜适量。用于肺阴不足所致的久咳，口干，痰少及肺热胸中烦闷。(《圣惠方》)

3. 蜂蜜甘草陈皮饮：蜂蜜54g，生甘草9g，陈皮6g。用于胃及十二指肠溃疡。(《现代实用中药》)

4. 蜜饯柚肉：鲜柚肉（去核）1000g，蜂蜜250g，黄酒50～100g。用于和胃化痰。

5. 蜜饯萝卜梨：白萝卜、梨、蜂蜜、胡椒。用于发散风寒，止咳化痰。

6. 蜜饯萝卜：鲜白萝卜500g，蜂蜜150g。用于饮食停滞中焦所致呕吐。(《中华临床药膳食疗学》)

7. 蜜饯双仁方：甜杏仁、核桃仁各250g，蜂蜜500g。用于肺肾两虚性久咳、久喘等。(《蜂蜜的保健功能与药用便方》)

8. 蜂蜜鸡蛋方：鸡蛋1个，蜂蜜30g。用于眩晕，失眠等。(《蜂蜜的保健功能与药用便方》)

9. 蜜汁佛手果：佛手果1个，樱桃10粒，蜂蜜少许。用于因肝郁痰凝引起的乳中结核，伴有心烦、失眠、易怒。(《乳房病饮食疗法》)

10. 蜂蜜蒸梨（或萝卜）：大梨1枚（挖去核）或白萝卜1个（挖空），蜂蜜30g。用于阴虚肺燥干咳，久咳痰少，咽干口燥，手足心热等症。

11. 首乌丹参蜂蜜汁：制首乌、丹参各15g，蜂蜜15g。用于动脉硬化，高血压，慢性肝炎。

12. 蜜饯丝瓜花：干丝瓜花10g，蜂蜜适量。用于肺热咳嗽。(《滇南本草》)

【**按语**】痰湿内蕴、中满痞胀及肠滑泄泻者忌服。糖尿病患者宜少食。

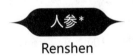

人参*

Renshen

本品为五加科植物人参*Panax ginseng* C.A.Mey. 的干燥根和根茎。见彩图89。

【**别名**】人衔、鬼盖、黄参、玉精、血参、土精、地精、金井玉阑、孩儿参、棒槌。

【**性状**】主根成纺锤形或圆柱形，长3～15cm，直径1～2cm。表面灰黄色，上部或全体有疏浅断续的粗横纹及明显的纵皱纹，下部有支根2～3条，并着生多数细长的须根，须根上常有不明显的细小疣状突出。根茎（芦头）长1～4cm，直径0.3～1.5cm，多拘挛而弯曲，具不定根和稀疏的凹窝状茎痕。质较硬，断面淡黄白色，显粉性，形成层环纹棕黄色，皮部有黄棕色的点状树脂道及放射状裂隙。香气特异，味微苦、甘。

【**性味与归经**】甘、微苦，微温。归脾、肺、心、肾经。

【功能与主治】大补元气，复脉固脱，补脾益肺，生津养血，安神益智。用于体虚欲脱，肢冷脉微，脾虚食少，肺虚喘咳，津伤口渴，内热消渴，气血亏虚，久病虚羸，惊悸失眠，阳痿宫冷。

【用法与用量】3～9g，另煎兑服；也可研粉吞服，一次2g，一日2次。

【药膳食疗方】

1.八珍糕：人参、山药、芡实、茯苓、莲子肉、糯米、粳米、白糖、蜂蜜。用于病后及年老、小儿体虚脾胃虚弱，神疲体倦，饮食无味，便溏腹泻者。(《外科正宗》)

2.十全大补汤：人参（或党参）、黄芪、白术、茯苓、熟地黄、白芍各10g，当归、肉桂各5g，川芎、甘草各3g，大枣12枚，生姜20g，墨鱼、肥母鸡、老鸭、净肚、肘子各250g，排骨500g，冬笋、蘑菇、花生米、葱各50g。用于气血两虚，面色萎黄，头晕目眩，四肢倦怠，气短懒言，心悸怔忡，饮食减少等。(《中医药膳学》)

3.琼玉膏：人参60g，白茯苓200g，白蜜500g，生地黄汁800g。用于气阴不足所致的心悸，疲倦乏力，记忆力降低，注意力不集中等症。(《圣济总录》)

4.人参薄荷饮：鲜薄荷叶60片，生姜3g，人参5g，生石膏30g，麻黄2g。用于气虚之人外感风热所致的发热头痛，咽喉肿痛，咳嗽不爽等症。(《普济方》)

5.人参核桃茶：人参5g，核桃仁4枚。用于肺肾两虚所致之哮症缓解期，症见咳嗽气短、动则气促、腰酸耳鸣等。(《茶疗百疾》)

6.人参茯苓茶：人参5g（或党参20g），白茯苓20g，生姜5g。用于治肺脾气虚所致之哮症缓期，症见自汗畏风、食少便溏、气短痰多、稀薄等。(《茶疗百疾》)

7.人参莲肉汤：人参10g，莲子10枚，冰糖30g。用于体虚气弱所致的神疲乏力，自汗脉虚，脾虚食少，大便腹泻，心悸失眠，夜眠多梦等。(《中华养生药膳大全》)

8.人参桂圆鹧鸪汤：鹧鸪2只，瘦肉150g，生晒人参10g，桂圆肉20g，盐、清水各适量。用于气血不足所致之头晕目眩，少气懒言，乏力自汗，心悸失眠，面色淡白或萎黄，唇爪甲淡白，舌淡苔白，脉细弱等症。也可用于肾阳不足所致的腰膝酸软，畏寒肢冷，面色萎白，小便清长或夜尿多，性欲减退等症。(《中华药膳养生大全》)

9.人参猪肚：人参10g，甜杏仁10g，茯苓15g，红枣12g，陈皮1片，糯米100g，猪肚1具，花椒7粒，姜1块，独头蒜4个，葱1根。用于脾胃虚弱，食欲不振，便溏，气短乏力，头晕眼花及水肿诸症。(《良药佳馔》)

10.人参大枣粥：人参6g，大枣15枚，粳米30g。用于脾胃虚弱各症状，尤适用于月经量多色淡质稀、神疲无力等症。(《女性常见疾病药膳疗法》)

11.参归黄鳝汤：黄鳝200g，人参3g，当归15g。用于脾肾阳虚引起的贫血，面色㿠白，畏寒肢冷，腰膝或下肢冷痛，久泻或小便不利，面浮肢肿。(《中国药汤谱》)

12.参茸炖鸡汤：人参10g，鹿茸2.4g，鸡肉150g。用于肾阳不足型阳痿。(《药食同源祛百病》)

13.人参鸡汤：人参15g，母鸡1只。用于各种劳伤虚损引起的心悸失眠。(《药膳治百病》)

14.人参茯苓粥：白参3g，茯苓10g，生姜10g，粳米100g，精盐适量。用于心血虚型失眠症。(《居家小药膳·养心安神》)

15.参芪羊肉汤：人参6g，黄芪30g，羊肉250g，当归18g，生姜10g。用于气虚乏力，贫血，寒性胃炎，寒性胃溃疡。(《疗养饮食指南》)

16.人参黑芝麻饮：人参5～10g，黑芝麻15g，白糖适量。用于气虚便秘兼有头晕目眩，须发早白，腰膝酸软者。(《中华临床药膳食疗学》)

17.参归白水猪心：人参60g，当归60g，猪心10枚。用于益气健脾，养血宁神。

18.人参茶：生晒参5g。用于眩晕日久，气血两亏的重证。(《中华临床药膳食疗学》)

19.人参鹿茸酒：人参30g，鹿茸20g，白酒1L。用于肾阳虚衰，腰酸腿软，畏寒肢冷，健忘失眠，食欲不振，阳痿早泄，性功能衰退，闭经。(《中华药酒治病养生全书》)

20.其他药膳：人参枸杞酒（人参、枸杞子、熟地、冰糖、白酒）；人参蜜饯粥（人参、大米、蜜枣）；人参鲜蘑汤（人参根、鲜菇、口蘑、香菇、滑子蘑、枸杞子、大枣）；人参三七饮（鲜人参、三七末）；人参胡桃汤（人参、胡桃肉、生姜、大枣）；人参肉桂炖乳鸽（人参、肉桂、乳鸽、姜）；参茸枸杞炖乌龟（鹿茸片、枸杞子、乌龟、人参）；人参麦冬炖猪脑（人参、麦冬、五味子、枸杞子、猪脑）；参苏饮（人参、甘草、茯苓、苏叶、葛根、前胡、半夏、枳壳、桔梗、陈皮、木香）；人参葛根粥（人参、葛根、粳米）；参枣核桃粥（人参、红枣、桂圆、核桃、粳米）；人参茯苓枣仁饮（人参、茯苓、酸枣仁、红糖）；人参薄荷饮（鲜薄荷叶、生姜、人参、生石膏、麻黄）；人参鸡粥（人参、淮山药、鸡、粳米）；人参枸杞酒、人参百合粥、人参白虎汤。

【按语】不宜与藜芦、五灵脂同用。

人参叶

Renshenye

本品为五加科植物人参 *Panax ginseng* C.A.Mey. 的干燥叶。

【别名】人参苗、参叶。

【性状】本品常扎成小把，成束状或扇状，长12～35cm。掌状复叶带有长柄，暗绿色，3～6枚轮生。小叶通常5枚，偶有7枚或9枚，呈卵形或倒卵形。基部的小叶长2～8cm，宽1～4cm；上部的小叶大小相近，长4～16cm，宽2～7cm。基部楔形，先端渐尖，边缘具细锯齿及刚毛，上表面叶脉生刚毛，下表面叶脉隆起。纸质，易碎。气芳香，味微苦而甘。

【性味与归经】苦、微甘，寒。归肺、胃经。

【功能与主治】补气，益肺，祛暑，生津。用于气虚咳嗽，暑热烦躁，津伤口渴，头目不清，四肢倦乏。

【用法与用量】3～9g。

【按语】不宜与藜芦、五灵脂同用。

太子参
Taizishen

本品为石竹科植物孩儿参 *Pseudostellaria heterophylla*（Miq.）Pax ex Pax et Hoffm. 的干燥块根。

【别名】童参、孩儿参、双批七、四叶参、米参。

【性状】本品呈细长纺锤形或细长条形，稍弯曲，长3～10cm，直径0.2～0.6cm。表面灰黄色至黄棕色，较光滑，微有纵皱纹，凹陷处有须根痕。顶端有茎痕。质硬而脆，断面较平坦，周边淡黄棕色，角质样。气微，味微甘。

【性味与归经】甘、微苦，平。归脾、肺经。

【功能与主治】益气健脾，生津润肺。用于脾虚体倦，食欲不振，病后虚弱，气阴不足，自汗口渴，肺燥干咳。

【用法与用量】9～30g。

【药膳食疗方】

1. 银耳太子参：银耳15g，太子参10g，冰糖适量。用于心血虚型失眠症，对伴有免疫机能低下者尤为适宜。（《居家小药膳·养心安神》）

2. 双参焖鸭：太子参、沙参各30g，老鸭1只，葱、姜各适量。用于老年糖尿病，慢性胃炎以及阴虚之咳喘、便秘患者。（《药食同源祛百病》）

3. 太子参田鸡汤：太子参100g，百合50g，罗汉果半个，田鸡500g，猪瘦肉150g。用于治气虚肺燥，咳喘气短，口干渴饮。（《中国保健汤谱》）。

4. 其他药膳：太子参炖柴鸡（太子参、柴鸡、葱、姜各适量）；太子参百合瘦肉汤（太子参、百合、猪瘦肉、罗汉果）；太子参红枣饮（太子参、黄芪、五味子、炒白扁豆、大枣）；太子参山楂粥（太子参、粳米、山楂）；参斛茶（太子参、石斛、五味子）；太子麦冬炖瘦肉（太子参、麦冬、五味子、冬菇、姜、葱、瘦猪肉）。

白术
Baizhu

本品为菊科植物白术 *Atractylodes macrocephala* Koidz. 的干燥根茎。

【别名】於术、於白术、於潜术、冬术、仙居术、徽术。

【性状】本品为不规则的肥厚团块，长3～13cm，直径1.5～7cm。表面灰黄色或灰棕色，有瘤状突起及断续的纵皱和沟纹，并有须根痕，顶端有残留茎基和芽痕。质坚硬不易折断，断面不平坦，黄白色至淡棕色，有棕黄色的点状油室散在；烘干者断面角质样，色较深或有裂隙。气清香，味甘、微辛，嚼之略有带黏性。

【**性味与归经**】苦、甘，温。归脾、胃经。

【**功能与主治**】健脾益气，燥湿利水，止汗，安胎。用于脾虚食少，腹胀泄泻，痰饮眩悸，水肿，自汗，胎动不安。

【**用法与用量**】6～12g。

【**药膳食疗方**】

1.白术猪肚粥（白术猪肚汤）：白术30g，槟榔10g，生姜10g，猪肚1付，粳米100g，葱白3茎（切细），食盐适量。用于脾虚气滞脘腹胀满，纳差纳呆。（《圣济总录》）

2.四君蒸鸭：嫩鸭1只，白术15g，党参30g，茯苓20g，调料适量。用于脾胃气虚，食少便溏，面色萎黄，语声低微，四肢无力，舌质淡，脉细弱等。（《百病饮食自疗》）

3.白术枣肉饼：白术120g，干姜60g，鸡内金60g，熟枣肉300g。用于脾胃寒湿，饮食减少，长作泄泻，完谷不化。（《医学衷中参西录》）

4.白术饼：白术250g，面粉500g。用于脾虚食少，久泻不止。

5.白术糖水：白术9g，冰糖适量。用于小儿流涎。

6.白术南瓜羹：白术9g，南瓜适量，饴糖少许。用于滑胎。（《巧吃治百病》）

7.通肝生乳粥：白术、白芍、当归、麦冬、柴胡各9g，熟地黄12g，通草3g，远志、甘草各6g，粳米100g，红糖适量。用于肝郁气滞型产后缺乳。（《产后疾病食疗与药膳调养》）

8.其他药膳：胡桃白术粥（胡桃、白术、川芎、黄芪、粳米）。

【**按语**】阴虚燥咳及气滞胀满者忌用。

红景天

Hongjingtian

本品为景天植物大花红景天*Rhodiola crenulata*（Hook.f.et Thoms.）H.Ohba 的干燥根和根茎。

【**别名**】红花景天、狮子草、九头狮子七、涩疙瘩。

【**性状**】本品根茎呈圆柱形，粗短，略弯曲，少数有分枝，长5～20cm，直径2.9～4.5cm。表面棕色或褐色，粗糙有褶皱，剥开外表有一层膜质黄色表皮且具粉红色花纹；宿存部分老花茎，花茎基部被三角形或卵形膜质鳞片；节间不规则，断面粉红色至紫红色，有一环纹，质轻，疏松。主根呈圆柱形，粗短，长约20cm，上部直径约1.5cm，侧根长10～30cm；断面橙红色或紫红色，有时具裂隙。气芳香，味微苦涩、后甜。

【**性味与归经**】甘、苦，平。归肺、心经。

【**功能与主治**】益气活血，通脉平喘。用于气虚血瘀，胸痹心痛，中风偏瘫，倦怠气喘。

　　【用法与用量】3～6g。

西洋参

Xiyangshen

　　本品为五加科植物西洋参*Panax quinquefolium* L.的干燥根。

　　【别名】西洋人参、洋参、西参、花旗参、广东人参。

　　【性状】本品呈纺锤形、圆柱形或圆锥形，长3～12cm，直径0.8～2cm。表面浅黄褐色或黄白色，可见横向环纹和线形皮孔状突起，并有细密纵皱纹和须根痕。主根中下部有一至数条侧根，多已折断。有的上端有根茎（芦头），环节明显，茎痕（芦碗）圆形或半圆形，具不定根（芋）或已折断。体重，质坚实，不易折断，断面平坦，浅黄白色，略显粉性，皮部可见黄棕色点状树脂道，形成层环纹棕黄色，木部略呈放射状纹理。气微而特异，味微苦、甘。

　　【性味与归经】甘、微苦，凉。归心、肺、肾经。

　　【功能与主治】补气养阴，清热生津。用于气虚阴亏，虚热烦倦，咳喘痰血，内热消渴，口燥咽干。

　　【用法与用量】3～6g，另煎兑服。

　　【药膳食疗方】

　　1.西洋参粥：西洋参3g，粳米50g，麦冬10g，淡竹叶10g。用于热病后气阴不足所致的口干，烦渴，气短，乏力。(《宫廷颐养与食疗粥谱》)。

　　2.西洋参蒸乌鸡：西洋参25g，乌骨鸡1只，盐3g，料酒10ml，葱15g，生姜8g，胡椒粉3g，鸡油30g。用于阴虚，口干舌燥，乏力等症。(《中华养生药膳大全》)

　　3.参芪鸽汤：西洋参3～6g，乳鸽1只，黄芪15g。用于脾虚失摄引起崩漏及肺虚咳嗽失血等症。(《中华临床药膳食疗学》)

　　4.洋参桂圆茶：西洋参3g，桂圆肉15g，白糖适量。用于心血虚型失眠症。(《居家小药膳·养心安神》)

　　5.洋参雪耳炖燕窝：西洋参片15g，雪耳15g，燕窝30g。用于阴虚肺燥，咳喘少气，或咳痰带血，咽干口燥等。(《疾病饮食疗法》)

　　6.花旗参猴头菇炖乳鸽：乳鸽1只（约250g），瘦肉250g，花旗参片10g，猴头菇30g，枸杞子5g，姜2片，大枣（去核）10g。用于气虚所致食少便溏、倦怠乏力、疮疡不敛等症状的调理；慢性消耗性疾病、手术后、癌症、贫血、脑动脉硬化等疾病的调治；气虚体质；中老年人群四季常用调补。

　　7.其他药膳：西洋参养生汤（西洋参片、排骨、山药）；西洋参鲫鱼汤（西洋参、鲫鱼、红枣、姜片）；西洋参瘦肉粥（西洋参、瘦肉、粳米）。

　　【按语】不宜与藜芦同用。

刺五加

Ciwujia

本品为五加科植物刺五加 *Acanthopanax senticosus*（Rupr.et Maxim.）Harms 的干燥根和根茎或茎。

【别名】刺拐棒、老鸦刺、刺木棒、刺针、老虎獠子、一百针。

【性状】本品根茎呈结节状不规则圆柱形，直径 1.4～4.2cm。根呈圆柱形，多扭曲，长 3.5～12cm，直径 0.3～1.5cm；表面灰褐色或黑褐色，粗糙，有细纵沟和皱纹，皮较薄，有的剥落，剥落处呈灰黄色。质硬，断面黄白色，纤维性。有特异香气，味微辛，稍苦、涩。

本品茎呈长圆柱形，多分枝，长短不一，直径 0.5～2cm。表面浅灰色，老枝灰褐色，具纵裂沟，无刺；幼枝黄褐色，密生细刺。质坚硬，不易折断，断面皮部薄，黄白色，木部宽广，淡黄色，中心有髓。气微，味微辛。

【性味与归经】辛、微苦，温。归脾、肺、肾、心经。

【功能与主治】益气健脾，补肾安神。用于脾肺气虚，体虚乏力，食欲不振，肺肾两虚，久咳虚喘，肾虚腰膝酸痛，心脾不足，失眠多梦。

【用法与用量】9～27g。

【药膳食疗方】蜂乳五加饮：刺五加 10g，蜂乳 10g。用于心血虚型失眠症。（《居家小药膳·养心安神》）

绞股蓝

Jiaogulan

本品为葫芦科植物绞股蓝 *Gynostemma pentaphyllum*（Thunb.）Makino 的根茎或全草。

【别名】七叶胆、小苦药、公罗锅底、落花生、遍地生根。

【性状】本品为干燥皱缩的全草，茎纤细，灰棕色或暗棕色，表面具纵沟纹，被稀疏毛茸，润湿展开后，叶为复叶，小叶膜质，通常 5～7 枚，少数 9 枚，叶柄长 2～4cm，被糙毛；侧生小叶，卵状长圆形或长圆状披针形，中央 1 枚较大，长 4～12cm，宽 1～3.5cm；先端渐尖，基部楔形，两面被粗毛，叶缘有锯齿，齿尖具芒。常可见到果实，圆球形，直径约 5mm，果梗长 3～5mm。味苦，具草腥气。

【性味与归经】苦，寒。归肺、脾、肾经。

【功能与主治】清热解毒，止咳祛痰，强壮补益。用于慢性气管炎，支气管哮喘，高脂血症，动脉硬化，肝炎，各种肿瘤，溃疡病，失眠，头痛，白发等。

【用法与用量】煎汤，15～30g；研末，3～6g；或泡茶饮。

党参

Dangshen

本品为桔梗科植物党参*Codonopsis pilosula*（Franch.）Nannf.、素花党参*Codonopsis pilosula* Nannf.var.*modesta*（Nannf.）L.T.Shen 或川党参*Codonopsis tangshen* Oliv.的干燥根。

【别名】潞党、白皮党、大条党、台党、西党、东党。

【性状】党参：呈长圆柱形，稍弯曲，长10～35cm，直径0.4～2cm。表面灰黄色、黄棕色至灰棕色，根头部有多数疣状突起的茎痕及芽（每个茎痕的顶端凹下的圆点状）；根头下有致密的环状横纹，向下渐稀疏，有的达全长的一半，栽培品环状横纹少或无；全体有纵皱和散在横长皮孔样突起，支根断落处常有黑褐色胶状物。质稍硬或略带韧性，断面稍平坦，有裂隙或放射状纹理，皮部淡棕黄色至黄棕色；木部淡黄色至黄色，有特殊香气，味微甜。

素花党参（西党参）：长10～35cm，直径0.5～2.5cm。表面黄白色至灰黄色，根头下致密的环状横纹常达全长的一半以上。断面裂隙较多，皮部灰白色至淡棕色。

川党参：长10～45cm，直径0.5～2cm。表面灰黄色至黄棕色，有明显的不规则的纵沟。质较软而结实，断面裂隙较少，皮部黄白色。

【性味与归经】甘，平。归脾、肺经。

【功能与主治】健脾益肺，养血生津。用于脾肺气虚，食少倦怠，咳喘虚喘，气血不足，面色萎黄，心悸气短，津伤口渴，内热消渴。

【用法与用量】9～30g。

【药膳食疗方】

1. 党参粥：党参30g，粳米100g。用于病后体弱，食少，乏力。（《中国药膳学》）

2. 党参首乌饮：党参15g，制首乌15g，蜂蜜15g。用于心血虚型失眠症。（《居家小药膳·养心安神》）

3. 参归炖母鸡：母鸡1只，党参、当归各15g，葱、姜、黄酒、盐各少许。用于慢性胃炎之久病体弱者，症见上腹部隐痛、胃脘食少、疲乏少力、面色萎黄无光泽等。（《乾坤生意》）

4. 双补膏：党参、山药、桂圆肉、黄芪、茯苓各30g，甘草10g，白术、枸杞子各20g，山萸肉、当归各15g，大枣10枚。用于气血两虚型眩晕。（《中华临床药膳食疗学》）

5. 党参枣仁膏：党参100g，枣仁100g，蜂蜜200g。用于益气健脾，养心安神。（《中华临床药膳食疗学》）

6. 参芪精：党参250g，黄芪250g，白糖粉500g。用于肺气不足，气短自汗，动则气喘，易于感冒，以及内脏下垂等症。（《中华临床药膳食疗学》）

7. 补中益气糕：鸡蛋10个，党参、黄芪、红枣各20g，炙甘草6g，当归9g，白术9g，升麻5g，柴胡5g，陈皮9g，生姜15g，白糖600g。用于气虚所致的月经先期，妇

女子宫脱垂，疲倦乏力，久泻脱肛等。(《妇科病调料药膳》)

8.党参北芪炖黄鳝：黄鳝750g，党参、北芪各5g，枸杞子5g，生姜4片等。用于脾不统血所致的月经过多。(《妇科病调料药膳》)

9.参苓白果粥：党参、茯苓各20g，白果仁15g，大米60g，红糖适量。用于脾气虚弱型带下。(《滋补养生药膳》)

10.党参炒肚片：党参25g，生姜3g，肚片400g，葱12g，胡萝卜60g，盐4g，白木耳35g，料酒12ml。用于脾胃虚弱，气血两亏，体倦无力，食少，口渴，久泻，脱肛等症。(《中华养生药膳大全》)

11.八宝鸡汤：党参10g，茯苓10g，炒白术10g，炙甘草3g，熟地黄10g，白芍10g，当归10g，川芎3g，母鸡1只（约1500g），猪肉750g，猪杂骨750g，葱、姜各适量。用于气血两虚，面色萎黄，食欲不振，四肢乏力等症。(《中华养生药膳大全》)

12.参枣糯米饭（参枣米饭）：党参15g，大枣20g，糯米250g，白砂糖50g。用于体虚气弱，食欲不振，便溏水肿等症。(《醒园录》)

13.党参白术炒肚片：党参30g，白术15g，猪肚300g，生姜5g，香葱头10g。用于体倦无力，厌食，消化不良，胃功能紊乱，结肠炎，贫血，小便频数。(《疗养饮食指南》)

14.健脾莲花糕：党参30g，白术、山楂各10g，麦芽、六曲各15g，陈皮12g，枳壳20g，鸡蛋500g，面粉350g，白糖450g，熟猪油50g，熟芝麻2g。用于脾胃虚弱所致的宿食积滞证，症见消化不良、脘腹饱胀、不思饮食、便秘等。(《养生食疗菜谱》)

15.通乳猪蹄：猪蹄1对，党参10g，黄芪15g，当归15g，麦冬10g，木通6g，桔梗10g。用于气血两虚的缺乳证。(《中华临床药膳食疗学》)

16.参麦甲鱼：甲鱼1只（500g），党参10g，麦冬10g，生姜5g，瘦火腿50g，鸡汤100g，葱、黄酒各适量。用于老年人阴虚、潮热、盗汗、神疲气短等，防止秋季燥邪伤阴。

17.其他药膳：参芪鸡丝冬瓜汤（鸡胸脯、党参、黄芪、冬瓜）；参附鸡汤（党参、附片、生姜、母鸡）；参药粥（党参、山药、薏米、大枣、大米）。

【按语】不宜与藜芦同用。

黄芪
Huangqi

本品为豆科植物蒙古黄芪 *Astragalus membranaceus*（Fisch.）Bge.var.*mongholicus*（Bge.）Hsiao 或膜荚黄芪 *Astragalus membranaceus*（Fisch.）Bge.的干燥根。

【别名】黄耆、箭芪、绵黄芪、独根、红芪、晋芪、川芪、北芪。

【性状】本品呈圆柱形，有的有分枝，上端较粗，长30～90cm，直径1～3.5cm。表面淡棕黄色或淡棕褐色，有不整齐的纵皱纹或纵沟。质硬而韧，不易折断，断面纤维性强，并显粉性，皮部黄白色，木部淡黄色，有放射状纹理和裂隙，老根中心偶呈枯朽状，黑褐色或呈空洞。气微，味微甜，嚼之微有豆腥味。

【性味与归经】甘，微温。归肺、脾经。

【功能与主治】补气升阳，固表止汗，利水消肿，生津养血，行滞通痹，托毒排脓，敛疮生肌。用于气虚乏力，食少便溏，中气下陷，久泻脱肛，便血崩漏，表虚自汗，气虚水肿，内热消渴，血虚萎黄，半身不遂，痹痛麻木，痈疽难溃，久溃不敛。

【用法与用量】9～30g。或入丸、散、膏剂。

【药膳食疗方】

1.黄芪粥：黄芪30g，粳米300g。用于妊娠胎动腹痛。(《圣惠方》)

2.黄芪当归羊肉汤：当归15g，黄芪25g，羊肉500g，葱、姜各适量。用于各种贫血，血虚体弱，宫冷崩漏，脘腹冷痛。(《中国药膳》)

3.北芪党参乌鸡汤：乌鸡1只，北芪、党参各20g，姜1片。用于面色无华。(《中医药膳养生大全精》)

4.黄芪桂圆童鸡汤(黄芪童子鸡)：童鸡1只，瘦肉150g，黄芪100g，桂圆肉10g，蜜枣6个，姜2片。用于脾气不足，症见面色苍白、纳差；心脾不足，症见心悸失眠等。(《中华养生药膳大全》)

5.黄芪建中汤：桂枝20g，白芍20g，甘草12g，生姜20g，大枣12枚，黄芪20g，饴糖300g。用于脾胃虚寒型慢性胃炎，症见胃脘部隐隐作痛、喜热喜按、苔薄白等。(《金匮要略》)

6.黄芪山药莲子粥：黄芪100g，山药100g，莲子肉(去心)100g。用于脾虚乏力，中气下陷，泄泻不止，食欲不振等症。(《中华临床药膳食疗学》)

7.黄芪淮山粥：黄芪30g，淮山药50g，粳米100g。用于脾虚不摄，崩漏患者。(《中华临床药膳食疗学》)

8.芪香蜜膏：黄芪300g，木香45g，蜂蜜适量。用于气虚便秘或兼有气滞津亏者。(《中华临床药膳食疗学》)

9.黄芪苏麻粥：黄芪10g，紫苏子50g，火麻仁50g，粳米250g。用于便秘证属气虚者。(《中华临床药膳食疗学》)

10.黄芪鳝鱼粥：黄芪20g，鳝鱼100g，粳米50g。用于气血不足所致痔疮。(《中华临床药膳食疗学》)

11.黄芪红花大枣粥：黄芪20g，红花15g，大枣5枚，粳米100g，冰糖适量。用于恶露不下证属气虚血瘀者。(《中华临床药膳食疗学》)

12.黄芪炖乌鸡：黄芪30g，白术20g，莲子50g，乌骨鸡1只。用于脾气虚弱型带下，症见带下色白如涕、无臭味、绵绵不断，伴有面色淡白或萎黄、四肢不温、精神疲惫等。(《滋补养生药膳》)

13.黄芪杞子炖乳鸽：黄芪60g，乳鸽1只，枸杞子30g，葱、姜各适量。(《女性常见疾病药膳疗法》)

14.黄芪人参粥：黄芪15g，人参6g，炮姜炭15g，大米100g。用于气虚型月经过多。(《药食同源祛百病》)

15.黄芪小米粥：黄芪、小米各50g。用于脾虚带下。(《药食同源祛百病》)

16.芪参消滞粥：黄芪10g，党参6g，粳米50g。用于脾虚气弱型疳积。(《家庭药膳保健全书》)

17.黄芪蒸鸡：嫩母鸡1只，黄芪30g，葱、生姜各10g，胡椒粉2g。用于脾虚食少，倦怠乏力，气虚自汗，易患感冒，血虚眩晕，肢体麻木及中气下陷所引起的久泻、脱肛、子宫下垂等。(《随园食单》)

18.固表粥：乌梅15g，黄芪20g，当归12g，荆芥6g，粳米适量，粳米适量。用于风疹，喷嚏，流涕，咳嗽，过敏性鼻炎，过敏性荨麻疹，气虚体质者。

19.归芪鲤鱼汤：大鲤鱼1尾，当归15g，黄芪50g。用于气血虚乳汁不足。(《中华临床药膳食疗学》)

20.芪肝汤：猪肝500g，黄芪60g。用于气血不足的缺乳。(《中华临床药膳食疗学》)

21.黄芪猴头汤：猴头菌150g，黄芪30g，嫩母鸡250g，生姜15g，葱白20g。用于脾胃虚弱，食少乏力，气虚自汗，易患感冒者；或由于气血两虚所致眩晕心悸、健忘、面色无华等。(《中国药膳学》)

22.其他药膳：黄芪姜枣汤（黄芪、大枣、生姜）；补虚正气粥（黄芪、党参、粳米、白糖）；黄芪炖乳鸽（炙黄芪、乳鸽）；黄芪炖母鸡（生黄芪、母鸡）；黄芪母鸡粥（母鸡、粳米、黄芪、熟地黄）；黄芪乌枣鸡（黄芪、乌枣、鸡肉）；黄芪茴香鱼丝（青鱼丝、黄芪、茴香、韭黄）；芪枣羊骨粥（羊骨、黄芪、大枣、粳米）；益气鲫鱼膳（鲫鱼、黄芪、炒枳壳）；芪实大肠汤（黄芪、芡实、猪大肠）。

【按语】表实邪盛、气滞湿阻、食积停滞、痈疽初起或溃后热毒尚盛等实证，以及阴虚阳亢者，均需慎服。

蜂胶

Fengjiao

本品为蜜蜂科昆虫意大利蜂 *Apis mellifera* L. 的干燥分泌物。

【性状】本品为团块状或不规则碎块，呈青绿色、棕黄色、棕红色、棕褐色或深褐色，表面或断面有光泽。20℃以下逐渐变硬、脆，20～40℃逐渐变软，有黏性和可塑性。气芳香，味微苦、略涩、有微麻感和辛辣感。

【性味与归经】苦、辛，寒。归脾、胃经。

【功能与主治】补虚弱，化浊脂，止消渴；外用解毒消肿，收敛生肌。用于体虚早衰，高脂血症，消渴；外治皮肤皲裂，烧烫伤。

【用法与用量】0.2～0.6g。可加蜂蜜适量冲服。

【按语】过敏体质慎用。

（二）补阳药

益智*
Yizhi

本品为姜科植物益智 *Alpinia oxyphylla* Miq. 的干燥成熟果实。见彩图90。

【别名】益智仁、益智子。

【性状】本品呈椭圆形，两端略尖，长1.2～2cm，直径1～1.3cm。表面棕色或灰棕色，有纵向凹凸不平的突起棱线13～20条，顶端有花被残基，基部常残存果梗。果皮薄而稍韧，与种子紧贴，种子集结成团，中有隔膜将种子团分为3瓣，每瓣有种子6～11粒。种子呈不规则的扁圆形，略有钝棱，直径约3mm，表面灰褐色或灰黄色，外被淡棕色膜质的假种皮；质硬，胚乳白色。有特异香气，味辛、微苦。

【性味与归经】辛，温。归脾、肾经。

【功能与主治】暖肾固精缩尿，温脾止泻摄唾。用于肾虚遗尿，小便频数，遗精白浊，脾寒泄泻，腹中冷痛，口多唾涎。

【用法与用量】3～10g。

【药膳食疗方】

1.益智仁粥：益智仁、白茯苓各30g，粳米50g。用于小儿遗尿，白浊。(《补要袖珍小儿方论》)

2.益智仁砂仁汤：益智仁15g，缩砂仁30g。用于漏胎下血。(《济阴方》)

3.其他药膳：益智仁炖鸭（益智仁、龙眼肉、枸杞子、山药、鸭、姜、葱）；益智仁炖牛肉（益智仁、牛肉）。

鹿茸
Lurong

本品为鹿科动物梅花鹿 *Cervus nippon* Temminck 或马鹿 *Cervus elaphus* Linnaeus 的雄鹿未骨化密生茸毛的幼角。前者习称"花鹿茸"，后者习称"马鹿茸"。

【别名】花茸、马茸、鹿角、斑龙珠、黄毛绒、八叉鹿茸。

【性状】花鹿茸：呈圆柱状分枝，具一个分枝者习称"二杠"，主枝习称"大挺"，长17～20cm，锯口直径4～5cm，离锯口约1cm处分出侧枝，习称"门庄"，长9～15cm，直径较大挺略细。外皮红棕色或棕色，多光润，表面密生红黄色或棕黄色细茸毛，上端较密，下端较疏；分岔间具1条灰黑色筋脉，皮茸紧贴。锯口黄白色，外围无骨质，中部密布细孔。体轻。气微腥，味微咸。具两个分枝者习称"三岔"，大挺长23～33cm，直径较二杠细，略呈弓形，微扁，枝端略尖，下部多有纵棱筋及突起疙瘩；皮红黄色，茸毛较稀而粗。

【性味与归经】甘、咸，温。归肾、肝经。

【**功能与主治**】壮肾阳，益精血，强筋骨，调冲任，托疮毒。用于肾阳不足，精血亏虚，阳痿滑精，宫冷不孕，羸瘦，神疲，畏寒，眩晕，耳鸣，耳聋，腰脊冷痛，筋骨痿软，崩漏带下，阴疽不敛。

【**用法与用量**】1～2g，研末冲服；或入丸剂，亦可浸酒服。

【**药膳食疗方**】

1.鹿茸酒：鹿茸6g，山药30g，白酒500g。用于肾虚阳痿，小便频数。

2.鹿茸羊肾汤：鹿茸5g，菟丝子15g，小茴香9g，羊肾1对。用于肾虚腰痛，遇劳则甚。(《中国药膳学》)

3.其他药膳：海参鹿茸汤（海参、鹿茸、黄芪、当归、酒白芍、葱、生姜）。

【**按语**】1.凡阴虚阳亢，血分有热，胃火盛或肺有痰热以及外感热病者均禁服。2.高血压、肾炎、肝功能不正常者慎服。

鹿角胶
Lujiaojiao

本品为鹿角经水煎煮、浓缩制成的固体胶。

【**别名**】白胶、鹿胶。

【**性状**】本品呈扁方形块或丁状。黄棕色或红棕色，半透明，有的上部有黄白色泡沫层。质脆，易碎，断面光亮。气微、味微甜。

【**性味与归经**】甘、咸，温。归肾、肝经。

【**功能与主治**】温补肝肾，益精养血。用于肝肾不足所致的腰膝酸冷，阳痿遗精，虚劳羸瘦，崩漏下血，便血尿血，阴疽肿痛。

【**用法与用量**】3～6g，烊化兑服。

【**药膳食疗方**】

1.鹿角胶粥：鹿角胶15g，粳米。用于肾虚阳痿，腰痛尿频，脾气虚损所致的便血。

2.鹿胶牛奶：牛奶250g煮沸，入鹿角胶6g烊化，加白蜜少许调匀服，每日1～2次。用于肾虚型腰膝酸痛，四肢倦怠，头晕眼花，面色无华等症。

【**按语**】1.阴虚阳亢及火热内蕴之出血、咳嗽、疮疡、疟疾者禁服。2.肠胃有郁火者，阳有余而阴不足者，诸病因血热者，均慎用。

巴戟天
Bajitian

本品为茜草科植物巴戟天 *Morinda officinalis* How 的干燥根。

【**别名**】巴戟母、兔儿肠、巴吉、鸡肠风、鸡眼藤、黑藤钻。

【**性状**】本品呈扁圆柱形，略弯曲，长短不等，直径0.5～2cm。表面灰黄色或暗灰色，具纵纹和横裂纹，有的皮部横向断离露出木部；质柔，断面皮部厚，紫色或淡紫色，易与木部剥离；木部坚硬，黄棕色或黄白色，直径 1 ～ 5mm。气微，味甘而微涩。

【性味与归经】甘、辛，微温。归肾、肝经。

【功能与主治】补肾阳，强筋骨，祛风湿。用于阳痿遗精，宫冷不孕，月经不调，少腹冷痛，风湿痹痛，筋骨痿软。

【用法与用量】3 ～ 10g。

【药膳食疗方】

1.巴戟酒：巴戟天、怀牛膝各100g，酒1.5kg。用于肾虚阳痿，腰膝冷痛，或风湿日久，累及肝肾，筋骨痿弱。(《千金方》)

2.巴戟煲鸡肠：巴戟天、鸡肠、生姜。用于温肾助阳，壮筋骨。

3.巴戟煲面筋：巴戟天15g，水面筋250g，草菇10粒，栗子肉10粒，精盐4g，生姜2片。用于遗精遗尿。(《素食药膳》)

4.巴戟蒸狗肉：带皮狗肉750g，香菜10g，巴戟5g，枸杞子10g，花椒5g，姜10g，绍酒、白糖、胡椒粉、葱、精盐、淀粉、麻油等适量。用于产后气血两亏，肝肾不足，面色苍白，头晕心悸，腰膝酸软，手足麻木，怕冷体倦，小便清长，夜尿频多；亦可用于风湿痹痛属虚寒者。

【按语】阴虚火旺者忌服。

杜仲

Duzhong

本品为杜仲科植物杜仲 *Eucommia ulmoides* Oliv. 的干燥树皮。

【别名】扯丝皮、思仲、丝棉皮、玉丝皮。

【性状】本品呈板片状或两边稍向内卷，大小不一，厚3 ～ 7mm。外表面淡棕色或灰褐色，有明显的皱纹或纵裂槽纹，有的树皮较薄，未去粗皮，可见明显的皮孔。内表面暗紫色，光滑。质脆，易折断，断面有细密、银白色、富弹性的橡胶丝相连。气微，味稍苦。

【性味与归经】甘，温。归肝、肾经。

【功能与主治】补肝肾，强筋骨，安胎。用于肝肾不足，腰膝酸痛，筋骨无力，头晕目眩，妊娠漏血，胎动不安。

【用法与用量】6 ～ 10g；或浸酒；或入丸、散。

【药膳食疗方】

1.杜仲羊腰汤：杜仲15g，五味子6g，羊腰500g，酱油、葱、姜、盐等适量。用于肾虚，体弱，长期腰痛。(《箧中方》)

2.羊肉杜仲肉桂汤：羊肉200g，杜仲8g，肉桂1.5g，生姜5g，大枣10枚。用于肾阳虚引起的腰腿痛或酸软无力。

3.银耳杜仲鸭肉汤：鸭肉250g，银耳30g，杜仲30g。用于肝肾两虚所致的耳鸣目糊，水肿不消，小便不利。

4.杜仲鹌鹑汤（鹌鹑枸杞杜仲汤）：鹌鹑1只，枸杞子30g，杜仲9g。用于肝肾亏虚，腰膝酸痛。（《补药与补品》）

5.杜仲炖猪腰：杜仲、益智仁各15g，核桃仁20g，猪腰子2只，葱花、姜末各适量。用于肾气虚弱型带下症，见白带清冷、量多、质稀薄、终日淋漓不断，伴有腰酸如折、小腹常有冷感等。（《滋补养生药膳》）

6.川断杜仲煲猪尾：杜仲30g，川断30g，猪尾1～2条。用于阳痿肾亏腰痛。（《中华临床药膳食疗学》）

7.杜仲炖龟汤：杜仲30g，党参30g，龟肉90g，姜、葱各适量。用于肾气不固引起的胎动不安、先兆流产。（《中华家庭药膳全书》）

8.补肾鳝鱼汤：鳝鱼200g，杜仲15g，狗脊15g，桑寄生15g，生姜5片，葱白5段。用于肝肾不足、气血亏虚、风湿痹阻所引起的关节、肌肉疼痛，风湿性关节炎等病症。（《中医药膳养生精选》）

9.杜仲腰花：猪腰250g，炙杜仲12g，五味子6g，姜、葱、蒜、料酒、淀粉、食盐、白糖、花椒、植物油等各适量。用于肾虚腰痛，步履不稳，老年耳聋，高血压病。

10.杜仲粥：杜仲10g，粳米50g。用于肝肾不足，腰膝酸痛，筋骨无力，胎动不安。

11.杜仲酒：杜仲30g，白酒500g。用于劳损腰痛。

12.其他药膳：杜仲羊肾汤（杜仲、猪或羊肾、花椒）；杜仲炖猪肚（杜仲、猪肚）。

【按语】阴虚火旺者慎服。

杜仲叶
Duzhongye

本品为杜仲科植物杜仲 *Eucommia ulmoides* Oliv. 的干燥叶。

【性状】本品多破碎，完整叶片展平后呈椭圆形或卵形，长7～15cm，宽3.5～7cm。表面黄绿色或黄褐色，微有光泽，先端渐尖，基部圆形或广楔形，边缘有锯齿，具短叶柄。质脆，搓之易碎，折断面有少量银白色橡胶丝相连。气微，味微苦。

【性味与归经】微辛，温。归肝，肾经。

【功能与主治】补肝肾，强筋骨。用于肝肾不足，头晕目眩，腰膝酸痛，筋骨痿软。

【用法与用量】10～15g。

沙苑子
Shayuanzi

本品为豆科植物扁茎黄芪 *Astragalus complanatus* R.Br. 的干燥成熟种子。

【别名】潼蒺藜、蔓黄芪、夏黄草、沙苑蒺藜。

【性状】本品略呈肾形而稍扁，长2～2.5mm，宽1.5～2mm，厚约1mm。表面光滑，褐绿色或灰褐色，边缘一侧微凹处具圆形种脐。质坚硬，不易破碎。子叶2，淡黄色，胚根弯曲，长约1mm。气微，味淡，嚼之有豆腥味。

【性味与归经】甘，温。归肝、肾经。

【功能与主治】补肾助阳，固精缩尿，养肝明目。用于肾虚腰痛，遗精早泄，遗尿尿频，白浊带下，眩晕，目暗昏花。

【用法与用量】9～15g。

【药膳食疗方】

1.沙苑子粥：沙苑子15g，粳米100g。用于肾虚腰痛，遗精早泄，遗尿尿频，白浊带下，眩晕，目暗昏花。

2.其他药膳：沙苑子炖猪腰（沙苑子、猪腰）；沙苑子莲子汤（沙苑子、莲肉）。

补骨脂

Buguzhi

本品为豆科植物补骨脂 *Psoralea corylifolia* L. 的干燥成熟果实。

【别名】破故纸、和兰苋、胡韭子。

【性状】本品呈肾形，略扁，长3～5mm，宽2～4mm，厚约1.5mm。表面黑色、黑褐色或灰褐色，具细微网状皱纹。顶端圆钝，有一小突起，凹侧有果梗痕。质硬，果皮薄，与种子不易分离；种子1枚，子叶2，黄白色，有油性。气香，味辛、微苦。

【性味与归经】辛、苦，温。归肾、脾经。

【功能与主治】温肾助阳，纳气平喘，温脾止泻；外用消风祛斑。用于肾阳不足，阳痿遗精，遗尿尿频，腰膝冷痛，肾虚作喘，五更泄泻；外用治白癜风，斑秃。

【用法与用量】6～10g。

【药膳食疗方】

1.补骨脂胡桃煎：补骨脂100g，胡桃肉200g，蜂蜜100g。用于肾阳不足，阳痿早泄，滑精尿频，腰膝冷痛，久咳虚喘等。（《类证本草》）

2.四神腰花：猪腰子（羊腰子亦可）1对，补骨脂10g，肉豆蔻10g，花椒10g，大料10g，食盐少许。用于五更泻症。（《中医临床药膳食疗学》）

3.补骨脂蛋：鸡蛋3枚，补骨脂30g，肉豆蔻15g。用于脾肾阳虚之泄泻，或鸡鸣泻患者。（《中医临床药膳食疗学》）

4.补骨脂炖猪腰：补骨脂10g，猪腰1个。用于肾虚久泻，腰痛，遗精，耳鸣耳聋。

5.其他药膳：补骨脂大枣粥（补骨脂、大枣、粳米）；补骨脂小茴香煨猪肾（补骨脂、小茴香、猪肾）。

【按语】阴虚火旺者忌服。

胡芦巴
Huluba

本品为豆科植物胡芦巴 *Trigonella foenum-graecum* L. 的干燥成熟种子。

【别名】芦巴子、苦豆、苦草、香草籽、胡巴、葫芦巴。

【性状】本品略斜方形或矩形，长3～4mm，宽2～3mm，厚约2mm。表面黄绿色或黄棕色，平滑，两侧各具一深斜沟，相交处有点状种脐。质坚硬，不易破碎。种皮薄，胚乳呈半透明状，具黏性；子叶2，淡黄色，胚根弯曲，肥大而长。气香，味微苦。

【性味与归经】苦，温。归肾经。

【功能与主治】温肾助阳，祛寒止痛。用于肾阳不足，下元虚冷，小腹冷痛，寒疝腹痛，寒湿脚气。

【用法与用量】5～10g。

【按语】阴虚火旺者忌服。

韭菜子
Jiucaizi

本品为百合科植物韭菜 *Alliwm tuberosum* Rottl.ex Spreng. 的干燥成熟种子。

【性状】本品呈半圆形或半卵圆形，略扁，长2～4mm，宽1.5～3mm。表面黑色。一面突起，粗糙，有细密的网状皱纹，另一面微凹，皱纹不甚明显。顶端钝，基部稍尖，有点状突起的种脐。质硬。气特异，味微辛。

【性味与归经】辛、甘，温。归肝、肾经。

【功能与主治】温补肝肾，壮阳固精。用于肝肾亏虚、腰膝酸痛、阳痿遗精、遗尿尿频、白浊带下。

【用法与用量】3～9g。

【按语】阴虚内热及疮疡、目疾患者均忌服。

淫羊藿
Yinyanghuo

本品为小檗科植物淫羊藿 *Epimedium brevicornu* Maxim.、箭叶淫羊藿 *Epimedium sagittatum*（Sieb.et Zucc.）Maxim.、柔毛淫羊藿 *Epimedium pubescens* Maxim. 或朝鲜淫羊藿 *Epimedium koreanum* Nakai 的干燥叶。

【别名】仙灵脾、千两金、三枝九叶草、羊藿叶、羊角风、三角莲、乏力草、鸡爪莲。

【性状】淫羊藿：三出复叶；小叶片卵圆形，长3～8cm，宽2～6cm；先端微尖，顶生小叶基部心形，两侧小叶较小，偏心形，外侧较大，呈耳状，边缘具黄色刺毛状细锯齿；上表面黄绿色，下表面灰绿色，主脉7～9条，基部有稀疏细长毛，细脉两面突起，网脉明显；小叶柄长1～5cm。叶片近革质。气微，味微苦。

箭叶淫羊藿：三出复叶，小叶片长卵形至卵状披针形，长4～12cm，宽2.5～5cm；先端渐尖，两侧小叶基部明显偏斜，外侧呈箭形。下表面疏被粗短伏毛或近无毛。叶片革质。

柔毛淫羊藿：叶下表面及叶柄密被绒毛状柔毛。

朝鲜淫羊藿：小叶较大，长4～10cm，宽3.5～7cm，先端长尖。叶片较薄。

【性味与归经】辛、甘，温。归肝、肾经。

【功能与主治】补肾阳，强筋骨，祛风湿。用于肾阳虚衰，阳痿遗精，筋骨痿软，风湿痹痛，麻木拘挛。

【用法与用量】6～10g；或浸酒、熬膏或入丸散。

【药膳食疗方】

1.淫羊藿苁蓉酒：淫羊藿100g，肉苁蓉50g，酒1000g。用于肾阳虚，腰膝酸痛，阳痿，宫寒不孕等。(《补品补药与补益良方》)

2.其他药膳：淫羊藿蚝肉汤（淫羊藿、太子参、牡蛎肉、红枣、生姜）；淫羊藿山药面（面条、淫羊藿、山药、桂圆肉）。

【按语】阴虚者慎服。

菟丝子

Tusizi

本品为旋花科植物南方菟丝子 *Cuscuta australis* R.Br.或菟丝子 *Cuscuta chinensis* Lam.的干燥成熟种子。

【别名】菟丝实、吐丝子、龙须子、萝丝子、黄萝子、豆须子、缠龙子、黄丝子。

【性状】本品呈类球形，直径1～2mm。表面灰棕色至棕褐色，粗糙，种脐线形或扁圆形。质坚实，不易以指甲压碎。气微，味淡。

【性味与归经】辛、甘，平。归肝、肾、脾经。

【功能与主治】补益肝肾，固精缩尿，安胎，明目，止泻；外用消风祛斑。用于肝肾不足，腰膝酸软，阳痿遗精，遗尿尿频，肾虚胎漏，胎动不安，目昏耳鸣，脾肾虚泻；外治白癜风。

【用法与用量】6～12g。

【药膳食疗方】

1.狗肉壮阳汤：狗肉500g，菟丝子30g，附片15g，食盐5g，葱20g，生姜20g。用于阳痿遗精，遗尿尿频等。(《中国药膳学》)

2.菟丝子粥：粳米100g，菟丝子60g，白糖30g。用于腰膝酸软，阳痿遗精，早泄，尿频遗尿，头昏眼花，视物不清，久泻不止，妇女带下，习惯性流产。
(《粥谱》)

3.其他药膳：菟丝子甲鱼汤（甲鱼、菟丝子、沙苑蒺藜、姜）；菟丝子羊肉煲（羊肉、菟丝子、附片）。

【按语】阴虚火旺、阳强不痿及大便燥结者慎服。

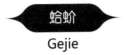

蛤蚧
Gejie

本品为壁虎科动物蛤蚧 *Gekko gecko* Linnaeus 的干燥体。

【别名】对蛤蚧、蛤蚧干、仙蟾、蛤蟹、大壁虎、蛤蛇。

【性状】本品呈扁片状，头颈部及躯干部长9～18cm，头颈部约占三分之一，腹背部宽6～11cm，尾长6～12cm。头略呈扁三角状，两眼多凹陷呈窟窿，口内有细齿，生于颚的边缘，无异形大齿。吻部半圆形，吻鳞不切鼻孔，与鼻鳞相连，上鼻鳞左右各1片，上唇鳞12～14对，下唇鳞（包括颏鳞）21片。腹背部呈椭圆形，腹薄。背部呈灰黑色或银灰色，有黄白色、灰绿色或橙红色斑点散在或密集成不显著的斑纹，脊椎骨和两侧肋骨突起。四足均具5趾；趾间仅具蹼迹，足趾底有吸盘。尾细而坚实，微现骨节，与背部颜色相同，有6～7个明显的银灰色环带，有的再生尾较原生尾短，且银灰色环带不明显，全身密被圆形或多角形微有光泽的细鳞。气腥，味微咸。

【性味与归经】咸，平。归肺、肾经。

【功能与主治】补肺益肾，纳气定喘，助阳益精。用于肺肾不足，虚喘气促，劳嗽咳血，阳痿，遗精。

【用法与用量】3～6g；多入丸散或酒剂。

【药膳食疗方】

1.蛤蚧粥：生蛤蚧1只，全党参30g，糯米50g，酒、蜂蜜各适量。用于日久咳喘不愈，面浮肢肿，动则出汗，腰腿冷痛，阳痿等。(《四季饮食疗法》)

2.蛤蚧人参粥：蛤蚧粉2g，人参粉3g，糯米500～100g。用于肺肾两虚咳嗽、气喘、面浮肢肿。(《中华临床药膳食疗学》)

3.蛤蚧酒：蛤蚧1对，黄酒500g。用于肾虚，阳痿，尿频。

4.蛤蚧养肺汤：蛤蚧6g，羊肺100g。用于身体虚弱，肺痨咳嗽。

【按语】外感风寒咳嗽喘者忌服。

紫河车
Ziheche

本品为健康人的干燥胎盘。

【别名】胎衣、胞衣、人胞、京河车、温河车。

【性状】本品呈圆形或碟状椭圆形，直径9～15cm，厚薄不一。黄色或黄棕色，一面凹凸不平，有不规则沟纹，另一面较平滑，常附有残余的脐带，其四周有细血管。质硬脆，有腥气。

【性味与归经】甘、咸，温。归肺、肝、肾经。

【功能与主治】温肾补精，益气养血。用于虚劳羸瘦，阳痿遗精，不孕少乳，久咳虚喘，骨蒸劳嗽，面色萎黄，食少气短。

【用法与用量】1.5～3g，研末吞服，或入丸、散。

【药膳食疗方】紫河车炖大枣：紫河车10g，大枣50g。用于体虚贫血。

【按语】凡有表邪及实证者禁服，脾虚湿困纳呆者慎服。

锁阳
Suoyang

本品为锁阳科植物锁阳 Cynomorium songaricum Rupr. 的干燥肉质茎。

【别名】地毛球、锁燕、不老药、锈铁棒、乌兰高腰。

【性状】本品呈扁圆柱形，微弯曲，长5～15cm，直径1.5～5cm。表面棕色或棕褐色，粗糙，具有明显纵沟和不规则凹陷，有的残存三角形的黑棕色鳞片。体重，质硬，难折断，断面浅棕色或棕褐色，有黄色三角状维管束。气微，味甘而涩。

【性味与归经】甘，温。归肝、肾、大肠经。

【功能与主治】补肾阳，益精血，润肠通便。用于肾阳不足，精血亏虚，腰膝痿软，阳痿滑精，肠燥便秘。

【用法与用量】5～10g。

【药膳食疗方】

1.锁阳酒：锁阳30g，白酒500g。用于肾虚阳痿。

2.锁阳粥：锁阳10g，粳米50g。用于阳痿滑精，肠燥便秘等症状。

3.锁阳红糖饮：锁阳10g，红糖适量。用于阳虚便秘者。

4.锁蓉羊肉面：锁阳、肉苁蓉各5g，羊肉50g，面粉200g，姜、葱。用于阳虚便秘者。

5.锁阳桑葚茶：锁阳1000g，桑葚1000g，蜂蜜200g。用于阳虚精亏、腰膝无力、不育、不孕，以及老年肠燥便秘等。（《精选药茶治病养生555方》）

【按语】阴虚火旺，脾虚泄泻及实热便秘者慎服。

肉苁蓉
Roucongrong

本品为列当科植物肉苁蓉 Cistanche deserticola Y.C.Ma 或管花肉苁蓉 Cistanche tubulosa（Schrenk）Wight 的干燥带鳞叶的肉质茎。

【**别名**】黑司令、纵蓉、肉松蓉、马芝、马足、地精。

【**性状**】肉苁蓉：呈扁圆柱形，稍弯曲，长3～15cm，直径2～8cm。表面棕褐色或灰棕色，密被覆瓦状排列的肉质鳞叶，通常鳞叶先端已断。体重，质硬，微有柔性，不易折断，断面棕褐色，有淡棕色点状维管束，排列成波状环纹。气微，味甜、微苦。

管花肉苁蓉：呈类纺锤形、扁纺锤形或扁柱形，稍弯曲，长5～25cm，直径2.5～9cm。表面棕褐色至黑褐色。断面颗粒状，灰棕色至灰褐色，散生点状维管束。

【**性味与归经**】甘、咸，温。归肾、大肠经。

【**功能与主治**】补肾阳，益精血，润肠通便。用于肾阳不足，精血亏虚，阳痿不孕，腰膝酸软，筋骨无力，肠燥便秘。

【**用法与用量**】6～10g；或入丸、散；或浸酒。

【**药膳食疗方**】

1.苁蓉羊肉粥（肉苁蓉粥）：肉苁蓉15g，羊肉200g，粳米50g。用于肾虚面黑，阳痿，遗精，腰痛。

2.肉苁蓉虾仁汤：肉苁蓉15g，小鱼干60g，虾仁60g，萝卜100g，豆腐250g，盐、胡椒粉、葱各适量。

3.土豆苁蓉蜜膏：鲜土豆1000g，肉苁蓉20g，蜂蜜适量。用于气虚便秘兼见形寒肢冷者。（《中华临床药膳食疗学》）

4.羊脊骨汤：羊脊骨1具，肉苁蓉30g，菟丝子3g。用于遗精或滑精，阳痿早泄，头昏眼花，精神萎靡，记忆力下降，腰酸腿软，虚弱消瘦，胃寒肢冷，舌淡，脉沉弱。（《药膳与药粥保健疗法》）

5.猪肚苁蓉汤：猪肚1具，肉苁蓉15g，食盐适量。用于肾气不固型早泄。《药食同源祛百病》

6.白羊肾羹：白羊肾（切作片）2具，肉苁蓉（酒浸，切）30g，羊脂（切作片）120g，胡椒6g，陈皮（去白）3g，荜茇6g，草果6g，面粉150g，食盐、生姜、葱各适量。用于肾阳虚弱，阳痿不举，腰膝冷痛或风湿日久，累及肝肾、筋骨痿弱。（《饮膳正要》）

7.羊脊骨粥：羊脊骨1条，肉苁蓉30g，菟丝子3g，粳米60g，葱、姜各适量。用于虚劳羸瘦，腰膝无力，头目昏暗。（《太平圣惠方》）

8.其他药膳：肉苁蓉煲羊肾（肉苁蓉、羊肾）；羊肉苁蓉汤（肉苁蓉、羊肉）。

海马

Haima

本品为海龙科动物线纹海马 *Hippocampus kelloggi* Jordan et Snyder、刺海马 *Hippocampus histrix* Kaup、大海马 *Hippocampus kuda* Bleeker、三斑海马 *Hippocampus tirmaculatus* Leach

或小海马（海蛆）*Hippocampus japonicus* Kaup 的干燥体。

【别名】对海马、水马。

【性状】线纹海马：呈扁长形而弯曲，体长约30cm。表面黄白色。头略似马头，有冠状突起，具管状长吻，口小，无牙，两眼深陷。躯干部七棱形，渐细卷曲，体上有瓦楞形的节纹并具短棘。体轻，骨质坚硬。气微腥，味微咸。

刺海马：体长15～20cm。头部及体上环节间的棘细而尖。

大海马：体长20～30cm。黑褐色。

三斑海马：体侧背部第1、第4、第7的短棘基部各有1黑斑。

小海马：体形小，长7～10cm。黑褐色。节纹和短棘均较短细小。

【性味与归经】甘、咸，温。归肝、肾经。

【功能与主治】温肾壮阳，散结消肿。用于阳痿，遗尿，肾虚作喘，癥瘕积聚，跌扑损伤；外治痈肿疔疮。

【用法与用量】3～9g；用时捣碎。

【药膳食疗方】

1.海马酒：海马30g，白酒500g。用于肾虚阳痿，跌打损伤。

2.海马粥：海马10g，粳米100g。用于肾阳不足，阳痿，遗尿，肾虚作喘。

【按语】孕妇、阴虚火旺及外感发热者忌服。

冬虫夏草

Dongchongxiacao

本品为麦角菌科真菌冬虫夏草菌 *Cordyceps sinensis*（BerK.）Sacc. 寄生在蝙蝠蛾科昆虫幼虫上的子座和幼虫尸体的干燥复合体。

【别名】冬虫草、虫草、夏草冬虫。

【性状】本品由虫体与从虫头部长出的真菌子座相连而成。虫体似蚕，长3～5cm，直径0.3～0.8cm；表面深黄色至黄棕色，有环纹20～30个，近头部的环纹较细；头部红棕色；足8对，中部4对较明显；质脆，易折断，断面略平坦，淡黄白色。子座细长圆柱形，长4～7cm，直径约0.3cm；表面深棕色至棕褐色，有细纵皱纹，上部稍膨大；质柔韧，断面类白色。气微腥，味微苦。

【性味与归经】甘，平。归肺、肾经。

【功能与主治】补肾益肺，止血化痰。用于肾虚精亏，阳痿遗精，腰膝酸痛，久咳虚喘，劳嗽咯血。

【用法与用量】3～9g；或入丸、散；或与鸡鸭炖服。

【药膳食疗方】

1.龟肉炖虫草：龟肉250g，冬虫夏草30g，沙参90g。用于肺肾两虚的久咳咯血，骨蒸潮热，头晕耳鸣，腰膝酸软，盗汗遗精，或肺痨咯血等。（《四川中药志》）

2.虫草羊肉汤：羊肉500g、冬虫夏草15g，姜、蒜各适量。用于肾阳不足之腰膝酸软、遗精滑精、阳痿早泄，或脾胃虚寒之呕吐嗳气、腹部冷痛、体弱畏寒，亦用于中老年人的日常保健。(《普济本事方》)

3.冬虫夏草鸭（虫草全鸭）：雄鸭1只，冬虫夏草5～10枚，葱、姜各适量。用于肺肾不足的虚喘证。

4.其他药膳：冬虫夏草花胶炖鲍鱼；虫草焖鸡块；虫草炖鸡；虫草海参煲。

【按语】有表邪者慎用。

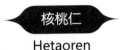
核桃仁
Hetaoren

本品为胡桃科植物胡桃*Juglans regia* L.的干燥成熟种子。

【别名】胡桃仁、核桃、胡桃肉。

【性状】本品多破碎，为不规则的块状，有皱曲的沟槽，大小不一；完整者类球形，直径2～3cm。种皮淡黄色或黄褐色，膜状，维管束脉纹深褐色。子叶类白色。质脆，富油性。气微，味甘；种皮味涩、微苦。

【性味与归经】甘，温。归肾、肺、大肠经。

【功能与主治】补肾，温肺，润肠。用于肾阳不足，腰膝酸软，阳痿遗精，虚寒喘嗽，肠燥便秘。

【用法与用量】6～9g。

【药膳食疗方】

1.核桃仁粥：核桃仁20g，粳米50g。用于肾阳不足，腰膝酸软，阳痿遗精，虚寒喘嗽，肠燥便秘，脾肾两虚型石淋。

2.核桃仁炒韭菜：核桃仁50g，韭菜200g。用于肾阳虚弱引起的腰膝酸痛、风湿痹痛、阳痿早泄、少腹冷痛等症状的调理；慢性前列腺炎、风湿性关节炎、慢性盆腔炎等疾病的调治；阳虚体质；中、老年人群冬季调补。

3.核桃五味蜜糊：核桃仁3个，五味子7粒，蜂蜜适量。用于肾虚耳鸣，遗精，盗汗，失眠。(《贵州草药》)

4.核桃芝麻牛骨汤：核桃仁30g，黑芝麻15g，牛骨250g，生姜、葱少许。用于骨质疏松的调理，尤适用于肝肾不足所致的老年骨质疏松症。(《中华养生药膳大全》)

5.核桃肉炖紫河车：核桃肉30g，紫河车粉20g，西洋参10g，大枣3枚，猪瘦肉50g。用于哮喘病及其缓解期，肺胀（肺气肿），肺肾两虚，见气短、乏闷、动则汗出等。(《中华养生药膳大全》)

6.核桃葱姜茶：核桃仁5g，葱白25g，生姜25g，茶叶15g。用于风寒感冒，发热，恶寒，头身痛，无汗等。(《药茶治百病》)

7.水晶核桃仁：核桃仁500g，柿饼露500g。用于肺肾两虚之咳嗽，喘证。(《滋补养生药膳》)

8.桃仁白参粥：核桃仁15g，白参5g，大米100g。用于体虚瘦弱，腰膝酸软，阳痿滑精，夜尿频多，大便秘结，以及成年人肺结核，慢性支气管炎，哮喘，高血脂。(《五谷膳食》)

9.核桃仁破故散：核桃仁1个，破故纸9g。用于肾肺两虚，腰痛咳嗽，大便干燥，妊娠腹痛。(《女性常见疾病药膳疗法》)

10.核桃莲肉糕：核桃仁100g，莲肉300g，芡实粉60g，粳米或糯米500g。用于脾肾两虚泄泻，胃寒腹痛，结肠癌，直肠癌等症。(《中医肿瘤病学》)

11.凤髓汤：松子仁50g，核桃仁50g，蜂蜜500g。用于津亏肠燥便秘者。(《中医临床药膳食疗学》)

12.双仁汤：核桃仁10g，杏仁15g。用于肺虚咳喘，肠燥便秘。

13.其他药膳：核桃仁羊肾粥（枸杞子、羊肾、羊肉、粳米、核桃仁）；龟甲鸡骨核桃汤（龟甲、乌鸡胫骨、核桃仁）；核桃荔枝粥（荔枝干、大米、胡桃肉）；补肾化石胡桃肉（胡桃仁、黄芪、石苇、鸡内金、金钱草、蜂蜜、白糖）；核桃人参汤。

【按语】1.核桃仁不能与野鸡肉一起食用，肺炎、支气管扩张等患者不宜食之。2.核桃仁不宜与酒同食。

续断

Xuduan

本品为川续断科植物川续断 *Dipsacus asper* Wall.ex Henry 的干燥根。

【别名】川续断、滋油菜、川萝卜根、马蓟、鼓捶草、和尚头。

【性状】本品呈圆柱形，略扁，有的微弯曲，长5～15cm，直径0.5～2cm。表面灰褐色或黄褐色，有稍扭曲或明显扭曲的纵皱及沟纹，可见横裂的皮孔及少数须根痕。质软，久置后变硬，易折断，断面不平坦，皮部墨绿色或棕色，外缘褐色或淡褐色，木部黄褐色，导管束呈放射状排列。气微香，味苦、微甜而后涩。

【性味与归经】苦、辛，微温。归肝、肾经。

【功能与主治】补肝肾，强筋骨，续折伤，止崩漏。用于肝肾不足，腰膝酸软，风湿痹痛，跌扑损伤，筋伤骨折，崩漏，胎漏。酒续断多用于风湿痹痛，跌扑损伤，筋伤骨折。盐续断多用于腰膝酸软。

【用法与用量】9～15g。

【药膳食疗方】

1.续断炖猪腰：续断15g，猪腰1个。用于水肿，腰痛。

2.疗伤猪蹄汤：猪蹄1具，续断30g，千斤拔30g，牛大力30g。用于跌打损伤所致的筋骨疼痛。(《中华养生药膳大全》)

3.续断杜仲猪尾汤：续断25g，杜仲30g，猪尾2条。用于肝肾亏虚，腰背酸痛，阳痿，遗精，陈旧性腰部损伤，腰腿痛。(《中华养生药膳大全》)

（三）补血药

龙眼肉*
Longyanrou

本品为无患子科植物龙眼 *Dimocarpus longan* Lour. 的假种皮。见彩图91。

【别名】密脾、益智、圆眼、宝圆、龙眼干。

【性状】本品为纵向破裂的不规则薄片，常数片黏结。长约1.5cm，宽2～4cm，厚约0.1cm。棕褐色，半透明。外表皱缩不平，内表面光亮而有细纵皱纹，薄片者质柔润。气微香，味甜。

【性味与归经】甘，温。归心、脾经。

【功能与主治】补益心脾，养血安神。用于气血不足，心悸怔忡，健忘失眠，血虚萎黄。

【用法与用量】9～15g。

【药膳食疗方】

1.龙眼莲子粥（龙眼粥）：龙眼肉5g，莲子肉10g，粳米100g。用于贫血。

2.龙眼甜粥：龙眼肉、扁豆各15g，白莲子10g，白糖、粳米各60g。用于气血两虚，贫血及神经衰弱。（《药食两宜家庭妙用》）

3.龙眼莲子羹：龙眼肉20g，莲子20g，百合20g，冰糖20g。用于心脾血虚引起的失眠。（《中华临床药膳食疗学》）

4.龙眼枣仁饮：龙眼肉10g，炒枣仁10g，芡实12g。用于心脾血虚，心悸，怔忡，不寐，健忘，神疲，遗精。（《中华临床药膳食疗学》）

5.龙眼洋参饮：龙眼肉30g，西洋参6g，白糖10g。用于心脾气血亏虚而致心悸，不寐，健忘者。（《中华临床药膳食疗学》）

6.龙眼姜枣汤：龙眼肉5g，生姜10g，大枣10枚。用于脾胃虚弱所致水肿，产后失血过多，脾虚泄泻，心悸失眠，及妊娠水肿等。（《女性常见疾病药膳疗法》）

7.三仙酒：龙眼肉、桂花、白糖、白酒。用于心脾两虚所致面色无华，健忘，失眠多梦，心悸怔忡。

8.龙眼花生：龙眼肉10g，连衣花生米15g。用于贫血。

9.龙眼大枣：龙眼肉30g，大枣30g。用于贫血及神经衰弱。

10.龙眼酸枣饮：龙眼肉15g，酸枣仁10g，白糖适量。用于失眠，多梦，健忘等心神不宁症。

11.桂圆参蜜膏：桂圆肉120g，党参250g，沙参125g。用于体质虚弱消瘦，乏力疲倦，烦渴等症。

12.归龙酒：桂圆900g，菊花、当归各150g，枸杞子300g，黄酒3000ml。用于脾胃虚弱，视物不清。（《仙拈集》）

13.龙眼莲子芡实汤：龙眼肉、莲子、芡实。用于贫血，神经衰弱，心悸怔忡，

自汗盗汗。(《食物中药与便方》)

14.其他药膳：龙眼酒（龙眼肉、白酒）；桂圆鸡；桂圆鸡蛋汤（桂圆、鸡蛋、红糖）。

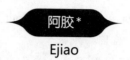

阿胶*
Ejiao

本品为马科动物驴 *Equus asinus* L.的干燥皮或鲜皮经煎煮、浓缩制成的固体胶。见彩图92。

【别名】驴皮胶、傅致胶、盆覆胶、乌胶、驴胶。

【性状】本品呈长方块、方形块或丁状。棕色至黑褐色，有光泽。质硬而脆，断面光亮，碎片对光照视呈棕色半透明状。气微，味微甘。

【性味与归经】甘，平。归肺、肝、肾经。

【功能与主治】补血滋阴，润燥，止血。用于血虚萎黄，眩晕心悸，肌痿无力，心烦不眠，虚风内动，肺燥咳嗽，劳嗽咯血，吐血尿血，便血崩漏，妊娠胎漏。

【用法与用量】3～9g，烊化兑服。

【药膳食疗方】

1.鸡子羹：鸡子1枚，阿胶（炒令燥）30g。用于妊娠胎动不安。(《圣济总录》)

2.胶蜜汤：阿胶6g，葱白3根，蜂蜜2匙。用水1碗煮葱白，沸后捞出，加入阿胶、蜂蜜，炖化，食前温服。用于老人阴血亏虚便秘。(《仁斋直指方》)

3.阿胶炖肉：瘦猪肉100g，阿胶6g，加水适量。先炖猪肉，熟后入阿胶烊化，低盐调味，饮汤食肉。用于出血性贫血。(《中国药膳学》)

4.糯米阿胶粥：阿胶30g，糯米100g，红糖适量。用于阴血不足，虚劳咳嗽，吐血、衄血、便血，妇女月经不调、崩中、胎漏等。(《食医心鉴》)

5.阿胶鸡蛋汤：阿胶10g，鸡蛋1个。用于阴血不足，胎动不安，烦躁不宁。(《中华养生药膳大全》)

6.阿胶羊肝：阿胶15g，鲜羊肝500g，水发银耳3g，青椒片3g，白糖5g，胡椒粉3g，绍酒10g，酱油3g，精盐2g，香油5g，淀粉10g，蒜末3g，姜3g，葱5g。用于肝血不足所致面色萎黄，头晕耳鸣，目暗昏花，两眼干涩，雀目夜盲等症。(《中医饮食疗法》)

7.其他药膳：乌鸡阿胶汤、阿胶山药羹。

【按语】1.脾胃虚弱者减量服用，饭后服用，出现不消化的表现暂停服用。2.三高人群慎用。3.咳嗽痰多时慎用。4.有炎症时暂停服用。5.感冒时不要服用。6.不要同时喝茶水和吃萝卜。7.女性月经期间服用如出现经量变化请停止服用或减量服用。

当归*

Danggui

本品为伞形科植物当归 *Angelica sinensis*（Oliv.）Diels 的干燥根。见彩图93。

【别名】干归、秦归、西当归、岷当归、云归。

【性状】本品略呈圆柱形，下部有支根3～5条或更多，长15～25cm。表面黄棕色至棕褐色，具纵皱纹和横长皮孔样突起。根头（归头）直径1.5～4cm，具环纹，上端圆钝，或具数个明显突出的根茎痕，有紫色或黄绿色的茎和叶鞘的残基；主根（归身）表面凹凸不平；支根（归尾）直径0.3～1cm，上粗下细，多扭曲，有少数须根痕。质柔韧，断面黄白色或淡黄棕色，皮部厚，有裂隙和多数棕色点状分泌腔，木部色较淡，形成层环黄棕色。有浓郁的香气，味甘、辛、微苦。

【性味与归经】甘、辛，温。归肝、心、脾经。

【功能与主治】补血活血，调经止痛，润肠通便。用于血虚萎黄，眩晕心悸，月经不调，经闭痛经，虚寒腹痛，风湿痹痛，跌扑损伤，痈疽疮疡，肠燥便秘。酒当归活血通经，用于经闭痛经、风湿痹痛、跌扑损伤。

【用法与用量】6～12g；或入丸、散；或浸酒；或敷膏。

【药膳食疗方】

1.归花汤：当归、金银花。用于痈疽发背初起。（《洞天奥旨》）

2.归地焖羊肉：当归5g，生地黄15g，干姜10g，羊肉500g，陈皮半只，黄酒适量。用于阳虚引起的瘦弱畏寒、面色无华、少腹冷痛、崩漏带下等症状的调理；慢性盆腔炎、宫颈炎，贫血及术后、产后等的调治；阳虚体质，产后体虚瘦弱；妇女及中老年人群冬季常用调补品。本品温补气血，外感发热未愈及湿热体质者慎用。（《千金方》）

3.当归生姜羊肉汤：当归90g，生姜150g，羊肉500g。用于"寒病腹中痛，及胁痛里急者"及妇人"产后腹痛"（《金匮要略》）。现有用当归15g、生姜5片、羊肉500g、食盐适量，用于寒凝气滞引起的脘腹冷痛，寒疝疼痛，产后腹痛，阳虚体质。

4.当归鳝鱼汤：鳝鱼500g，当归、党参各15g。用于久病体虚，倦怠乏力，消瘦。（《本草逢源》）

5.当归柏仁粥：当归20g，柏子仁15g，粳米100g，冰糖适量。用于血虚便秘者。（《中华临床药膳食疗学》）

6.牛肉当归蜜膏：牛膝50g，肉苁蓉500g，当归50g，蜂蜜适量。用于阳虚便秘症。（《中华临床药膳食疗学》）

7.归参山药炖猪腰：猪腰500g，当归、党参、山药、熟地黄各10g，酱油、醋、姜丝、蒜末、香油各适量。用于气血两虚、经络瘀阻型颈椎病、腰椎病。（《中华养生药膳大全》）

8.当归艾叶老姜汤：当归15g，艾叶15g，老生姜20g。用于月经后期属寒症。（《中华养生药膳大全》）

9.当归花草汤：当归9g，月季花30g，草红花9g。用于月经不调，痛经。（《中华养生药膳大全》）

10.归参炖母鸡：母鸡1只，当归15g，党参15g，葱、姜、黄酒、食盐各适量。用于久病体衰，反胃食少等症。（《乾坤生意》）

11.当归苁蓉猪血羹：当归身15g，冬葵菜250g，肉苁蓉15g，猪血125g。用于血虚肠燥的大便秘结。（《实用食疗方精选》）

12.归芪蒸鸡：当归20g，炙黄芪100g，嫩母鸡1只（1500g），胡椒粉3g，葱、姜各适量。用于气血两虚，面色萎黄，神疲乏力，消瘦倦怠，心悸头晕，脉象虚大无力，或妇人产后大失血、崩漏、月经过多者。（《中国药膳学》）

13.当归羊肉羹：羊肉500g，当归、黄芪、党参各25g。用于病后、产后气血虚弱，营养不良、贫血等症。

14.当归米酒饮：全当归60g，米酒1000ml。用于手臂久痛，痛位固定。

15.归参山药猪心：当归、姜丝各10g，党参30g，山药20g，猪心200g。用于心悸气短，困倦无力，健忘失眠，自汗证等。

16.当归炖猪蹄：当归、黄芪各10g，木通5g，猪蹄1对。用于气血两虚型缺乳。

17.其他药膳：当归生地黄茶（当归、生地黄、生首乌、肉苁蓉、蜂蜜）；归芪炖瘦肉（当归、黄芪、瘦肉、料酒）；当归牛肉汤（当归、川芎、生山楂、鲜牛肉）；当归羊肾汤（当归、泽兰、羊肾、生姜、葱）；逍遥粥（当归、柴胡、白芍、甘草、茯苓、白术、生姜、薄荷、粳米）；活血化瘀汤（归尾、赤芍、桃仁、红花、延胡索、丹皮）；当归黄鳝汤（当归、生姜、黄鳝、米酒）；当归黄芪竹丝鸡汤（竹丝鸡、当归、黄芪）。

【按语】月经过多、有出血倾向、阴虚内热、大便溏泄者均不宜服用。

何首乌
Heshouwu

本品为蓼科植物何首乌 *Polygonum multiflorum* Thunb. 的干燥块根。

【别名】首乌、地精、赤敛、陈知白、红内消、马肝石、山哥、山伯、山精、赤首乌、山首乌、药首乌、何相公、血娃娃、小独根、黄花污根、山翁、夜交藤根、田猪头、铁秤砣。

【性状】本品呈团块状或不规则纺锤形，长6～15cm，直径4～12cm，表面红棕色或红褐色，皱缩不平，有浅沟，并有横长皮孔和细根痕。体重，质坚实。不易折断，断面浅黄棕色或浅红棕色，显粉性，皮部有4～11个类圆形异型维管束环列，形成云锦状花纹，中央木部较大，有的呈木心。气微，味微苦而甘涩。

【性味与归经】苦、甘、涩，微温。归肝、心、肾经。

【功能与主治】解毒，消痈，截疟，润肠通便。用于疮痈，瘰疬，风疹瘙痒，久疟体虚，肠燥便秘。

【用法与用量】3～6g。

【药膳食疗方】

1.何首乌煮鲤鱼：何首乌10g，鲤鱼1条，姜片。

2.何首乌蒸猪肝：何首乌20g，猪肝片250g，枸杞子10g，姜片、葱段各适量。

3.制何首乌大枣粥：制何首乌30g，粳米50g，大枣5枚，红糖适量。用于肝肾不足之头晕耳鸣，心悸失眠，腰膝酸软，须发早白，遗精阳痿，肠燥便秘。(《太平圣惠方》)

4.制何首乌酒：制何首乌60g，白酒500ml。用于阴虚血枯，血脉痹阻，腰膝酸软，齿摇发脱，须发早白，遗精阳痿，大便难解。(《开宝本草》)

5.首乌灵芝粥：何首乌、灵芝各15g，糯米50g。用于心血不足而致的头晕失眠者。(《药食同源祛百病》)

6.何首乌煲鸡蛋：何首乌50g，鸡蛋2个。用于血虚便秘者。(《中华临床药膳食疗学》)

7.两乌补血汁：乌豆100g，首乌100g，蜜糖100ml。用于一切贫血患者，及血虚引起之月经延期患者。(《中华临床药膳食疗学》)

【按语】制何首乌为何首乌的炮制加工品。功效与主治：补肝肾，益精血，乌须发，强筋骨，化浊降脂；用于血虚萎黄，眩晕耳鸣，须发早白，腰膝酸软，肢体麻木，崩漏带下，高脂血症。

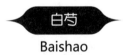

白芍

Baishao

本品为毛茛科植物芍药 *Paeonia lactiflora* Pall. 的干燥根。

【别名】大白芍。

【性状】本品呈圆柱形，平直或稍弯曲，两端平截，长5～18cm，直径1～2.5cm。表面类白色或淡棕红色，光洁或有纵皱纹及细根痕，偶遇残存的棕褐色外皮。质坚实，不易折断，断面较平坦，类白色或微带棕红色，形成层环明显，射线放射状。气微，味微苦、酸。

【性味与归经】苦、酸，微寒。归肝、脾经。

【功能与主治】养血调经，敛阴止汗，柔肝止痛，平抑肝阳。用于血虚萎黄，月经不调，自汗，盗汗，胁痛，腹痛，四肢挛痛，头痛眩晕。

【用法与用量】6～15g。

【药膳食疗方】

1.饴糖芍药汤：饴糖30g，白芍药15g，甘草3g。用于溃疡病、慢性胃炎属脾胃虚寒。(《内科学》)

2.白芍粥：白芍15g，泽兰10g，当归20g，黄芪20g，粳米100g，红糖适量。用于气血虚弱型痛经。(《中华临床药膳食疗学》)

3.疏肝和胃饮：当归10g，白芍15g，柴胡10g，枳实6g，瓜蒌、薤白、法半夏各10g，陈皮5g，甘草3g，蒲公英15g，煅瓦楞10g。用于肝胃不和型消化性溃疡病。(《名医名方录》)

4.其他药膳：白芍灵芝饮(白芍、菌灵芝、白糖)；白芍黄芪补肝汤(白芍、黄芪、枸杞子、木瓜、甘草、鸡肝、菠菜)；白芍甘草茶(白芍、甘草)；郁芍兔肉(兔肉、白芍、郁金、陈皮)。

【按语】1.虚寒之证不宜单独使用。2.不宜与藜芦同用。

熟地黄
Shudihuang

本品为生地黄的炮制加工品。

【别名】熟地。

【性状】本品呈不规则的块片、碎块，大小、厚薄不一。表面乌黑色，有光泽，黏性大。质柔韧而带韧性，不易折断，断面乌黑色，有光泽。气微，味甜。

【性味与归经】甘，微温。归肝、肾经。

【功能与主治】补血滋阴，益精填髓。用于血虚萎黄，心悸怔忡，月经不调，崩漏下血，肝肾阴虚，腰膝酸软，骨蒸潮热，盗汗遗精，内热消渴，眩晕，耳鸣，须发早白。

【用法与用量】9～15g。

【药膳食疗方】

1.熟地枸杞沉香酒：熟地黄60g，枸杞子60g，沉香6g，白酒1000g。用于肝肾虚所致的脱发，健忘，不孕。(《疾病的食疗与验方》)

2.熟地粥：熟地黄15g，粳米50g，白糖适量。用于血虚萎黄，心悸怔忡，月经不调，崩漏下血，肝肾阴虚，腰膝酸软，骨蒸潮热，盗汗遗精，内热消渴，眩晕，耳鸣，须发早白。

（四）补阴药

玉竹*
Yuzhu

本品为百合科植物玉竹 *Polygonatum odoratum*（Mill.）Druce 的干燥根茎。见彩图94。

　　【别名】葳蕤、铃铛菜、竹根七、玉竹参、尾参、甜草根、靠山竹。

　　【性状】本品呈长圆柱形，略扁，少有分枝，长4～18cm，直径0.3～1.6cm。表面黄白色或淡黄棕色，半透明，具纵皱纹和微隆起的环节，有白色圆点状的须根痕和圆盘状茎痕。质硬而脆或稍软，易折断，断面角质样或显颗粒性。气微，味甘，嚼之发黏。

　　【性味与归经】甘，微寒。归肺、胃经。

　　【功能与主治】养阴润燥，生津止渴。用于肺胃阴伤，燥热咳嗽，咽干口渴，内热消渴。

　　【用法与用量】6～12g。

　　【药膳食疗方】

　　1.玉竹麦门冬汤：玉竹15g，麦冬15g，沙参10g，生甘草5g。用于秋燥伤胃阴。（《温病条辨》）。

　　2.玉竹薏米粥：玉竹20g，旱莲草15g，桃仁9g，薏米适量。用于胃肠息肉。（《疾病的食疗与验方》）。

　　3.玉竹粥：玉竹15～20g（鲜品用30～60g），粳米100g，冰糖少许。用于糖尿病、高热病后的烦渴、口干舌燥、阴虚低热不退，及心脏病、心功能不全的辅助治疗。（《粥谱》）。

　　4.加减玉竹汤：玉竹9g，生葱白3段，桔梗3g，淡豆豉9g，东白薇3g，苏薄荷3g，炙草2g，红枣2个。用于阴虚体弱，感冒风温，及冬温咳嗽、咽干痰结。（《通俗伤寒论》）

　　5.甘露汤：玉竹120g，薄荷2叶，生姜1片，蜜少许。用于眼见黑花，赤痛昏暗。（《圣济总录》）

　　6.玉竹瘦肉汤：玉竹15～30g，瘦猪肉适量。用于肺阴虚久咳痰少。（《湖南药物志》）

　　7.玉竹卤猪心：玉竹50g，猪心1个，葱、姜、花椒等各适量。用于心阴不足引起的心悸，心烦，心神不宁，多梦失眠等。（《中国中医药学报》）

　　8.玉竹麦冬粥：玉竹20g，麦冬15g，百合30g，糯米100g，冰糖适量。用于阴虚火旺，症见心悸而烦、咽干或痛、手足心热、夜寐不安、神经衰弱。（《药食同源祛百病》）

　　9.玉参焖鸭：玉竹50g，沙参50g，鸭1只，葱、生姜各适量。用于咳喘。

　　10.玉竹沙参炖鹧鸪：鹧鸪1只，玉竹8g，沙参6g，百合6g，生姜2片，绍酒适量。用于胃有虚热，糖尿病。

　　11.玉竹薏米煲鸭：鸭1只，玉竹、沙参、薏米各50g，葱、姜各适量。用于肺阴虚咳喘，糖尿病，慢性胃炎，大便秘结。

　　12.玉竹红枣炖乌鸡：乌鸡1只，玉竹30g，红枣10颗，莲子30g，姜5片。用于阴虚燥热引起的干咳少痰，咽喉痒痛，口舌干燥，低热不退，食欲不振等。

　　13.其他药膳：玉竹乌梅茶（玉竹、北沙参、石斛、麦冬、大乌梅）；玉竹麦冬鸭

（玉竹、麦冬、水鸭）。

【按语】胃有痰湿气滞者忌服。

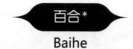

百合*
Baihe

本品为百合科植物卷丹 *Lilium lancifolium* Thunb.、百合 *Lilium brownii* F.E.Brown var.*viridulum* Baker 或细叶百合 *Lilium pumilum* DC. 的干燥肉质鳞叶。见彩图95。

【别名】强瞿、番韭、山丹、倒仙。

【性状】本品呈长椭圆形，长2～5cm，宽1～2cm，中部厚1.3～4mm。表面黄白色至淡棕黄色，有的微带紫色，有数条纵直平行的白色维管束。顶端稍尖，基部较宽，边缘薄，微波状，略向内弯曲。质硬而脆，断面较平坦，角质样。气微，味微苦。

【性味与归经】甘，寒。归心、肺经。

【功能与主治】养阴润肺，清心安神。用于阴虚燥咳，劳嗽咳血，虚烦惊悸，失眠多梦，精神恍惚。

【用法与用量】6～12g，鲜品用量可加倍，也可作为食疗品应用。

【药膳食疗方】

1. 百合粥：百合12g，粳米50g，冰糖适量。用于阴虚燥咳，劳嗽咳血，虚烦惊悸，失眠多梦。

2. 百合鸡子黄汤：百合45g，鸡蛋1枚，白糖或冰糖适量。用于大病后精神失常，妇女癔病及惊悸不宁，神经性呕吐。（《金匮要略》）

3. 蜜蒸百合：百合30g，蜂蜜适量。用于肺阴不足所致的久咳、口干、痰少及肺热胸中烦闷。（《圣惠方》）

4. 香菇烧百合：鲜香菇200g，鲜百合100g。用于阴虚肺燥所致的干咳少痰，心神不安，潮热出汗，难以入眠等。

5. 百合地黄汤：百合60g，生地黄30g。用于精神恍惚，虚烦不安。（《金匮要略》）

6. 百合杏仁粥：鲜百合50g，杏仁（去皮尖）10g，粳米50g。用于肺胃津伤液燥的干咳更为适宜。（《中华临床药膳食疗学》）

7. 小麦百合生地汤：百合15g，小麦30g，生地黄20g，生龙齿15g。用于虚烦惊悸，失眠多梦。（《中华临床药膳食疗学》）

8. 百合红枣汤：新鲜百合35g，红枣10颗，红糖适量。（《名医偏方治百病大全集》）

9. 百合杷藕茶：百合（鲜良者）30g，枇杷（去核）30g，鲜藕（洗净，切片）30g。用于燥热伤肺，干咳声嘶，或咳唾带血，口干舌燥，舌苔薄干，脉细数无力等症。（《药茶治百病》）

10. 百合银耳羹：百合50g，去心莲肉50g，银耳25g，冰糖50g。用于失眠，健忘，心悸等。（《药膳治百病》）

11. 百合枣龟汤：龟肉50g，百合15g，红枣10枚，调味料适量。用于心肾阴虚所

致失眠、心烦、心悸等症。（《家庭药膳》）

12.百合桔梗鸡蛋清：百合20个，桔梗8g，五味子4g，鸡蛋清2个。用于肺阴不足、虚火上炎的声音嘶哑。（《药食同源祛百病》）

13.百合糯米粥：百合90g，糯米100g，红糖适量。用于胃痛心烦，失眠等症。

14.百合玉竹鲜淮山炖甲鱼：百合20g，玉竹10g，桂圆10g，鲜淮山200g，甲鱼1只（约500g），瘦肉200g，鸡脚2对，生姜2片。用于滋补肺肾，止咳平喘。

15.百合汤：鲜百合150g，白糖适量。用于肺阴不足，干咳少痰，咽干口渴，神经衰弱，疮痈红肿。（《中华养生药膳大全》）

16.其他药膳：百合银耳莲子羹（莲子、干银耳、鲜百合、枸杞子、冰糖）；百合麦冬粥（百合、麦冬、沙参、桑葚、桂圆肉）；银耳百合茶（银耳、百合、北沙参）；蛤肉百合玉竹汤（蛤蜊肉、百合、玉竹）；鸽蛋百莲汤（鸽蛋、百合、莲子肉）。

【按语】1.风寒咳嗽、虚寒出血、脾胃不佳者忌食。2.大量服食时宜慎。

枸杞子*
Gouqizi

本品为茄科植物宁夏枸杞子 *Lycium barbarum* L.的干燥成熟果实。见彩图96。

【别名】枸杞果、地骨子、血枸子、枸地芽子、枸杞豆、血杞子、狗奶子、红耳坠。

【性状】本品呈纺锤形或椭圆形，长6～20mm，直径3～10mm。表面红色或暗红色，顶端有小突起状的花柱痕，基部有白色的果梗痕。果皮柔韧，皱缩；果肉肉质，柔润。种子20～50粒，类肾形，扁而翘，长1.5～1.9mm，宽1～1.7mm，表面浅黄色或棕黄色。气微，味甜。

【性味与归经】甘，平。归肝、肾经。

【功能与主治】滋补肝肾，益精明目。用于虚劳精亏，腰膝酸痛，眩晕耳鸣，阳痿遗精，内热消渴，血虚萎黄，目昏不明。

【用法与用量】6～12g；或浸酒服。

【药膳食疗方】

1.枸杞酒：枸杞子300g，白酒500ml。用于补虚、长肌肉、益颜色，及肝肾虚损所致的目暗、目涩、视弱、迎风流泪等。（《延年方》）

2.枸杞子散：枸杞子30g，黄芪45g，人参30g，桂心9g，当归30g，白芍药30g。用于虚劳，下焦虚伤，微渴，小便数。（《圣惠方》）

3.杞圆膏：枸杞子、龙眼肉各等份。用于肝肾不足，血不养心，腰膝酸软，头昏耳鸣，心悸健忘等症。（《摄生秘剖》）

4.枸杞子五味子饮：枸杞子、五味子。用于素体或病后倦怠，乏力，虚汗，腰膝痛等肾气亏损。（《摄生众妙方》）

5.枸杞丸：枸杞子（冬采者佳）、黄精各等份。用于补精气。（《奇效良方》）

6.杞菊地黄粥：熟地黄15g，枸杞子20 g，菊花10 g，粳米100 g，冰糖适量。用

于肝肾不足、精血不能上荣于脑的血虚头痛。(《中华临床药膳食疗学》)

7.杞菊决明子茶：枸杞子10g，菊花3g，决明子20g。用于降压降脂，视物模糊等。(《中华临床药膳食疗学》)

8.枸杞粥：枸杞子25g，大米50g，冰糖适量。用于老年体弱、病后体虚，久服可益寿。

9.枸杞炖兔肉：枸杞子15g，兔肉250g。用于糖尿病。

10.甲鱼滋肾汤：甲鱼1只，枸杞子30g，熟地黄15g。用于滋阴补肾，肾阴虚型头痛。

11.枸杞杜仲鹌鹑汤：鹌鹑1只，枸杞子30g，杜仲9g。用于肝肾亏虚，腰膝酸痛。(《补药与补品》)

12.枸杞茯苓茶：枸杞子50g，茯苓100g，红茶适量。用于淋证久治不愈、耗伤脾肾，而成劳淋者。(《中华临床药膳食疗学》)

13.核桃枸杞酒：核桃仁200g，枸杞子200g，红糖50g，黄酒500ml。用于肾虚痛经，腰酸疼痛，经来腹痛量少。(《女性常见疾病药膳疗法》)

14.羊肉杞子汤：羊腿肉1000g，枸杞子20g，生姜2g，料酒、葱段各适量。用于肾阳不足所致腰膝酸软、筋骨无力等症。(《中华养生药膳大全》)

15.红杞田七鸡：枸杞子125g，三七10g，肥母鸡1只，猪瘦肉100g，小白菜心250g，面粉150g，绍酒30g，胡椒粉5g，生姜10g，葱白30g。用于年老体虚、病后未复、产后血虚、贫血及其他营血虚损证，见面色萎黄、心悸心慌、头晕眼花、经血量少及腰膝酸软等症。(《中国药膳学》)

16.枸杞子女贞炖乌鸡：枸杞子5g，女贞子10g，菟丝子5g，大枣5g(去核)，乌鸡300g，瘦肉200g，姜2片。用于肝肾阴虚引起的目涩眼花、头晕目眩等症状的调理；高血压、更年期综合征、脑动脉硬化。

17.其他药膳：枸杞甲鱼汤(枸杞子、甲鱼)；高粱枸杞粥(枸杞子、桑螵蛸、高粱米)；枸杞蒸蛋(鸡蛋、枸杞子)；降脂饮(枸杞子、首乌、草决明、山楂、丹参)。

【按语】1.外邪实热，脾虚有湿及泄泻者忌服。2.枸杞叶药膳如下。①枸杞羊肾粥：枸杞叶500g，羊肾1对(细切)，粳米50g，葱白14茎。用于阳气衰，腰腿疼痛，五劳七伤(《圣济总录》)。②枸杞叶炒蛋：枸杞尖做菜，同鸡蛋炒食。用于年少妇女白带异常(《滇南本草》)。③枸杞叶猪肝汤：枸杞菜60g，柄猪草30g，夜明砂9g，猪肝120g。用于视力减退及夜盲(《陆川本草》)。

桑葚*

Sangshen

本品为桑科植物桑 *Morus alba* L.的干燥果穗。见彩图97。

【别名】桑果、桑树枣、桑实、桑子、桑果子、桑材子。

【性状】本品为聚花果，由多数小瘦果集合而成，呈长圆形，长1～2cm，直径

0.5～0.8cm，黄棕色、棕红色或暗紫色，有短果序梗。小瘦果卵圆形，稍扁，长约2mm，宽约1mm，外具肉质花被片4枚。气微，味微酸而甜。

【性味与归经】甘、酸，寒。归心、肝、肾经。

【功能与主治】滋阴补血，生津润燥。用于肝肾阴虚，眩晕耳鸣，心悸失眠，须发早白，津伤口渴，内热消渴，肠燥便秘。

【用法与用量】9～15g。

【药膳食疗方】

1.桑葚煎：鲜桑葚30～60g。用于心肾不寐，习惯性便秘。(《闽南民间草药》)

2.桑葚酒：鲜桑葚1000g洗净捣汁（或以上干品300g煎汁去渣），将药汁和糯米500g共同酿成酒。用于肝肾阴亏，消渴，便秘，耳鸣，目暗等症。

3.桑葚膏：鲜桑葚1000g（干品500g），白糖200g。用于神经衰弱失眠，习惯性便秘，目暗，耳鸣，以及须发早白。(《素问病机保命集》)

4.桑葚地黄蜜膏：桑葚500g，生地黄200g，蜂蜜适量。用于阴虚肠燥便秘者。(《中华临床药膳食疗学》)

5.桑葚菠菜猪血汤：桑葚、菠菜、熟猪血。用于老年血虚便秘。

6.桑葚粥：桑葚30g，糯米60g，冰糖适量。用于头晕目眩，视力减弱，耳聋耳鸣，腰膝酸软，须发早白，以及肠燥便秘。

7.桑葚酒：鲜桑葚100g，枸杞子100g，白酒500ml。用于肝肾亏虚、气化不利、水湿内蕴引起的下肢水肿、小便不利、关节作痛及耳鸣、目眩、口渴、发白。

8.其他药膳：桑葚山药粥；桑葚芝麻糕（桑葚、黑芝麻、麻仁、糯米粉、白糖、粳米粉）；桑葚蛋糕（桑葚、女贞子、旱莲草、鸡蛋、白糖、面粉）；桑葚百合膏；桑葚薏米炖鸽子。

黄精*
Huangjing

本品为百合科植物滇黄精*Polygonatum kingianum* Coll.et Hemsl.、黄精*Polygonatum sibiricum* Red. 或多花黄精*Polygonatum cyrtonema* Hua 的干燥根茎。按性状不同，习称"大黄精"、"鸡头黄精"、"姜形黄精"。见彩图98。

【别名】老虎姜、鸡头参。

【性状】大黄精：呈肥厚肉质的结节块状，结节长可达10cm以上，宽3～6cm，厚2～3cm。表面淡黄色至黄棕色，具环节，有皱纹及须根痕，结节上侧茎痕呈圆盘状，圆周凹入，中部突出。质硬而韧，不易折断，断面角质，淡黄色至黄棕色。气微，味甜，嚼之有黏性。

鸡头黄精：呈结节状弯柱形，长3～10cm，直径0.5～1.5cm。结节长2～4cm，略成圆锥形，常有分枝。表面黄白色或灰黄色，半透明，有纵皱纹，茎痕圆形，直径

5～8mm。

姜形黄精：呈长条结节块状，长短不等，常数个块状结节相连。表面灰黄色或黄褐色，粗糙，结节上侧有突出的圆盘状茎痕，直径0.8～1.5cm。

【性味与归经】甘，平。归脾、肺、肾经。

【功能与主治】补气养阴，健脾，润肺，益肾。用于脾胃气虚，体倦乏力，胃阴不足，口干食少，肺虚燥咳，劳嗽咳血，精血不足，腰膝酸软，须发早白，内热消渴。

【用法与用量】9～15g，鲜品30～60g；或入丸、散、熬膏。外用适量，煎汤洗；熬膏涂；或浸酒搽。

【药膳食疗方】

1.黄精烧鸡：黄精50g，党参25g，怀山药25g，鸡1只，生姜、葱、川椒、食盐各适量。用于脾胃虚弱，便溏，消瘦，纳少，带下等。(《家庭药膳》)

2.黄精煨肘：猪肘500g，黄精10g，桑葚10g，玉竹10g，调料适量。用于气血津液不足、肌肤不荣、血虚生风所致的皮肤干燥粗涩、瘙痒皮屑、易生褐斑等。(《中华临床药膳食疗学》)

3.黄精冰糖饮（黄精冰糖煎）：黄精30g，冰糖50g。用于肺结核，或支气管扩张低热，咳血，妇女低热、白带异常。(《闽东本草》)

4.黄精益寿鸽蛋汤：枸杞子10g，龙眼肉10g，制黄精10g，鸽蛋4个，冰糖50g。用于肺燥咳嗽，气血虚弱，智力衰退。(《四川中药志》)

5.黄精炖猪肉：黄精30g，瘦猪肉500g。用于病后体虚，失眠，肺结核等症。(《药膳大全》)

6.黄精鸽子汤：黄精50g，枸杞子25g，白鸽1只，精盐适量。用于肾气不固型早泄。(《药食同源祛百病》)

7.瑶柱黄精煲海刺龟：海刺龟200g，瘦肉400g，江瑶柱20g，黄精10g，陈皮3g，桂圆5g，姜2片。用于肾阴不足引起的潮热盗汗，乏力消瘦，腰酸尿频等症状的调理；糖尿病，高血压，前列腺肥大；阴虚体质者；中老年人群冬季调补。

8.黄精天冬龟肉汤：乌龟1只（约240g），黄精30g，天冬24g，五味子9g，红枣少许。用于肾精不足年老耳聋，伴耳鸣失眠、神疲乏力、头目眩晕、腰酸腿软、盗汗咽干、形体消瘦。(《疾病饮食疗法》)

9.黄精当归鸡蛋：黄精20g，当归12g，鸡蛋2个。用于血虚体弱，面色无华。

10.黄精炒鳝丝：黄精6g，黄鳝肉50g，冬笋30g，姜、葱各适量。用于高血压，体虚乏力，心悸气短，肺燥干咳，糖尿病等症。

11.黄精蒸茄子：黄精15g，茄子300g，料酒10g，姜5g，葱10g，盐3g，鸡精2g，植物油35g。用于肠淋下血，热毒疮痛，皮肤溃疡等症。

12.其他药膳：黄精鸡（黄精、鸡肉、山药）；黄精玉竹牛肉汤（牛腿精肉、黄精、玉竹、龙眼肉、生姜）；黄精鸡蛋汤（黄精、鸡蛋）；黄精紫菜汤（黄精、枸杞子、紫菜、鸡蛋）；黄精枸杞炖牛尾；黄精炒香菇。

黑芝麻*
Heizhima

本品为脂麻科植物脂麻 *Sesamum indicum* L. 的干燥成熟种子。见彩图99。

【别名】胡麻、油麻、巨胜、脂麻。

【性状】本品呈扁卵圆形，长约3mm，宽约2mm。表面黑色，平滑或有网状皱纹。尖端有棕色点状种脐。种皮薄，子叶2，白色，富油性。气微，味甘，有油香气。

【性味与归经】甘，平。归肝、肾、大肠经。

【功能与主治】补肝肾，益精血，润肠燥。用于精血亏虚，头晕眼花，耳鸣耳聋，须发早白，病后脱发，肠燥便秘。

【用法与用量】9～15g；或研粉单服；或入丸散剂服。

【药膳食疗方】

1.黑芝麻红糖饮：黑芝麻50g，红糖150g，米酒20ml。用于脾胃虚寒、月经延期患者，产后虚寒、血虚患者，及肾虚腰痛便秘。(《中华临床药膳食疗学》)

2.芝麻粥：黑芝麻30g，粳米60g。用于精血亏虚，头晕眼花，耳鸣耳聋，须发早白，病后脱发，肠燥便秘。

3.芝麻枸杞饮：黑芝麻、枸杞子、何首乌各15g，杭菊花9g。用于肝肾亏虚所致的眩晕，头发早白等。

4.芝麻核桃糊：黑芝麻、胡桃肉（捣烂）、桑葚（研末）各等量。用于肝肾不足所引起的头晕、眼花、便秘等。

5.其他药膳：黑芝麻核桃粥（黑芝麻、糯米、核桃仁、大米）；黑芝麻山药米糕。

【按语】患有慢性肠炎、便溏腹泻者忌食。

女贞子
Nüzhenzi

本品为木犀科植物女贞 *Ligustrum lucidum* Ait. 的干燥成熟果实。

【别名】女贞实、冬青子、爆格蚤、白蜡树子、鼠梓子、冻青树子、爆竹叶果。

【性状】本品呈卵形、椭圆形或肾形，长6～8.5mm，直径3.5～5.5mm。表面黑紫色或灰黑色，皱缩不平，基部有果梗痕或具宿萼及短梗。体轻。外果皮薄，中果皮较松软，易剥离，内果皮木质，黄棕色，具纵棱，破开后种子通常为1粒，肾形，黑紫色。油性。气微，味甘，微苦涩。

【性味与归经】甘、苦，凉。归肝、肾经。

【功能与主治】滋补肝肾，明目乌发。用于肝肾阴虚，眩晕耳鸣，腰膝酸软，须发早白，目暗不明，内热消渴，骨蒸潮热。

【用法与用量】6～12g。

【药膳食疗方】女贞子酒（女贞子、黄酒）；女贞桑葚煎（女贞子、桑葚、制何首乌、旱莲草）；女贞决明汤（黑芝麻、桑葚、草决明、女贞子）；女贞蜂蜜饮（女贞子、蜂蜜）。

【按语】脾胃虚寒泄泻及阳虚者，慎服。

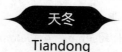

天冬
Tiandong

本品为百合科植物天冬 *Asparagus cochinchinensis*（Lour.）Merr. 的干燥块根。

【别名】募冬、大当门根、天门冬、明天冬、天冬草、倪铃、丝冬。

【性状】本品呈长纺锤形，略弯曲，长5～18cm，直径0.5～2cm。表面黄白色或淡黄棕色，半透明，光滑或有深浅不等的纵皱纹，偶有残存的灰棕色外皮。质硬或柔润，有黏性，断面角质样，中柱黄白色。气微，味甘、微苦。

【性味与归经】甘、苦，寒。归肺、肾经。

【功能与主治】养阴润燥，清肺生津。用于肺燥干咳，顿咳痰黏，腰膝酸痛，骨蒸潮热，内热消渴，热病津伤，咽干口渴，肠燥便秘。

【用法与用量】6～12g。

【药膳食疗方】

1.天冬粳米粥：天冬15～20g，粳米100g，冰糖适量。用于肺肾阴虚，咳嗽吐血，阴虚发热，咽喉肿痛，消渴便秘。（《饮食辨录》）。

2.天冬包子：天冬12g，瘦猪肉250g，冬笋1个，鸡蛋2个，大葱60g，白菜（或萝卜）250g，面粉500g，发酵粉适量。用于身体瘦弱，肌肤干燥。（《食谱大典》）

3.二冬二母膏：天冬、麦冬各150g，知母100g，川贝母50g，冰糖200g。用于肺阴虚咳嗽证，症见干咳无痰，或痰少黏稠难咯，甚则痰中带血，口燥咽干。（《养脉因证治》）

4.天冬冰糖茶：天冬20～30g，冰糖15g。用于阴虚咳嗽。（《茶疗百疾》）

5.其他药膳：芦笋天冬粥（粳米、芦笋、大枣、天冬、红糖）；天冬萝卜汤（白萝卜、火腿肠、天冬）；天冬橘络茶（天冬、橘络）。

【按语】虚寒泄泻及风寒咳嗽者禁服。

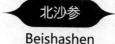

北沙参
Beishashen

本品为伞形科植物珊瑚菜 *Glehnia littoralis* Fr.Schmidt ex Miq. 的干燥根。

【别名】莱阳沙参、海沙参、辽沙参、条沙参。

【性状】本品呈细长圆柱形，偶有分枝，长15～45cm，直径0.4～1.2cm。表面淡黄白色，略粗糙，偶有残存外皮，不去外皮的表面黄棕色。全体有细纵皱纹和纵沟，并有棕黄色点状细根痕；顶端常留有黄棕色根茎残基；上端稍细，中部略粗，下部渐细。质脆,易折断,断面皮部浅黄白色,木部黄色。气特异,味微甘。

【性味与归经】甘、微苦,微寒。归肺、胃经。

【功能与主治】养阴清肺,益胃生津。用于肺热燥咳,劳嗽痰血,胃阴不足,热病津伤,咽干口渴。

【用法与用量】5~12g;或入丸、散、膏剂。

【药膳食疗方】

1.益胃汤:北沙参15g,麦冬15g,生地黄15g,玉竹5g,冰糖3g。用于热病伤阴,口渴。

2.沙参炖肉:北沙参、玉竹、百合、淮山药各15g,瘦猪肉500~1000g。用于气短乏力,口干思饮,出汗。

【按语】1.风寒作嗽及肺胃虚寒者忌服。2.不宜与藜芦同用。

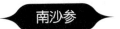

南沙参
Nanshashen

本品为桔梗科植物轮叶沙参*Adenophora tetraphylla*(Thunb.)Fisch.或沙参*Adenophora stricta* Miq.的干燥根。

【别名】泡参、四叶沙椮、草参、空沙参。

【性状】本品呈圆锥形或圆柱形,略弯曲,长7~27cm,直径0.8~3cm。表面黄白色或淡棕黄色,凹陷处常有残留粗皮,上部多有深陷横纹,呈断续的环状,下部有纵纹和纵沟。顶端具1个或2个根茎。体轻,质松泡,易折断,断面不平坦,黄白色,多裂隙。气微,味微甘。

【性味与归经】甘,微寒。归肺、胃经。

【功能与主治】养阴清肺,益胃生津,化痰,益气。用于肺热燥咳,阴虚劳嗽,干咳痰黏,胃阴不足,食少呕吐,气阴不足,烦热口干。

【用法与用量】9~15g。

【药膳食疗方】

1.南沙参冰糖煎:南沙参25g,冰糖15g。用于肺热咳嗽。

2.南沙参炖肉:南沙参30g,瘦猪肉500g。用于产后无乳。

3.沙参玉竹老鸽汤:老鸽2只(500g),南沙参20g,玉竹20g,麦冬15g,姜片5g,骨头汤2000g,精盐少许。用于脾胃气虚,肺部虚热等。

4.沙参玉竹焖老鸭:南沙参、玉竹各30~50g,老鸭半只。用于老年人糖尿病,病后体虚或津亏,肠燥引起的大便秘结症。(《药食同源祛百病》)

5.清补凉煲老鸭:老鸭1只,南沙参、怀山药、莲子、大枣、玉竹、百合、枸杞子、薏米。用于夏季热毒疮疖,肺燥久咳,阴虚体质。

6.沙参虫草炖龟肉:乌龟1只,南沙参20g,冬虫夏草10g,生姜3片,盐适量。用于更年期综合征之潮热盗汗,虚烦失眠等。(《药食同源祛百病》)

7.其他药膳：沙参麦冬炖瘦肉（南沙参、麦冬、莲子、猪瘦肉、生姜）；沙参百合玉竹煲猪心（南沙参、百合、玉竹、莲子、猪心、生姜）；沙参百合煲猪肺（南沙参、百合、猪肺、红枣、生姜）；沙麦茶（南沙参、麦冬、石斛）。

【按语】不宜与藜芦同用。

石斛
Shihu

本品为兰科植物金钗石斛 *Dendrobium nobile* Lindl.、鼓槌石斛 *Dendrobium chrysotoxum* Lindl. 或流苏石斛 *Dendrobium fimbriatum* Hook. 的栽培品及其同属植物近似种的新鲜或干燥茎。

【别名】林兰、禁生、杜兰、石遂、悬竹、千年竹、吊兰。

【性状】鲜石斛：呈圆柱形或扁圆柱形，长约30cm，直径0.4～1.2cm。表面黄绿色，光滑或有纵纹，节明显，色较深，节上有膜质叶鞘。肉质多汁，易折断。气微，味微苦而回甜，嚼之有黏性。

金钗石斛：呈扁圆柱形，长20～40cm，直径0.4～0.6cm，节间长2.5～3cm。表面金黄色或黄中带绿色，有深纵沟。质硬而脆，断面平坦而疏松。气微，味苦。

鼓槌石斛：呈粗纺锤形，中部直径1～3cm，具3～7节。表面光滑，金黄色，有明显凸起的棱。质轻而松脆，断面海绵状。气微，味淡，嚼之有黏性。

流苏石斛：呈长圆柱形，长20～150cm，直径0.4～1.2cm，节明显，节间长2～6cm。表面黄色至暗黄色，有深纵槽。质疏松，断面平坦而呈纤维性。味淡或微苦，嚼之有黏性。

【性味与归经】甘，微寒。归胃、肾经。

【功能与主治】益胃生津，滋阴清热。用于热病津伤，口干烦渴，胃阴不足，食少干呕，病后虚热不退，阴虚火旺，骨蒸劳热，目暗不明，筋骨痿软。

【用法与用量】6～12g，鲜品15～30g；或入丸、散；或熬膏。鲜石斛清热生津力强，热津伤者宜之；干石斛适用于胃虚夹热伤阴者。

【药膳食疗方】

1.水鱼石斛老鸭汤：石斛5g，水鱼1只，老鸭1只，盐、生姜块各适量。用于脾胃气虚引起的食欲不振、肢体乏力或胃阴不足引起的舌干口渴、湿热不退、肺痨虚热干咳。

2.石斛玉竹瘦肉汤：石斛15g，玉竹10g，瘦肉150g，调料适量。用于养阴润肺、生津益胃。

3.柏叶猪鼻汤：猪鼻肉60g，生柏叶30g，金钗石斛6g，柴胡10g，蜂蜜60g，黄酒30g。用于鼻渊，脑漏，鼻流鼻涕等症。（《偏方大全》）

4.其他药膳：石斛炖猪肺（石斛、沙参、猪肺、盐、料酒、胡椒粉、葱段、姜片适量）；石斛煲羊胎（石斛、羊胎、瘦肉）；桂圆石斛汤（桂圆、石斛、白糖）；石斛甘蔗茶（鲜石斛、甘蔗汁）；石斛杞菊茶（石斛、枸杞子、杭白菊、熟地黄、山药、山萸肉）；石斛绿茶（石斛、麦冬、绿茶）；石斛麦冬茶（石斛、沙参、麦冬）。

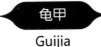

麦冬

Maidong

本品为百合科植物麦冬 *Ophiopogon japonicus*（L.f）Ker-Gawl. 的块根。

【别名】麦门冬、细叶麦冬、韭叶麦冬、杭麦冬、川麦冬。

【性状】块根呈纺锤形，两端略尖，长1.5～3cm，直径0.3～0.6cm，表面淡黄色或灰黄色，有细纵纹。质柔韧，断面黄白色，半透明，中柱细小。气微香，味甘，微苦，嚼之微有黏性。

【性味与归经】甘，微苦，微寒。归心、肺、胃经。

【功能与主治】养阴生津，润肺清心。用于肺燥干咳，阴虚痨嗽，喉痹咽痛，津伤口渴，内热消渴，心烦失眠，肠燥便秘。

【用法与用量】6～12g。

【药膳食疗方】

1. 麦冬乌梅汤：乌梅30g，麦冬15g。用于泻痢、口渴。（《食疗本草学》）

2. 麦冬生地粥：鲜麦冬汁50g，鲜生地黄汁50g，生姜10g，薏苡仁15g，粳米50～100g。用于妊娠恶阻，呕吐不欲食。（《圣济总录》）

3. 麦冬山楂炖甲鱼：甲鱼1000g，麦冬15g，山楂15g，生姜10g，胡椒、盐各适量。用于心阴不足，虚火内扰型冠心病。（《中华养生药膳大全》）

4. 麦冬茅根饮：麦冬15g，茅根12g，百合15g。用于干咳，咳血。

5. 麦冬芦根汤：麦冬6g，芦根9g。用于夏季汗多，头晕，烦闷和胃肠病。

6. 二冬粥：麦冬10g，天冬10g，元参10g，粳米50g，白糖适量。用于阴虚火旺，虚火上炎，口舌糜烂生疮。

7. 其他药膳：麦冬生地粥（麦冬、生地黄、粟米）；麦冬党参焖兔肉（党参、麦冬、兔肉）。

【按语】虚寒泄泻、湿浊中阻、风寒或寒痰咳喘者均禁服。

龟甲

Guijia

本品为龟科动物乌龟 *Chinemys reevesii*（Gray）的背甲及腹甲。

【别名】乌龟壳、乌龟板、龟板。

【性状】本品背甲及腹甲由甲桥相连，背甲稍长于腹甲，与腹甲常分离。背甲呈长椭圆形拱状，长7.5～22cm，宽6～18cm；外表面棕褐色或黑褐色，脊棱3条，颈盾1块，前窄后宽；椎盾5块，第1椎盾长大于宽或近相等，第2～4椎盾宽大于长；肋盾两侧对称，各4块；缘盾每侧11块；臀盾2块。腹甲呈板片状，近长方椭圆形，长6.4～21cm，宽5.5～17cm；外表面淡黄棕色至棕黑色，盾片12块，每块常具紫褐色放射状纹理，腹盾、胸盾和股盾中缝均长，喉盾、肛盾次之，肱盾中缝最短；内表面黄白色至灰白色，有的略带血迹或残肉，除净后可见骨板9块，呈锯齿状嵌接；前端钝圆或平截，后端具三角形缺刻，两侧残存呈翼状向斜上方弯曲的甲桥。质坚硬。气微腥，味微咸。

【性味与归经】咸、甘，微寒。归肝、肾、心经。

【功能与主治】滋阴潜阳，益肾强骨，养血补心，固经止崩。用于阴虚潮热，骨蒸盗汗，头晕目眩，虚风内动，筋骨痿软，心虚健忘，崩漏经多。

【用法与用量】9～24g，先煎。

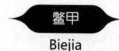

鳖甲

Biejia

本品为鳖科动物鳖 *Trionyx sinensis* Wiegmann 的背甲。

【别名】团鱼盖、脚鱼壳、上甲、甲鱼盖。

【性状】本品呈椭圆形或卵圆形，背面隆起，长10～15cm，宽9～14cm。外表面黑褐色或墨绿色，略有光泽，具细网状皱纹和灰黄色或灰白色斑点，中间有一条纵棱，两侧各有左右对称的横凹纹8条，外皮脱落后，可见锯齿状接缝，内表面类白色，中部有突起的脊椎骨，颈骨向内卷曲，两侧各有肋骨8条，伸出边缘。质坚硬。气微腥，味淡。

【性味与归经】咸，微寒。归肝、肾经。

【功能与主治】滋阴潜阳，退热除蒸，软坚散结。用于阴虚发热，骨蒸劳热，阴虚阳亢，头晕目眩，虚风内动，手足瘈疭，经闭，癥瘕，久疟疟母。

【用法与用量】9～24g；先煎，还可熬膏，或入丸、散。

【药膳食疗方】

1.鳖甲炖鸽：鳖甲30g，鸽子1只，米酒少许。用于更年期头晕耳鸣，烘热汗出，月经先后不定、量或多或少等。(《百病食疗大全》)

2.其他药膳：鳖甲苡仁汤（鳖甲、薏苡仁、佛手、蜂蜜）。

【按语】脾胃虚寒，食少便溏及孕妇慎服。

墨旱莲

Mohanlian

本品为菊科植物鳢肠 *Eclipta prostrata* L.的干燥地上部分。

【别名】金陵草、莲子草、旱莲草、旱莲子、白旱莲、猪牙草、旱莲蓬、猢狲头、莲草、墨斗草、墨烟草、墨菜、白花草、白花蟛蜞菊、墨记菜、野水凤仙、墨汁草、节节乌、白田乌草、墨草。

【性状】本品全体被白色茸毛。茎呈圆柱形，有纵棱，直径2～5mm，表面绿褐色或墨绿色。叶对生，近无柄，叶片皱缩卷曲或破碎，完整者展平后呈披针形，全缘或具浅齿，墨绿色。头状花序直径2～6mm。瘦果椭圆形而扁，长2～3mm，棕色或浅褐色。气微，味微咸。

【性味与归经】甘、酸，寒。归肾、肝经。

【功能与主治】滋补肝肾，凉血止血。用于肝肾阴虚，牙齿松动，须发早白，眩晕耳鸣，腰膝酸软，阴虚血热，吐血，衄血、尿血，血痢，崩漏下血，外伤出血。

【用法与用量】6～12g。

第十七节　收涩药

【概念】

凡以收敛固涩为主要功效的药物，称为收涩药，亦称收敛药或固涩药。

【性能功效】

本类药味多酸涩，主入肺、脾、肾、大肠经，能收涩固脱，具有固表止汗、敛肺止咳、涩肠止泻、固精缩尿止带、收敛止血等作用。

【适用范围】

本类药适用于久病体虚、正气不固所致的自汗、盗汗、久泻、久痢、遗精、滑精、遗尿、尿频、久咳、虚喘，以及崩带不止等滑脱不禁之证。

【配伍方法】

本类药为治标之品，由于引发滑脱不禁之证的根本原因为正气虚弱，故临证应用时，常与相应的补虚药配伍，以补涩并举、标本兼顾。如气虚自汗、阴虚盗汗者，当分别与补气药、补阴药配伍；肺虚或肺肾两虚的久咳虚喘者，当配补肺气或补肺益肾之品；脾肾阳虚的久泻、久痢者，当配温补脾肾药；肾虚遗精滑精、遗尿尿频者，当配补肾药；冲任不固、崩漏下血者，当配补肝肾、固冲任药。

【使用注意】

本类药涩而恋邪，凡表邪未解，湿热所致的泻痢、血热出血，以及郁热未清者不宜应用，以免"闭门留寇"。

乌梅*
Wumei

本品为蔷薇科植物梅 *Prunus mume*（Sieb.）Sieb.et Zucc.的干燥近成熟果实。见彩图100。

【别名】酸梅、乌梅肉、乌梅炭、黄仔、干枝梅、合汉梅。

【性状】本品呈球形或扁球形，直径1.5～3cm。表面乌黑色或棕黑色，皱缩不

平，基部有圆形果梗痕。果核坚硬，椭圆形，棕黄色，表面有凹点；种子扁
球形，淡黄色。气微，味极酸。

【性味与归经】酸、涩，平。归肝、脾、肺、大肠经。

【功能与主治】敛肺，涩肠，生津，安蛔。用于肺虚久咳，久泻久痢，虚热消渴，
蛔厥呕吐腹痛。

【用法与用量】6～12g；或入丸、散。

【药膳食疗方】

1.乌梅饮：乌梅30g，蜂蜜适量。用于久痢不止，肠垢已出。(《肘后方》)

2.乌梅生姜绿茶汤：乌梅肉20～30g，生姜5g，绿茶3～5g，红糖适量。用于肺
胃津伤之干咳少痰、久治不愈，或口燥咽干、大渴喜饮，或胃中嘈杂、干呕呃逆，或
暴注下泻、久泄久痢。(《世医得效方》)

3.乌梅粥：乌梅(去核，捶碎)7颗，粟米(淘净)100g。用于气津两伤，久咳
久泄，消渴引饮，小便清长，肠风下血。(《圣济总录》)

4.麦冬乌梅汤：乌梅30g，麦冬15g。用于泻痢，口渴。(《食疗本草学》)

5.乌梅生姜红糖汤：乌梅24g，生姜10g，红糖30g。用于肝胃不和型妊娠呕吐，
症见嗳气、反酸、胁痛。(《中国药汤谱》)

6.其他药膳：乌梅二豆汤(乌梅、黑豆、绿豆)；乌梅茵陈蜜(乌梅肉、茵陈、蜂
蜜)。

【按语】1.有实邪者忌服。2.外有表邪或内有实热积滞者均不宜服。

肉豆蔻*
Roudoukou

本品为肉豆蔻科植物肉豆蔻 *Myristica fragrans* Houtt. 的干燥种仁。见彩图101。

【别名】迦拘勒、豆蔻、肉果、玉果、顶头肉。

【性状】本品呈卵圆形或椭圆形，长2～3cm，直径1.5～2.5cm。表面灰棕色或
灰黄色，有时外被白粉(石灰粉末)。全体有浅色纵行沟纹和不规则网状沟纹。种脐
位于宽端，呈浅色圆形突起，合点呈暗凹陷。种脊呈纵沟状，连接两端。质坚，断面
显棕黄色相杂的大理石花纹，宽端可见干燥皱缩的胚，富油性。气香浓烈，味辛。

【性味与归经】辛，温。归脾、胃、大肠经。

【功能与主治】温中行气，涩肠止泻。用于脾胃虚寒，久泻不止，脘腹胀痛，食
少呕吐。

【用法与用量】3～10g。

【药膳食疗方】

1.肉豆蔻散：肉豆蔻1枚，乳香3小块，面粉适量。用于脾虚泄泻，肠鸣不食。
(《杨氏家藏方》)

2.肉豆蔻饼：肉豆蔻30g，面粉100g，生姜120g，红糖100g。用于脾虚腹泻或受凉后所致的泄泻。

3.肉豆蔻粥：肉豆蔻1.5～3g，粳米30～60g，生姜2片。用于脾胃虚寒型胃炎，症见胃脘冷痛，得热舒、遇寒重，或有腹泻、小便清长等。(《百病中医自我疗法》)

【按语】湿热积滞泻痢者忌服；过量可致中毒，产生幻觉。

芡实*
Qianshi

本品为睡莲科植物芡 *Euryale ferox* Salisb. 的干燥成熟种仁。见彩图102。

【别名】鸡头米、鸡头、肇实、刺莲蓬实、红莲子、鸡公头。

【性状】本品呈类球形，多为破粒，完整者直径5～8mm。表面有棕红色内种皮，一端黄白色，约占全体1/3，有凹点状的种脐痕，除去内种皮显白色。质坚硬，断面白色，粉性。气微。味淡。

【性味与归经】甘、涩，平。归脾、肾经。

【功能与主治】益肾固精，补脾止泻，除湿止带。用于遗精滑精，遗尿尿频，脾虚久泻，白浊，带下。

【用法与用量】9～15g。

【药膳食疗方】

1.芡实粥：芡实、粳米各30g。用于遗精滑精，遗尿尿频，脾虚久泻，白浊，带下。

2.芡实茯苓粥：芡实15g，茯苓10g（捣碎），大米30g。用于肾虚小便不利、尿液浑浊。(《中国药膳良方》)

3.芡实八珍糕：芡实、山药、茯苓、白术、莲肉、薏苡仁、扁豆各30g，人参8g，米粉500g。用于脾虚食少、乏力、便溏、消瘦等症，亦可做糕食用。

4.八宝粥：芡实、薏苡仁、白扁豆、莲肉、山药、红枣、桂圆、百合各6g，大米150g。用于神经衰弱引起的失眠，体虚乏力，虚肿等症。(《家庭药膳》)

5.八仙糕：芡实、山药、茯苓、白术、莲子、薏苡仁、白扁豆各150g，党参50g，糯米粉1000g，白糖250g，麻油100g。用于小儿脾胃虚弱所致的厌食、泄泻、消化不良、腹胀便溏、面色萎黄、形体瘦弱等。(《家庭药膳保健全书》)

6.期颐饼：芡实180g，鸡内金90g，白面250g，白砂糖适量。用于老年气虚，脾虚不运，食少久泄，痰饮气逆等症。

7.芡实点心：芡实、莲子、淮山药、白扁豆各等份，白糖适量。用于脾肾两虚之泄泻，腰膝酸软，食欲不振等症。(《中华临床药膳食疗学》)

8.芡实煮老鸭：芡实200g，老鸭1只（约1000g），葱、姜各适量。用于脾肾亏虚、下元不固而致的腰膝酸软、脘闷纳少、肠鸣便溏、久泻久痢以及遗精、带下等。(《大众药膳》)

9.其他药膳：芡实核桃粥（芡实粉、核桃肉、红枣）；芡实马齿苋瘦肉汤（芡实、马齿苋、瘦猪肉）；芡实饺子。

【按语】1.易滞气，忌多食。2.便秘和腹胀患者忌食。

莲子*
Lianzi

本品为睡莲科莲 *Nelumbo nucifera* Gaertn. 的干燥成熟种子。见彩图103。

【别名】莲米、莲蓬子、莲实、莲宝、莲肉。

【性状】本品略呈椭圆形或类球形，长1.2～1.8cm，直径0.8～1.4cm。表面红棕色，有细纵纹和较宽的脉纹，一端中心呈乳头状突起，深棕色，多有裂口，其周边略下陷。质硬，种皮薄，不易剥离。子叶2，黄白色，肥厚，中有空隙，具绿色莲子心。气微，味甘、微涩；莲子心味苦。

【性味与归经】甘、涩，平。归脾、肾、心经。

【功能与主治】补脾止泻，止带，益肾涩精，养心安神。用于脾虚泄泻，带下，遗精，心悸失眠。

【用法与用量】6～15g。

【药膳食疗方】

1.莲子六一汤：石莲肉（连心）180g，炙甘草30g。用于心经虚热，小便亦浊。（《仁斋直指方》）

2.莲肉散：莲肉、益智仁、龙骨各等份。用于小便白浊，梦遗泄精。（《奇效良方》）

3.莲肉糕：莲肉、粳米各炒120g，茯苓60g，砂糖适量。用于病后胃弱，不消水谷。（《士材三书》）

4.莲肉蜂蜜饮：莲肉500g，蜂蜜适量。用于五更泻，久泄。（《饮食治疗指南》）

5.莲肉粥：莲肉、粳米各炒60g，白糖适量。用于病后胃弱，不能饮食。（《医学入门》）

6.莲肉糕：莲肉125g，粳米125g，茯苓60g，砂糖适量。用于脾胃虚弱，消化不良，便溏泄泻。（《士材三书》）

7.莲子甘草饮：干莲子500g，甘草10g。用于心脾两虚，食少心悸、不寐。（《药食同源祛百病》）

8.莲子莲心猪心汤：猪心1个，莲子（不去心）60g，芡实60g，麦冬（不去心）30g，枸杞子15g，蜜枣适量。用于心肾不交，症见心烦失眠、心悸怔忡、梦多遗精、精神萎靡、腰酸乏力、形体消瘦、舌嫩红、脉细数等。亦可用于老人夜尿、小儿遗尿、妇女带下清稀色白无臭、神经衰弱、甲状腺功能亢进、高血压病、神经官能症、脑动脉硬化等属于心肾不交见有上症者。（《中国药汤谱》）

9.莲子茯苓糕：莲子肉、茯苓各30g，白糖10g，桂花适量。用于心脾不足，多梦

难寐者。(《中华临床药膳食疗学》)

10.莲子百合煲瘦肉：莲子20g，百合20g，猪瘦肉100g。用于阴虚质见干咳、失眠、心烦、心悸等症者食用。

11.莲子芡实荷叶粥：莲子60g，芡实60g，鲜荷叶1张，粳米100g。用于脾虚便溏、体质虚弱、失眠心悸、妇女带下、遗精、早泄等证。

12.其他药膳：莲子猪肚（去心莲子、猪肚）；莲萸粥（莲子、山茱萸、粳米）；莲心栀子甘草茶（莲子心、栀子、甘草）；莲子黑米粥（莲子、茯苓、黑米、糯米、白糖）；莲子桂圆粥（桂圆、莲子、红枣、糯米、白糖）；莲子龙眼汤（去心莲子、龙眼肉、白糖）；桂花莲子羹（桂花、莲子、红糖）；莲子芡实茶（莲子、芡实、茯苓）；莲子茯苓汤（莲子、茯苓、白术、桂花、白糖）；莲子猪心汤（猪心、莲子、太子参、桂圆肉）；莲子炖乌鸡（莲子、白果、乌骨鸡）；莲子红枣桂圆羹（莲子、红枣、桂圆、冰糖）。

【按语】莲子心又名苦薏。莲子心苦寒，功效清新去热、止血涩精。《本草再新》认为其："清心火，平肝风，泻胃火，降肺火。"

覆盆子*
Fupenzi

本品为蔷薇科华东覆盆子 *Rubus chingii* Hu 的干燥果实。见彩图104。

【别名】大麦莓、牛奶莓、种田泡。

【性状】本品为聚合果，由多数小核果聚合而成，呈圆锥形或扁圆锥形，高0.6～1.3cm，直径0.5～1.2cm。表面黄绿色或淡棕色，顶端钝圆，基部中心凹入。宿萼棕褐色，下有果梗痕。小果易剥落，每个小果呈半月形，背面密被灰白色茸毛，两侧有明显的网纹，腹部有突起的棱线。体轻，质硬。气微，味微酸涩。

【性味与归经】甘、酸，温。归肝、肾、膀胱经。

【功能与主治】益肾固精缩尿，养肝明目。用于遗精滑精，遗尿尿频，阳痿早泄，目暗昏花。

【用法与用量】6～12g；或入丸、散；亦可浸酒或熬膏。

【药膳食疗方】覆盆子酒：覆盆子，酒浸，焙研为末，每天酒服9g。用于治阳事不起。(《濒湖集简方》)

【按语】阴虚火旺，小便短赤者禁服。

山茱萸
Shanzhuyu

本品为山茱萸科植物山茱萸 *Cornus officinalis* Sieb.et Zucc.的干燥成熟果肉。

【别名】蜀枣、魁实、鼠矢、鸡足、山萸肉、实枣儿、肉枣、枣皮、药枣、红枣皮。

【性状】本品呈不规则的片状或囊状，长1～1.5cm，宽0.5～1cm。表面紫红色至紫黑色，皱缩，有光泽。顶端有的有圆形宿萼痕，基部有果梗痕。质柔软。气微，味酸、涩、微苦。

【性味与归经】酸、涩，微温。归肝、肾经。

【功能与主治】补益肝肾，收涩固脱。用于眩晕耳鸣，腰膝酸痛，阳痿遗精，遗尿尿频，崩漏带下，大汗虚脱，内热消渴。

【用法与用量】6～12g。

【药膳食疗方】

1.山萸肉粥：山茱萸15～20g，粳米100g，白糖适量。用于肝肾不足所致带下、遗尿、小便频数。（《粥谱》）

2.山萸肉何首乌鸡蛋汤：山萸肉9g，何首乌30g，鸡蛋3个。用于中气不足所致子宫脱垂。（《百病中医药膳疗法》）

3.其他药膳：萸肉苁蓉羊肉汤（羊肉、山茱萸、肉苁蓉、桂圆肉、姜各适量）；山萸肉枸杞炖鸭。

【按语】命门火炽，素有湿热、小便淋涩者禁服。

五味子

Wuweizi

本品为木兰科植物五味子 *Schisandra chinensis*（Turcz.）Baill. 的干燥成熟果实，习称"北五味子"。

【别名】山花椒、北五味子、辽五味子、玄及、会及、五梅子、荟蕏。

【性状】本品呈不规则的球形或扁球形，直径5～8mm。表面红色、紫红色或暗红色，皱缩，显油润；有的表面呈黑红色或出现"白霜"。果肉柔软，种子1～2，肾形，表面棕黄色，有光泽，种皮薄而脆。果肉气微，味酸；种子破碎后，有香气，味辛，微苦。

【性味与归经】酸、甘，温。归肺、心、肾经。

【功能与主治】收敛固涩，益气生津，补肾宁心。用于久咳虚喘，梦遗滑精，遗尿尿频，久泻不止，自汗盗汗，津伤口渴，内热消渴，心悸失眠。

【用法与用量】2～6g；或研末，每次1～3g；或熬膏；或入丸，散。

【药膳食疗方】

1.五味子蒸鱼头：五味子20g，鱼头1个，料酒10g，姜5g，葱10g，鸡精3g，盐3g，鸡油35g。用于失眠，口干烦渴，自汗，盗汗，劳伤羸瘦，梦多滑精等症。（《失眠症药膳》）

2.五味子膏：五味子250g，蜂蜜适量。用于心气不足，心神不敛。（《民间祛病偏方验方》）

3.五味子饮：五味子50g，苏梗6g，人参6g，核桃肉6个，砂糖100g。用于肺虚咳嗽。（《常见心肺疾病的食疗》）

4.其他药膳：五味子粥（五味子、粳米）；鲈鱼五味子汤（鲈鱼、五味子）。

【按语】外有表邪，内有实热，或咳嗽初起、痧疹初发者忌服。

诃子

Hezi

本品为使君子科植物诃子 *Terminalia chebula* Retz. 或绒毛诃子 *Termianalia chebula* Retz .var.*tomentella* Kurt. 的干燥成熟果实。

【别名】诃黎勒、诃黎、诃梨、随风子、三果。

【性状】本品为长圆形或卵圆形，长2～4cm，直径2～2.5cm。表面黄棕色或暗棕色，略具光泽，有5～6条纵棱线和不规则的皱纹，基部有圆形果梗痕。质坚实。果肉厚0.2～0.4cm，黄棕色或黄褐色。果核长1.5cm～2.5cm，直径1cm～1.5cm，浅黄色，粗糙，坚硬。种子狭长纺锤形，长约1cm，直径0.2～0.4cm，种皮黄棕色，子叶2，白色，相互重叠卷旋。气微，味酸涩后甜。

【性味与归经】苦、酸、涩，平。归肺、大肠经。

【功能与主治】涩肠止泻，敛肺止咳，降火利咽。用于久泻久痢，便血脱肛，肺虚喘咳，久嗽不止，咽痛音哑。

【用法与用量】3～10g。

金樱子

Jinyingzi

本品为蔷薇科植物金樱子 *Rose laevigata* Michx. 的干燥成熟果实。

【别名】刺梨子、糖罐子、糖刺果、刺梨。

【性状】本品为花托发育而成的假果，呈倒卵形，长2～3.5cm，直径1～2cm。表面红黄色或红棕色，有突起的棕色小点，系毛刺脱落后的残基。顶端有盘状花萼残基，中央有黄色柱基，下部渐尖。质硬。切开后，花托壁厚1～2mm，内有多数坚硬的小瘦果，内壁及瘦果具有淡黄色绒毛。气微，味甘、微涩。

【性味与归经】酸、甘、涩，平。归肾、膀胱、大肠经。

【功能与主治】固精缩尿，固崩止带，涩肠止泻。用于遗精滑精，遗尿尿频，崩漏带下，久泻久痢。

【用法与用量】6～12g。

【药膳食疗方】

1.金樱子粥：金樱子30g，粳米50g，食盐少许。用于脾肾不足、下元不固所致的神疲乏力、腰膝酸软、滑精遗精、尿频遗尿，女子带下、阴挺，以及久泻脱肛等。（《饮食辨录》）

2.金樱子炖猪小肚：金樱子30g，猪小肚1个，食盐适量。用于肾气不足所致腰膝酸软，小便频数，遗尿，遗精，滑精，带下等证。（《泉州本草》）

浮小麦
Fuxiaomai

本品为禾本科植物小麦 *Triticum aestivum* L. 干瘪轻浮的颖果。

【别名】浮麦。

【性状】干燥颖果呈长圆形，长约2～6mm，直径约1.5～2.5mm。表面浅黄棕色或黄色，略皱，腹面中央有较深的纵沟，背面基部有不明显的胚1枚，顶端有黄色柔毛。质坚硬，少数极瘪者，质地较软。断面白色或淡黄棕色。少数带有颖及稃。气无，味淡。以粒匀、轻浮，表面有光泽者为佳。

【性味与归经】甘，凉。归心经。

【功能与主治】除虚热，止汗。用于阴虚发热，盗汗，自汗。

【用法与用量】煎汤，15～30g；或研末。止汗，宜微炒用。

【药膳食疗方】浮小麦红枣汤：浮小麦30g，红枣10g。用于自汗，盗汗。(《卫生宝鉴》)

【按语】无汗而烦躁或虚脱汗出者忌用。

桑螵蛸
Sangpiaoxiao

本品为螳螂科昆虫大刀螂 *Tenodera sinensis* Saussure.、小刀螂 *Statilia maculata* (Thunberg) 或巨斧螳螂 *Hierodula patellifera* (Serville) 的干燥卵鞘。以上三种分别习称"团螵蛸"、"长螵蛸"及"黑螵蛸"。

【别名】螳螂巢、螳螂子、刀螂子、螳螂蛋、流尿狗。

【性状】团螵蛸：略呈圆柱形或半圆形，由多层膜状薄片叠成，长2.5～4cm，宽2～3cm。表面浅黄褐色，上面带状隆起不明显，底面平坦或有凹沟。体轻，质松而韧，横断面可见外层为海绵状，内层为许多放射状排列的小室，室内各有一细小椭圆形卵，深棕色，有光泽。气微腥，味淡或微咸。

长螵蛸：略呈长条形，一端较细，长2.5～5cm，宽1～1.5cm。表面灰黄色，上面带状隆起明显，带的两侧各有一条暗棕色浅沟和斜向纹理。质硬而脆。

黑螵蛸：略呈平行四边形，长2～4cm，宽1.5～2cm，表面灰褐色，上面带状隆起明显，两侧有斜向纹理，近尾端微向上翘。质硬而韧。

【性味与归经】甘、咸，平。归肝、肾经。

【功能与主治】固精缩尿，补肾助阳。用于遗精滑精，遗尿尿频，小便白浊。

【用法与用量】5～10g。

【药膳食疗方】桑螵蛸粥：高粱米100g，桑螵蛸20g。用于小儿遗尿，多尿。(《中国药膳学》)

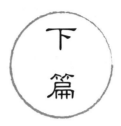

下篇

药膳食疗应用

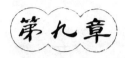

[临床常见病辨证药膳]

一、感冒

感冒是感受触冒风邪、邪犯卫表而导致的常见外感疾病，临床表现以鼻塞、流涕、喷嚏、咳嗽、头痛、恶寒、发热、全身不适、脉浮为其特征。

1. 风寒感冒

【症状】恶寒重，发热轻，无汗头痛，肢体酸痛，或鼻塞声重，或鼻痒喷嚏，流涕清稀，咽痒，咳嗽，痰吐稀白。舌苔薄白，脉浮紧。

【食法】宜食辛温解表，宣肺散寒，清淡易消化药膳。

【药膳食疗方】五神汤、生姜糖醋茶、生姜紫苏粥、姜枣粥、生姜大枣粥、生姜饴糖饮、姜汤饮、姜糖饮（见生姜药膳食疗方）；白芷川芎炖鱼头、白芷鱼头汤（见白芷药膳食疗方）；紫白姜汤、紫苏杏仁粥、紫苏粥（见紫苏药膳食疗方）；芫荽黄豆汤、芫荽生姜汤（见芫荽药膳食疗方）；核桃葱姜茶（见核桃仁药膳食疗方）；防风粥（见防风药膳食疗方）；荆芥薄荷粥（见薄荷药膳食疗方）；薏米防风饮（见薏苡仁药膳食疗方）。

2. 风热感冒

【症状】身热较著，微恶风，头胀痛，或咳嗽少痰，或痰出不爽，咽痛咽红，口渴。舌边尖红，舌苔薄白或微黄，脉浮数。

【食法】宜食清热宣肺解表，清淡易消化药膳。

【药膳食疗方】薄荷甘草茶、薄荷煲猪肺、薄荷粥（见薄荷药膳食疗方）；桑菊浙贝茶、桑菊薄竹饮（见桑叶药膳食疗方）；葱豉炖豆腐、葱豉豆腐汤（见淡豆豉药膳食疗方）；三根马蹄饮、葛根粥（见葛根药膳食疗方）；牛蒡子茶、牛蒡子粥（见牛蒡子药膳食疗方）；牛蒡粥（见牛蒡根药膳食疗方）；金银花粥、双花饮（见金银花药膳食疗方）；菊芎茶膏粥（见菊花药膳食疗方）。

3. 时疫感冒

【症状】突然恶寒，甚则寒战，高热不退，周身酸痛，无汗，咳嗽，口干，咽喉头痛，伴明显全身症状，呈现流行性发作。

【食法】宜食清热解毒解表药膳。

【药膳食疗方】板蓝根绿茶（见板蓝根药膳食疗方）；菊枯茶（见野菊花药膳食疗方）；芫荽黄豆汤（见芫荽药膳食疗方）；双花饮（见金银花药膳食疗方）；蒲公英茶（见蒲公英药膳食疗方）。

4. 体虚感冒

【症状】发热，恶寒较甚，无汗，头痛鼻塞，身楚倦怠，咳嗽，咳痰无力。舌淡苔白，脉浮无力。

【食法】宜食益气解表药膳。

【药膳食疗方】人参薄荷饮、参苏饮、人参葛根粥（见人参药膳食疗方）；五果茶（见大枣药膳食疗方）；芫荽鱼头豆腐汤、黄芪姜枣汤、固表粥（见黄芪药膳食疗方）。

5. 暑湿感冒

【症状】身热不扬，微恶寒，汗出而热不解，头痛头重，身重困倦，胸闷呕恶，食欲不振，口淡而黏，小便短赤。舌苔黄腻，脉濡数。

【食法】宜食清热解表，祛暑利湿药膳。

【药膳食疗方】香薷饮、香薷扁豆汤（见香薷药膳食疗方）；薄荷藿香茶、薄荷粥（见薄荷药膳食疗方）；薏米芦根荷叶粥（见薏米药膳食疗方）；荷叶绿豆粥、荷叶冬瓜汤（见荷叶药膳食疗方）；豆花煎鸡蛋、扁豆花粥、清络饮、双衣茶（见白扁豆花药膳食疗方）；三鲜茶（见藿香药膳食疗方）；翠衣凉茶（见赤芍药膳食疗方）；竹叶粥（见淡竹叶药膳食疗方）；绿豆粥；苦瓜茶。

二、咳嗽

咳嗽是指肺失宣降、肺气上逆作声、咯吐痰液而言，为肺系疾病的主要证候之一。分别言之，有声无痰为咳，有痰无声为嗽，一般多为痰声并见，难以截然分开，故以咳嗽并称。

1. 风寒犯肺

【症状】咳嗽声重，痰稀色白，口不渴，恶寒，或有发热，无汗，或兼头痛。舌苔薄白，脉浮紧。

【食法】宜食疏散风寒，宣肺解表药膳。

【药膳食疗方】百部生姜汁、姜糖苏叶茶、芥菜生姜茶、生姜饴糖饮、姜汤饮（见生姜药膳食疗方）；紫苏粥、紫苏杏仁粥（见紫苏药膳食疗方）；橘红生姜蜂蜜水（见橘红药膳食疗方）；白芥子粥（见芥子药膳食疗方）；杏仁粥、杏仁苏子饮、杏仁薄荷粥（见苦杏仁药膳食疗方）；蜜饯萝卜梨（见蜂蜜药膳食疗方）；人枣姜糖茶（见大枣药膳食疗方）。

2. 风热犯肺

【症状】咳嗽气粗，咯痰黏，痰色白或黄，咽痛，声音嘶哑，或兼发热，微恶风，口微渴。舌边尖红，苔薄白或微黄，脉浮数。

【食法】宜食辛凉解表，宣肺清热药膳。

【药膳食疗方】桑菊浙贝茶、桑菊杏仁茶（见桑叶药膳食疗方）；二根西瓜盅（见茅根药膳食疗方）；芦根竹茹粥（见鲜芦根药膳食疗方）；石膏知母茶（见石膏药膳食疗方）；余甘子饮（见余甘子药膳食疗方）；金银花冲鸡蛋（见金银花药膳食疗方）；菊花茅根茶（见野菊花药膳食疗方）；枇杷饮（见枇杷叶药膳食疗方）。

3. 燥邪伤肺

【症状】干咳无痰，或痰少而黏、不易咳出，或痰中带血，并见鼻燥咽干。舌红少津，脉细数。

【食法】宜食辛凉清润药膳。

【药膳食疗方】栀子蜂蜜饮（见栀子药膳食疗方）；玄麦甘桔茶（见玄参药膳食疗方）；鱼腥草煲猪肺、鱼腥草炖猪排骨（见鱼腥草药膳食疗方）；榧子天冬饮（见榧子药膳食疗方）；二根西瓜盅（见茅根药膳食疗方）；白及鹌鹑蛋、白及冰糖粥（见白及药膳食疗方）；雪梨贝耳汤、川贝炖冰糖、川贝酿梨（见川贝母药膳食疗方）；罗汉果炖雪梨、罗汉果瘦肉汤（见罗汉果药膳食疗方）；黄精益寿鸽蛋汤（见黄精药膳食疗方）；南沙参冰糖煎（见南沙参药膳食疗方）。

4. 痰热壅肺

【症状】咳嗽气粗，痰多黄稠，或有腥臭味，或吐血痰，胸胁胀痛，咳时引痛，或面赤，或身热，烦热口干欲饮。舌红，苔黄腻，脉滑数。

【食法】宜食清热化痰肃肺药膳。

【药膳食疗方】薄荷煲猪肺（见薄荷药膳食疗方）；牛蒡子茶、牛蒡子粥（见牛蒡子药膳食疗方）；芦根竹茹茶（见竹茹药膳食疗方）；橄榄粥、橄榄雪梨煲瘦肉、橄榄猪肺汤（见青果药膳食疗方）；鱼腥枇杷饮、鱼腥草煮双仁饮（见鱼腥草药膳食疗方）；橘红茶（见橘红药膳食疗方）；侧柏叶红枣茶（见侧柏叶药膳食疗方）；海带绿豆糖水（见昆布药膳食疗方）；桔梗冰糖饮（见桔梗药膳食疗方）；龙脷叶炖猪肉汤、川贝酿梨（见川贝母药膳食疗方）；竹茹葶苈子粥（见竹茹药膳食疗方）；瓜蒌饼、瓜蒌知母饼（见瓜蒌药膳食疗方）；枇杷叶茶、枇杷叶粥、枇杷桑叶菊花粥（见枇杷叶药膳食疗方）。

5. 肺肾阴虚

【症状】干咳少痰，或痰中带血，午后咳甚，或伴五心烦热，颧红。舌红少苔，脉细数。

【食法】宜食滋阴润肺，止咳化痰药膳。

【药膳食疗方】茯苓饼（见茯苓药膳食疗方）；薏杏双仁粥（见薏苡仁药膳食疗方）；山药甘蔗羹（见山药药膳食疗方）；人参薄荷饮、人参核桃茶（见人参药膳食疗方）；参芪鸽汤（见西洋参药膳食疗方）；固表粥（见黄芪药膳食疗方）；蛤蚧人参粥、蛤蚧养肺汤（见蛤蚧药膳食疗方）；水晶核桃仁、核桃仁破骨散、双仁汤（见核桃仁药膳食疗方）；天冬粳米粥、二冬二母膏、天冬冰糖茶（见天冬药膳食疗方）；五味子饮（见五味子药膳食疗方）。

三、喘证

喘即气喘、喘息。临床表现以呼吸困难，甚至张口抬肩，鼻翼翕动，不能平卧为其特征者谓之喘证。

1. 风寒闭肺

【症状】喘咳气逆，呼吸急促，胸部胀闷，痰多稀薄而带泡沫，色白质黏，兼头痛鼻塞，无汗，恶寒、发热。舌苔薄白而滑，脉浮紧。

【食法】宜食宣肺散寒药膳。

【药膳食疗方】百部生姜汁、姜枣粥、生姜大枣粥（见生姜药膳食疗方）；干姜茯苓粥（见干姜药膳食疗方）；苏杏生姜茶（见紫苏药膳食疗方）；刀豆饮（见刀豆药膳食疗方）；白芥子粥（见芥子药膳食疗方）；杏仁粥、杏仁猪肺粥（见苦杏仁药膳食疗方）。

2. 痰热郁肺

【症状】喘咳气涌，胸部胀痛，痰稠黏色黄，或夹血痰，伴胸中烦闷，身热，有汗，口渴喜冷饮，咽干，面红，尿赤便秘。苔薄黄腻，脉滑数。

【食法】宜食清热化痰，宣肺止咳药膳。

【药膳食疗方】菊杏饮（见菊花药膳食疗方）；生芦根粥（见鲜芦根药膳食疗方）；石膏知母茶（见知母药膳食疗方）；余甘子猪肺汤（见余甘子药膳食疗方）；海带瘦肉粥（见昆布药膳食疗方）；竹茹葶苈子粥（见竹茹药膳食疗方）。

3. 肾虚作喘

【症状】喘促日久，呼多吸少，气不得续，动则喘甚，小便常因咳甚而失禁，或尿后余沥，形瘦神疲，汗出肢冷，面唇青紫，或有跗肿，舌淡苔薄，脉沉弱；或见喘咳，面红烦躁，口咽干燥，足冷，汗出如油，舌红少津，脉细。

【食法】宜食补肾纳气药膳。

【药膳食疗方】山楂胡桃茶（见山楂药膳食疗方）；灵草鸭子（见灵芝药膳食疗方）；山药甘蔗羹（见山药药膳食疗方）；五果茶（见大枣药膳食疗方）；蜜饯双仁方（见蜂蜜药膳食疗方）；太子参田鸡汤（见太子参药膳食疗方）；参芪精（见党参药膳食疗方）；补骨脂胡桃煎（见补骨脂药膳食疗方）；蛤蚧粥、蛤蚧人参粥（见蛤蚧药膳食疗方）；海马粥（见海马药膳食疗方）；冬虫夏草鸭、虫草全鸭（见冬虫夏草药膳食疗方）；核桃仁粥、核桃肉炖紫河车、水晶核桃仁、桃仁白参粥（见核桃仁药膳食疗方）；百合玉竹鲜淮山炖甲鱼（见百合药膳食疗方）。

四、不寐

不寐是经常不能获得正常睡眠为特征的一类病症，主要表现为睡眠时间、深度的不足，轻者入眠困难，或寐不能酣，时寐时醒，或醒后不能再寐，重则彻夜不寐。

1. 心火炽盛

【症状】心烦不寐，烦躁不宁，口干舌燥，小便短赤，口舌生疮。舌尖红，苔薄黄，脉细数或脉数有力。

【食法】宜食清心泻火，宁心安神药膳。

【药膳食疗方】地芩竹叶饮（见地黄药膳食疗方）；丹参茶（见丹参药膳食疗方）；酸枣仁粥（见酸枣仁药膳食疗方）；玉竹卤猪心（见玉竹药膳食疗方）；莲心栀子甘草茶（见栀子药膳食疗方）；莲子黑米粥（见莲子药膳食疗方）。

2. 肝郁化火

【症状】不寐多梦，甚则彻夜不眠，急躁易怒，伴头晕头胀，目赤耳鸣，口干口苦，便秘尿赤，不思饮食。舌红苔黄，脉弦而数。

【食法】宜食疏肝泻火，镇心安神药膳。

【药膳食疗方】菊花决明子粥、菊槐绿茶饮（见菊花药膳食疗方）；龙胆竹叶粥（见淡竹叶药膳食疗方）；夏枯草槐花茶（见夏枯草药膳食疗方）；玫瑰萼梅冰糖茶（见玫瑰花药膳食疗方）；罗布麻降压茶、罗布麻钩藤茶（见罗布麻叶药膳食疗方）；甘麦大枣汤、甘麦枣藕汤（见甘草药膳食疗方）。

3. 阴虚火旺

【症状】心烦不眠，入睡困难，心悸多梦，头晕耳鸣，健忘，腰膝酸软，潮热盗汗，五心烦热，咽干少津，男子遗精，女子月经不调。舌红少苔，脉细数。

【食法】宜食滋阴降火，交通心肾药膳。

【药膳食疗方】桑葚煎（见桑葚药膳食疗方）；生地黄鸡、生熟地煲脊骨（见地黄药膳食疗方）；酸枣仁熟地粥、酸枣仁猪心汤、芹菜枣仁汤（见酸枣仁药膳食疗方）；柏子仁炖猪心、柏子仁粥、柏仁玉竹粥（见柏子仁药膳食疗方）；灵芝兔（见灵芝药膳食疗方）；银耳大枣羹（见大枣药膳食疗方）；核桃五味蜜糊（见核桃仁药膳食疗方）；百合粥、小麦百合生地汤、百合银耳羹、百合枣龟汤（见百合药膳食疗方）；黄精天冬龟肉汤（见黄精药膳食疗方）；沙参虫草炖龟肉（见南沙参药膳食疗方）；莲子莲心猪心汤、莲子百合煲瘦肉（见莲子药膳食疗方）；五味子蒸鱼头（见五味子药膳食疗方）。

4. 心脾两虚

【症状】不易入睡，多梦易醒，心悸健忘，头晕目眩，神疲食少，四肢倦怠，腹胀便溏，面色少华。舌质淡，苔薄，脉细无力。

【食法】宜食补益心脾，养血安神药膳。

【药膳食疗方】龙眼莲子羹、龙眼枣仁饮、龙眼洋参饮、龙眼姜枣汤、龙眼酸枣饮（见龙眼肉药膳食疗方）；茯苓膏、茯苓饼、茯苓麦冬粥（见茯苓药膳食疗方）；玫瑰花烤羊心（见玫瑰花药膳食疗方）；酸枣仁鸡蛋汤（见酸枣仁药膳食疗方）；灵草鸭子、灵芝炖肉汤（见灵芝药膳食疗方）；珠玉粥、山药芡实粥、山药羊肉汤（见山药药膳食疗方）；枣莲绿豆粥（见大枣药膳食疗方）；人参莲肉汤、人参桂圆鹧鸪汤、人参鸡汤、人参茯苓粥（见人参药膳食疗方）；银耳太子参（见太子参药膳食疗方）；洋参桂圆茶（见西洋参药膳食疗方）；蜂乳五加饮（见刺五加药膳食疗方）；党参首乌饮（见党参药膳食疗方）；黄芪桂圆童鸡汤、黄芪童子鸡（见黄芪药膳食疗方）；归参山药猪心（见当归药膳食疗方）；首乌灵芝粥（见何首乌药膳食疗方）；八宝粥（见芡实药膳食疗方）；莲子芡实荷叶粥（见莲子药膳食疗方）。

五、胃痛

胃痛，又称胃脘痛，是以上腹胃脘部近心窝处疼痛为主要表现的病症。

1. 胃寒

【症状】胃痛暴作，喜温恶寒，得温痛减，口和不渴或吐清水。苔薄白，脉弦紧。

【食法】宜食温中散寒，和胃止痛药膳。

【药膳食疗方】小茴香炖猪肚（见小茴香药膳食疗方）；良姜炖鸡块、高良姜槟榔粥、高良姜香附鸡肉汤、高良姜粥（见高良姜药膳食疗方）；荜茇头蹄、荜茇粥（见荜茇药膳食疗方）；橘皮丁香茶（见陈皮药膳食疗方）；生姜紫苏粥（见生姜药膳食疗方）；紫白姜汤、紫苏猪肚汤（见紫苏药膳食疗方）；花椒姜糖水（见花椒药膳食疗方）；胡椒面条（见胡椒药膳食疗方）。

2. 食滞胃痛

【症状】胃痛，脘腹胀满，嗳腐恶食，或吐不消化食物，吐食或矢气后痛减，或大便不爽。苔厚腻，脉滑。

【食法】宜食导滞和胃药膳。

【药膳食疗方】鸡内金饼、鸡内金粥（见鸡内金药膳食疗方）；莱菔子粥、莱菔鸡金粥（见莱菔子药膳食疗方）；沙棘饮（见沙棘药膳食疗方）；开胃山楂糕（见山楂药膳食疗方）；桂皮山楂饮（见肉桂药膳食疗方）；消食蛋羹（见山药药膳食疗方）。

3. 肝气犯胃

【症状】上腹部胀痛，痛连胁肋，嗳气后胃部胀痛可减轻，生气时胃痛加重，食欲不振，或见嘈杂吞酸。舌红，苔薄白或微黄，脉多弦或弦数。

【食法】宜食疏肝理气，和胃止痛药膳。

【药膳食疗方】五指毛桃瘦肉汤（见五指毛桃药膳食疗方）；佛手猪肚汤、佛手延胡索猪肚汤、佛手姜糖饮、佛香梨（见佛手药膳食疗方）；香橼佛手粥（见香橼药膳食疗方）；胡萝卜炒陈皮瘦肉丝（见陈皮药膳食疗方）；玫瑰花粥、玫瑰解郁汤（见玫瑰花药膳食疗方）；吴茱萸粥（见吴茱萸药膳食疗方）；疏肝和胃饮（见白芍药膳食疗方）；肝胃百合汤（见柴胡药膳食疗方）。

4. 肝胃郁热

【症状】胃脘灼痛，痛势急迫，烦躁易怒，泛酸嘈杂，口干口苦。舌红苔黄，脉弦或数。

【食法】宜食疏肝泄热，和胃止痛药膳。

【药膳食疗方】芦根清胃饮（见鲜芦根药膳食疗方）；茵陈橘皮饮、绵茵陈溪黄草炖猪腱（见茵陈药膳食疗方）；沙麦茶（见南沙参药膳食疗方）；石斛麦冬茶（见石斛药膳食疗方）；菊茹粥（见竹茹药膳食疗方）。

5. 脾胃虚寒

【症状】胃痛隐隐，大便溏薄，喜温喜按，空腹痛甚，得食痛减，泛吐清水，纳差，神疲乏力，甚则手足不温。舌淡苔白，脉虚弱或迟缓。

【食法】宜食温中健脾药膳，易于消化的食物。

【药膳食疗方】砂仁肚条、砂仁黄芪猪肚、砂仁羊肉汤、砂仁鲫鱼汤（见砂仁药膳食疗方）；丁香枣茶、丁香肉桂茶、丁香甘草盐红茶、丁香姜糖（见丁香药膳食疗方）；茴香狗肉汤（见小茴香药膳食疗方）；鲫鱼羹（见荜茇药膳食疗方）；牛蒡猪骨汤（见牛蒡根药膳食疗方）；大茴卤羊肉（见八角茴香药膳食疗方）；干姜粥、糊涂羹（见干姜药膳食疗方）；白胡椒煲猪肚（见胡椒药膳食疗方）；黄芪建中汤（见黄芪药膳食疗方）；虫草羊肉汤（见冬虫夏草药膳食疗方）；肉豆蔻粥（见肉豆蔻药膳食疗方）。

六、呕吐

呕吐是指胃失和降，气逆于上，迫使胃中物从口中吐出的一种病症。一般以有物有声谓之呕，有物无声谓之干吐，临床呕与吐常同时出现，故合成呕吐。

1. 外邪犯胃

【症状】突然呕吐，胸脘满闷，发热恶寒，头身疼痛。舌苔白腻，脉濡缓。

【食法】宜食疏邪解表，化浊和中药膳。

【药膳食疗方】生姜紫苏粥、生姜乌梅饮、生姜饴糖饮、姜汤饮（见生姜药膳食疗方）；香薷扁豆汤（见香薷药膳食疗方）；藿香茶、藿香粥（见藿香药膳食疗方）；丁香鸭、公丁香炖雪梨、丁香姜糖、丁香橘饼（见丁香药膳食疗方）；小茴香粥（见小茴香药膳食疗方）；花椒姜糖水、花椒粥（见花椒药膳食疗方）；干姜粥、干姜陈皮散（见干姜药膳食疗方）。

2. 饮食停滞

【症状】呕吐酸腐，脘腹胀满，嗳气厌食，大便秽臭，或溏薄，或秘结。苔厚腻，脉滑实。

【食法】宜食消食化滞，和胃降逆药膳。

【药膳食疗方】山楂橘子水（见山楂药膳食疗方）；鸡橘粉粥（见鸡内金药膳食疗方）；麦芽山楂茶、麦芽山楂饮（见麦芽药膳食疗方）；莱菔子粥（见莱菔子药膳食疗方）；参苓白术散（见白扁豆药膳食疗方）；蜜饯萝卜（见蜂蜜药膳食疗方）；枳实白术茶（见枳实药膳食疗方）。

3. 肝气犯胃

【症状】呕吐吞酸，嗳气频繁，胸胁满闷，可因情志不遂而加重。舌质红，苔薄腻，脉弦。

【食法】宜食疏肝理气，降逆和胃药膳。

【药膳食疗方】生姜乌梅饮（见生姜药膳食疗方）；缩砂散、砂仁粥（见砂仁药膳食疗方）；高良姜香附鸡肉汤（见高良姜药膳食疗方）；香橼佛手粥（见香橼药膳食疗方）；萝卜玫瑰红糖水（见玫瑰花药膳食疗方）；乌梅生姜红糖汤（见乌梅药膳食疗方）。

七、泄泻

泄泻是以排便次数增多，粪质稀溏或完谷不化，甚至泄出水样为主症的病症。古有大便溏薄而势缓者为泄，大便清稀如水而势急者称为泻，临床一般统称泄泻。

1. 伤食泄泻

【症状】腹痛肠鸣，脘腹胀满，泻下粪便臭如败卵，泻后痛减，泻下伴有不消化食物，嗳腐吞酸，不思饮食。舌苔垢浊或厚腻，脉滑。

【食法】宜食健脾消食导滞药膳。

【药膳食疗方】莱菔鸡金粥（见莱菔子药膳食疗方）；导滞茶、胡萝卜汤、山楂神曲粥

（见山楂药膳食疗方）；内金蛋壳茶、鸡内金粥（见鸡内金药膳食疗方）。

2. 脾胃虚弱

【症状】大便时溏时泻，水谷不化，迁延反复，食少，食后脘闷不适，稍进油腻之物，则便次明显增多，面色萎黄，肢倦乏力。舌质淡，苔薄白，脉细弱。

【食法】宜食健脾益气，化湿止泻药膳。

【药膳食疗方】茯苓酒、茯苓栗子粥、五苓粥、苓术止泻粥（见茯苓药膳食疗方）；荷叶茯苓粥、荷叶米粉肉（见荷叶药膳食疗方）；薯蓣汤、粟米淮山糊、痛泻粥、复合淮山粉、山药芡实粥、山药荔枝干粥（见山药药膳食疗方）；参苓白术散（见白扁豆药膳食疗方）；白术枣肉饼（见白术药膳食疗方）；黄芪山药莲子粥、黄芪蒸鸡（见黄芪药膳食疗方）；核桃莲肉糕（见核桃仁药膳食疗方）；龙眼姜枣汤（见龙眼肉药膳食疗方）；肉豆蔻散、肉豆蔻饼、肉豆蔻粥（见肉豆蔻药膳食疗方）；芡实粥、八仙糕、期颐饼、芡实点心（见芡实药膳食疗方）；莲肉糕（见莲子药膳食疗方）；八珍糕（见人参药膳食疗方）。

3. 肾阳虚衰

【症状】黎明之前，脐腹作痛，肠鸣即泻，泻后则安，腹部喜温，形寒肢冷，腰膝酸软。舌淡苔白，脉沉细。又称"五更泻"。

【食法】宜食温肾健脾，固涩止泻药膳。

【药膳食疗方】吴茱萸粥（见吴茱萸药膳食疗方）；补骨脂蛋、四神腰花、补骨脂炖猪腰、补骨脂大枣粥、补骨脂小茴香煨猪肾（见补骨脂药膳食疗方）；山药面、山药粥、山药荔枝干粥（见山药药膳食疗方）；核桃莲肉糕（见核桃仁药膳食疗方）；莲肉蜂蜜饮（见莲子药膳食疗方）；丁香鸭（见丁香药膳食疗方）；菟丝子粥、菟丝子羊肉煲（见菟丝子药膳食疗方）。

八、便秘

便秘是指粪便在肠内滞留过久，秘结不通，排便周期延长；或周期不长，单粪便干结，排除艰难；或粪质不硬，虽有便意，但便而不畅的症状。

1. 热结肠胃

【症状】大便干结，小便短赤，面红身热，或兼腹胀腹痛，口干，口臭，口苦。舌红苔黄腻或燥裂，或大便干结，脉滑数或弦。

【食法】宜食清热润肠通腑，清淡易消化药膳。

【药膳食疗方】薄荷藕梨（见薄荷药膳食疗方）；菊楂决明饮、菊花决明子粥（见菊花药膳食疗方）；决明炖茄子、决明通便茶、决明子绿茶、决明葛粉粥（见决明子药膳食疗方）；龙胆竹叶粥（见淡竹叶药膳食疗方）；番泻叶饮、番泻叶鸡蛋汤、大青番泻叶茶（见番泻叶药膳食疗方）。

2. 肝脾气郁

【症状】大便秘结，欲便不得，嗳气频作，胸胁痞满，甚则腹中胀痛，纳食减少。舌苔薄腻，脉弦。

【食法】宜食顺气行滞、清淡易于消化药膳。

【药膳食疗方】香槟粥、香参炖大肠（见木香药膳食疗方）；实明黄糕、油焖枳实萝卜、枳实白芍茶（见枳实药膳食疗方）；紫苏麻仁粥（见紫苏子药膳食疗方）。

3. 津亏血燥

【症状】大便秘结，面色无华，头晕目眩，心悸。舌淡，脉细涩。

【食法】宜食养血滋阴润燥药膳。

【药膳食疗方】麻仁当归猪蹄汤（见火麻仁药膳食疗方）；冬瓜郁李麻仁粥、郁李仁赤小豆粥、郁李仁芥菜炒洋葱（见郁李仁药膳食疗方）；香参炖大肠（见木香药膳食疗方）；五仁粥（见桃仁药膳食疗方）；杏仁粥、杏仁雪梨汤（见苦杏仁药膳食疗方）；罗汉果茶、罗汉果炖雪梨（见罗汉果药膳食疗方）；紫苏麻仁粥（见紫苏子药膳食疗方）；柏归生发蜜、柏仁玉竹粥（见柏子仁药膳食疗方）；蜂蜜决明茶（见蜂蜜药膳食疗方）；双参焖鸭（见太子参药膳食疗方）；桃仁粥、双仁汤、凤髓汤（见核桃仁药膳食疗方）；胶蜜汤（见阿胶药膳食疗方）；当归柏仁粥、当归苁蓉猪血羹（见当归药膳食疗方）；制何首乌大枣粥、何首乌煲鸡蛋（见何首乌药膳食疗方）；桑葚地黄蜜膏、桑葚煎、桑葚膏、桑葚粥（见桑葚药膳食疗方）；芝麻粥、黑芝麻红糖饮、芝麻核桃糊（见黑芝麻药膳食疗方）；沙参玉竹焖老鸭（见南沙参药膳食疗方）。

4. 阳虚寒凝

【症状】大便艰涩，排出困难，小便清长，畏寒喜暖，面色㿠白，唇淡口和，或兼腹冷腹痛。舌淡苔白，脉沉迟。

【食法】宜食温通开秘药膳。

【药膳食疗方】锁阳粥、锁阳红糖饮、锁蓉羊肉面、锁阳桑葚茶（见锁阳药膳食疗方）；核桃仁粥、双仁汤（见核桃仁药膳食疗方）；牛肉当归蜜膏（见当归药膳食疗方）；决明苁蓉茶（见决明子药膳食疗方）。

5. 气虚便秘

【症状】虽有便意，临厕努挣乏力，难于排出，挣则汗出气短，便后疲乏尤甚，面色㿠白，神疲气怯。舌淡嫩，苔白，脉弱。

【食法】宜食益气润肠、清淡易于消化药膳。

【药膳食疗方】麻仁栗子糕、麻仁紫苏粥（见火麻仁药膳食疗方）；柏子仁粥（见柏子仁药膳食疗方）；人参黑芝麻饮（见人参药膳食疗方）；健脾莲花糕（见党参药膳食疗方）；芪香蜜膏、黄芪苏麻粥（见黄芪药膳食疗方）；土豆苁蓉蜜膏（见肉苁蓉药膳食疗方）。

九、头痛

头痛是临床常见的自觉症状，可单独出现，以头痛为主要表现，亦见于多种疾病的过程中。

1. 风寒头痛

【症状】头痛起病较急，其痛如破，连及项背，常有拘急收紧感，或伴恶风畏寒，遇风尤剧，口不渴。苔薄白，脉浮紧。

【食法】宜食疏散风寒药膳。

【药膳食疗方】生姜糖醋茶、姜糖苏叶茶（见生姜药膳食疗方）；白芷川芎炖鱼头、白芷鱼头汤（见白芷药膳食疗方）；芫荽生姜汤（见芫荽药膳食疗方）；防风粥（见防风药膳食疗方）；芎芷炖猪脑（见川芎药膳食疗方）。

2. 风热头痛

【症状】头痛而胀，甚则头胀如裂，发热或恶风，面红目赤。舌尖红，苔薄黄，脉浮数。

【食法】宜食疏风清热药膳。

【药膳食疗方】薄荷甘草茶、薄荷粥（见薄荷药膳食疗方）；桑杏汤、桑杏饮、桑叶枸杞饮、桑菊浙贝茶（见桑叶药膳食疗方）；菊芎茶膏粥、菊花藕粉、菊花茶（见菊花药膳食疗方）；葛根粥（见葛根药膳食疗方）；升麻葛根汤（见升麻药膳食疗方）；牛蒡子茶（见牛蒡子药膳食疗方）；牛蒡粥（见牛蒡根药膳食疗方）。

3. 风湿头痛

【症状】头痛如裹，肢体困重，胸闷纳呆，小便不利，大便稀溏。苔白腻，脉濡滑。

【食法】宜食祛风胜湿药膳。

【药膳食疗方】都梁茶（见白芷药膳食疗方）；防风粥（见防风药膳食疗方）；荷叶冬瓜汤（见荷叶药膳食疗方）；屈头鸡（见川芎药膳食疗方）；藿香茶（见藿香药膳食疗方）。

4. 肝阳头痛

【症状】头晕胀痛，两侧为重，心烦易怒，夜寐不宁，口苦面红，或兼胁痛。舌红苔黄，脉弦数。

【食法】宜食平肝潜阳息风药膳。

【药膳食疗方】薄荷夏枯草茶（见薄荷药膳食疗方）；菊槐绿茶饮、菊花绿茶饮（见菊花药膳食疗方）；夏枯草槐花茶（见夏枯草药膳食疗方）；玉米须龟（见玉米须药膳食疗方）；山楂白菊茶（见山楂药膳食疗方）；海带草决明汤（见昆布药膳食疗方）；双决明粥（见石决明药膳食疗方）；罗布麻降压茶、罗布麻钩藤茶（见罗布麻叶药膳食疗方）；天麻鱼头汤、天麻炖鱼头（见天麻药膳食疗方）。

5. 瘀血头痛

【症状】头痛经久不愈，痛处固定不移，痛如锥刺，或有头部外伤史。舌紫暗，或有瘀斑，苔薄白，脉细或细涩。

【食法】宜食活血化瘀，通窍止痛药膳。

【药膳食疗方】川芎红花茶、芎归炖山甲（见川芎药膳食疗方）。

十、眩晕

眩晕是以头晕、眼花为主症的一类病证，轻者闭目即止，重者如坐车船，旋转不定，不能站立，或伴恶心、呕吐汗出、面色苍白等症，甚则突然晕倒。

1. 肝火上扰

【症状】头晕且痛，目赤口苦，胸胁胀痛，烦躁易怒，寐少多梦。舌红苔黄腻，脉弦数。

【食法】宜食清肝泻火，清利湿热药膳。

【药膳食疗方】菊槐龙胆茶、复方菊槐茶、菊槐绿茶饮、菊花绿茶饮、菊花乌龙茶（见菊花药膳食疗方）；决明子粥（见决明子药膳食疗方）；夏枯草煲猪肉、夏枯草荷叶茶（见夏枯草药膳食疗方）；香橼浆（见香橼药膳食疗方）；罗布麻降压茶、罗布麻钩藤茶（见罗布麻叶药膳食疗方）。

2. 气血亏虚

【症状】眩晕，动则加剧，劳累即发，面色㿠白，神疲乏力，倦怠懒言，唇甲不华，发色不泽，心悸少寐，纳少。舌淡苔薄白，脉细弱。

【食法】宜食补益气血，调养心脾药膳。

【药膳食疗方】艾叶黑豆鸡蛋汤（见艾叶药膳食疗方）；山药芝麻粥（见山药药膳食疗方）；红枣首乌煮鸡蛋（见大枣药膳食疗方）；蜂蜜鸡蛋方（见蜂蜜药膳食疗方）；人参茶（见人参药膳食疗方）；双补膏（见党参药膳食疗方）；黄芪蒸鸡、黄芪猴头汤（见黄芪药膳食疗方）。

3. 痰浊内蕴

【症状】眩晕，头重而昏，周身倦怠，肢体酸胀，胸闷或时吐痰涎，纳差，泛恶。舌体胖，苔浊腻，脉弦滑。

【食法】宜食燥湿祛痰，和胃健脾药膳。

【药膳食疗方】丁香姜糖（见丁香药膳食疗方）；天麻橘皮茶（见天麻药膳食疗方）；三鲜茶（见藿香药膳食疗方）；淮山薏米萝卜粥（见山药药膳食疗方）；海带玉米须汤（见昆布药膳食疗方）。

十一、淋证

淋证是指以小便频数短涩，淋漓刺痛，小腹拘急隐痛为主要临床表现的病症。

1. 热淋

【症状】小便频数短涩，灼热刺痛，溺色黄赤，少腹拘急胀痛，或寒热、口苦、呕恶，或腰痛拒按，或大便秘结。苔黄腻，脉滑数。

【食法】宜食清热利湿，通淋排石药膳。

【药膳食疗方】竹叶车前茶、淡竹叶茶（见淡竹叶药膳食疗方）；芦根绿豆粥、芦根鸭肉汤（见鲜芦根药膳食疗方）；蒲公英茶、蒲公英粥（见蒲公英药膳食疗方）；小麦通草饮、通草粥（见通草药膳食疗方）；车前绿豆汤（见车前子药膳食疗方）；雍菜车前汤、车前荸荠汤、鸭跖车前蜜汁（见车前草药膳食疗方）；小蓟炖肉（见小蓟药膳食疗方）；茅根煲马蹄水（见鲜白茅根药膳食疗方）。

2. 石淋

【症状】尿中有砂石，排尿涩痛，或排尿时突然中断，尿道窘迫疼痛，少腹拘急，往往突发，一侧腰腹绞痛难忍，甚至牵及外阴，尿中带血，舌红，苔薄黄，脉强或带数。若病久砂石不去，可伴见面色少华，精神委顿，少气乏力，舌淡、边有齿印，脉细而弱；或腰腹隐痛，手足心热，舌红少苦，脉细带数。

【食法】宜食清热利湿，排石通淋药膳。

【药膳食疗方】茯苓胡桃饼（见茯苓药膳食疗方）；金钱赤豆粥、赤小豆内金粥（见赤小豆药膳食疗方）；补肾化石胡桃肉（见核桃仁药膳食疗方）；三金排石粥、内金赤豆粥、三金茶（见鸡内金药膳食疗方）；车前绿豆汤（见车前子药膳食疗方）；玉米须炖蚌肉（见玉米须药膳食疗方）；金钱草鸡肫。

3. 劳淋

【症状】小便不甚赤涩，溺痛不甚，但淋沥不已，时作时止，病程缠绵，遇劳即发，腰膝酸软，神疲乏力。舌质淡，脉细弱。

【食法】宜食补脾益肾，利水通淋药膳。

【药膳食疗方】茯苓胡桃饼（见茯苓药膳食疗方）；枸杞茯苓茶（见枸杞子药膳食疗方）；核桃仁粥（见核桃仁药膳食疗方）。

十二、阳痿

阳痿是指成年男子性交时，由于阴茎痿软不举，或举而不坚，或坚而不久，无法进行正常性生活的病证。

1. 心脾两虚

【症状】阳痿不举，心悸，失眠多梦，神疲乏力，面色萎黄，食少纳呆，腹胀便溏。舌淡，苔薄白，脉细弱。

【食法】宜食补益心脾药膳。

【药膳食疗方】莲子茯苓汤（见莲子药膳食疗方）；山药粥、山药扁豆粥、山药糯米粥、山药羊肉汤（见山药药膳食疗方）；芡实茯苓粥（见芡实药膳食疗方）；人参鸡粥（见人参药膳食疗方）。

2. 肾阳不正

【症状】阳事不举，或举而不坚，精薄清冷，神疲倦怠，畏寒肢冷，面色㿠白，头晕耳鸣，腰膝酸软，夜尿清长。舌淡胖，苔薄白，脉沉细。

【食法】宜食温肾壮阳药膳。

【药膳食疗方】姜附烧狗肉（见生姜药膳食疗方）；丁香鸭（见丁香药膳食疗方）；桂浆粥、桂黄浆粥、肉桂米酒粥、羊肉肉桂汤（见肉桂药膳食疗方）；附子羊肉汤、附子生姜炖狗肉（见附子药膳食疗方）；参茸炖鸡汤、人参鹿茸酒（见人参药膳食疗方）；鹿茸酒（见鹿茸药膳食疗方）；鹿角胶粥（见鹿角胶药膳食疗方）；巴戟酒（见巴戟天药膳食疗方）；川断杜仲煲猪尾（见杜仲药膳食疗方）；补骨脂胡桃煎（见补骨脂药膳食疗方）；淫羊藿苁蓉酒（见淫羊藿药膳食疗方）；狗肉壮阳汤、菟丝子粥（见菟丝子药膳食疗方）；蛤蚧粥、蛤蚧酒（见蛤蚧药膳食疗方）；锁阳酒、锁阳粥（见锁阳药膳食疗方）；苁蓉羊肉粥、肉苁蓉粥、羊脊骨汤、白羊肾羹（见肉苁蓉药膳食疗方）；海马酒、海马粥（见海马药膳食疗方）；虫草羊肉汤（见冬虫夏草药膳食疗方）；核桃仁粥、桃仁白参粥（见核桃仁药膳食疗方）；续断杜仲猪尾汤（见续断药膳食疗方）。

3. 肝郁不舒

【症状】阳事不起，或起而不坚，心情抑郁，胸胁胀痛，脘闷不适，食少便溏。苔薄白，脉弦。

【食法】宜食疏肝解郁药膳。

【药膳食疗方】疏肝起痿茶（见柴胡药膳食疗方）；刺蒺藜散（见蒺藜药膳食疗方）；佛手猪肚汤（见佛手药膳食疗方）；香附粥（见香附药膳食疗方）；逍遥粥（见当归药膳食疗方）。

十三、郁证

郁证是以心情抑郁，情绪不宁，胸胁满闷胀痛，或善怒易哭，或咽中如有异物梗塞等为主要临床表现的一类病证。

1. 肝气郁结

【症状】精神抑郁，情绪不宁，胸部满闷，胁肋胀痛，痛无定处，脘闷嗳气，不思饮食，大便不调，月事不行。苔薄腻，脉弦。

【食法】宜食疏肝解郁，理气宽中药膳。

【药膳食疗方】佛香梨、佛手酒、佛手郁藻粥（见佛手药膳食疗方）；玫瑰萼梅冰糖茶、萝卜玫瑰红糖水、玫瑰花茶、玫瑰解郁汤（见玫瑰花药膳食疗方）；刺蒺藜散（见蒺藜药膳食疗方）；甘麦大枣汤（见甘草药膳食疗方）；逍遥粥（见当归药膳食疗方）。

2. 痰气郁结

【症状】精神抑郁，胸部闷塞，胁肋胀满，咽中如有物梗塞，吞之不下，咯之不出。苔白腻，脉弦滑。

【食法】宜食行气开郁，化痰散结药膳。

【药膳食疗方】鲜姜萝卜汁、萝卜姜汁饮（见生姜药膳食疗方）；蜜汁佛手果（见佛手药膳食疗方）；青皮枳壳饮（见青皮药膳食疗方）；海藻金丹参汤（见海藻药膳食疗方）；蜜汁佛手果（见蜂蜜药膳食疗方）。

3. 心脾两虚

【症状】多思善疑，头晕神疲，心悸胆怯，失眠健忘，纳差，面色不华。舌质淡，苔薄白，脉细。

【食法】宜食健脾养心，补益气血药膳。

【药膳食疗方】参归白水猪心（见人参药膳食疗方）；龙眼粥（见龙眼肉药膳食疗方）；莲子粥、莲子甘草饮（见莲子药膳食疗方）；党参枣仁膏（见党参药膳食疗方）。

4. 气滞血瘀

【症状】精神抑郁，情绪低沉，失眠，夜不能寐或合目多梦，性情急躁焦虑或烦躁不安易怒，健忘，记忆力减退，疑病恐病，面色晦暗，胸胁满闷或胀痛，或呈刺痛且痛有定处，头痛如刺，头晕目眩眼花，口苦口干，或身体时有冷感或发热感。舌质淡黯、或紫或有瘀点、瘀斑，苔白或白腻，或唇见紫绀，脉沉弦、弦滑、细涩或结代。

【食法】宜食活血化瘀，理气解郁药膳。

【药膳食疗方】青皮山楂粥（见青皮药膳食疗方）；香附牛肉汤（见香附药膳食疗方）；二花调经茶（见月季花药膳食疗方）；佛手苏梗粥、佛手延胡索猪肚汤（见佛手药膳食疗方）；玫瑰茉莉茶（见玫瑰花药膳食疗方）；桃仁粥（见桃仁药膳食疗方）。

十四、痹症（关节痹痛）

痹证是以肢体筋骨、关节、肌肉疼痛、酸楚、麻木、重着、屈伸不利，甚则关节肿大变形为主要症状的病证，轻者病在四肢关节肌肉，重者可内舍于脏。

1. 行痹

【症状】肢体关节疼痛游走不定，屈伸不利，初起可见有恶风发热。舌苔薄白，脉浮或浮缓。

【食法】宜食祛风通络，散寒除湿药膳；忌食寒凉滋腻药膳。

【药膳食疗方】防风薏米饮（见防风药膳食疗方）；乌梢蛇酒、三蛇酒、乌蛇通络汤（见乌梢蛇药膳食疗方）；木瓜祛湿酒、木瓜苡仁粥（见木瓜药膳食疗方）；五加皮醪、五加皮糯米酒（见五加皮药膳食疗方）；独活樱桃酒（见独活药膳食疗方）；柏叶酒（见侧柏叶药膳食疗方）。

2. 痛痹

【症状】肢体关节疼痛较剧，痛有定处，得热痛减，遇寒痛增，关节不可屈伸，局部皮色不红，触之不热。苔薄白，脉弦紧。

【食法】宜食温经散寒，祛风除湿药膳。

【药膳食疗方】木瓜祛湿酒（见木瓜药膳食疗方）；桂浆粥（见肉桂药膳食疗方）；附片当归生姜羊肉汤（见附子药膳食疗方）。

3. 着痹

【症状】肢体关节酸痛，或有肿胀，痛有定处，重着，活动不便，肌肤麻木不仁。苔白腻，脉濡缓。

【食法】宜食祛湿通络，祛风散寒药膳。

【药膳食疗方】鸡头羹粉（见生姜药膳食疗方）；防风薏米饮（见防风药膳食疗方）；牛蒡粥（见牛蒡根药膳食疗方）；木瓜祛湿酒、蜜汁木瓜、木瓜苡仁粥（见木瓜药膳食疗方）；五加皮醪、五加皮糯米酒（见五加皮药膳食疗方）；桑枝鸡（见桑枝药膳食疗方）；薏苡仁酒、薏苡仁粥、薏米丝瓜粥（见薏苡仁药膳食疗方）；独活樱桃酒（见独活药膳食疗方）。

4. 尪痹

【症状】肢体关节疼痛，屈伸不利，关节肿大、僵硬、变形，甚至肌肉萎缩，筋脉拘紧，肘膝不得伸，或尻以代踵、脊以代头而成废人。舌质暗红，脉细涩。

【食法】宜食补肾祛寒为主，佐以活血通络药膳。

【药膳食疗方】乌梢蛇酒、三蛇酒、乌蛇通络汤（见乌梢蛇药膳食疗方）；桃仁粥（见桃仁药膳食疗方）；补肾鳝鱼汤（见杜仲药膳食疗方）。

十五、中暑

夏季感受暑热之邪所致病症，是在烈日下劳作或长时间待在高温、通风不良的环境中引起的，也就是中医学所说"动而得之者为阳暑"。阴暑指夏季因气候炎热而吹风纳凉，或饮冷无度，中气内虚，以致暑热与风寒之邪乘虚侵袭而为病，是由于静而得之，故名"阴暑"。

1. 阳暑

【症状】头昏头痛，心烦胸闷，口渴多饮，全身疲软，汗多，发热，面红。舌红，苔黄，脉浮数。

【食法】宜食清凉解暑，益气生津药膳。

【药膳食疗方】薄荷藿香茶、薄荷鸡丝（见薄荷药膳食疗方）；菊花竹叶粥、菊花枸杞茶（见菊花药膳食疗方）；翠衣凉茶（见赤芍药膳食疗方）；木棉花土茯苓煲猪腱（见土茯苓药膳食疗方）；绿豆薏米粥（见薏苡仁药膳食疗方）；荷叶绿豆粥、荷叶冬瓜汤、荷叶粥、清暑荷叶饮、荷叶二花粥、荷叶茯苓粥（见荷叶药膳食疗方）；扁豆清暑汤、扁荷粥、双衣茶、扁豆汤（见白扁豆药膳食疗方）；清络饮、扁豆花粥（见白扁豆花药膳食疗方）；银花枇杷饮（见金银花药膳食疗方）。

2. 阴暑

【症状】精神衰惫，肢体困倦，头昏嗜睡，胸闷不畅，多汗肢冷，微有畏寒，恶心呕吐，渴不欲饮。舌淡，苔薄腻，脉濡细。

【食法】宜食发表解暑，除湿和中药膳。

【药膳食疗方】生姜韭菜饮（见生姜药膳食疗方）；香薷饮、新加香薷饮、香薷扁豆汤、香薷二豆饮、香薷粥、香薷薄荷饮（见香薷药膳食疗方）；藿香生姜粥、藿香佩兰茶、藿香粥（见藿香药膳食疗方）。

十六、疮疖

疮疖是指发生在肌肤浅表部位、范围较小的急性化脓性疾病，其特征是色红、灼热、疼痛、突起根浅、肿势局限、脓出即愈。局限于毛囊或皮脂腺的称为疖，扩大到皮下组织而成疮疖。一般多发生于夏季，任何部位都可能发生，而以头面背及腋下为多见。

1. 热毒蕴结

【症状】轻者疖肿只有一两个，多则可散发全身，或簇集一处，或此愈彼起。或发生在面部的严重的颜面痤疮，亦属此类。时伴有发热、口渴、溲赤，便秘。苔黄，脉数。

【食法】宜食清热解毒药膳。

【药膳食疗方】清补凉煲老鸭（见南沙参药膳食疗方）；胡荽地黄饮（见芫荽药膳食疗方）；牛蒡子茶（见牛蒡子药膳食疗方）；牛蒡粥（见牛蒡根药膳食疗方）；栀子蒲公饮（见栀子药膳食疗方）；蒲公英茶、蒲公英粥（见蒲公英药膳食疗方）；地丁苡米粥（见薏苡仁药膳食疗方）；银花枇杷饮（见金银花药膳食疗方）；绿豆粥；凉拌马齿苋（见马齿苋药膳食疗方）。

2. 暑热浸淫

【**症状**】发于夏秋季节，以儿童及产妇多见，可有发热、口渴、便秘、溲赤。苔薄腻，脉滑数。

【**食法**】宜食消暑化湿解毒药膳。

【**药膳食疗方**】豉粥（见淡豆豉药膳食疗方）；木棉花土茯苓煲猪腱、土茯苓龟汤、土茯苓煲瘦肉（见土茯苓药膳食疗方）；绿豆薏米粥（见薏苡仁药膳食疗方）；茵陈粥（见茵陈药膳食疗方）；银花绿豆茶（见金银花药膳食疗方）；苦瓜绿豆肉汤；海带绿豆汤。

十七、乳癖

乳癖是指乳房部的慢性良性肿块，以乳房肿块和胀痛为主症，常见于中青年妇女，乳房肿块大小不等，形态不一，边界不清，推之活动。疼痛和肿块与月经周期密切相关。

肝郁痰凝

【**症状**】多见于青壮年妇女，单侧或双侧乳房出现肿块，或月经前增大，乳房胀痛或溢乳，乳房肿块随喜怒消长，伴有胸闷胁胀、善郁易怒、失眠多梦、心烦口苦。舌苔薄黄，脉弦滑。

【**食法**】宜食疏肝理气，化痰消坚药膳。

【**药膳食疗方**】青皮枳壳饮（见青皮药膳食疗方）；蜜汁佛手果（见佛手药膳食疗方）；玫瑰萼梅冰糖茶、玫瑰解郁汤（见玫瑰花药膳食疗方）；二花调经茶（见月季花药膳食疗方）；香砂芙蓉糖（见香橼药膳食疗方）；瓜蒌醴（见瓜蒌药膳食疗方）。

十八、痔疮

痔疮是人体直肠末端黏膜下和肛管皮肤下静脉丛发生扩张和屈曲所形成的柔软静脉团。

1. 内痔

（1）风伤肠络

【**症状**】大便带血，滴血或喷射状出血，血色鲜红，或有肛门瘙痒。舌红，苔薄白或薄黄，脉弦数。

【**食法**】宜食清热凉血祛风药膳。

【**药膳食疗方**】槐花酿大肠、槐花侧柏茶、槐花荆芥饮（见槐花药膳食疗方）；马齿苋包子（见马齿苋药膳食疗方）；黄鳝汤（见生姜药膳食疗方）；苋菜头煲猪大肠；槐角茶；凉血地黄汤。

（2）湿热下注

【**症状**】便血，色鲜红，量较多，肛内肿物外脱，可自行回缩，肛门灼热。舌红苔黄腻，脉滑数。

【**食法**】宜食清热除湿，活血化瘀药膳。

【**药膳食疗方**】马齿苋升麻汤、拌马齿苋鱼腥草、马齿苋包子（见马齿苋药膳食疗方）；槐花荆芥饮、槐花侧柏茶（见槐花药膳食疗方）；栀子无花果泥（见栀子药膳食疗方）；公英败酱猪肠汤（见蒲公英药膳食疗方）；五神汤（见茯苓药膳食疗方）；绿豆冬瓜汤；香蕉薤菜粥；丝瓜瘦肉汤。

（3）气滞血瘀

【症状】肛内肿物脱出，甚至嵌顿，肛管紧缩，坠胀疼痛，甚至肛缘有血栓、水肿，触痛明显。舌质暗红，苔白或黄，脉弦细涩。

【食法】宜食活血化瘀药膳。

【药膳食疗方】山楂甲鱼汤（见山楂药膳食疗方）；三七猪心（见三七药膳食疗方）；丹参茶（见丹参药膳食疗方）；桃仁粥（见桃仁药膳食疗方）；活血化瘀汤（见当归药膳食疗方）。

（4）脾虚气陷

【症状】肛门坠胀，肛内肿物外脱，需手法复位。便血色鲜或淡，可出现贫血，面色少华，头晕神疲，少气懒言，纳少便溏。舌淡胖，边有齿痕，舌苔薄白，脉弱。

【食法】宜食健脾温中，固脱止血药膳。

【药膳食疗方】黄芪鳝鱼粥、黄芪蒸鸡、芡实大肠汤、益气鲫鱼膳（见黄芪药膳食疗方）；牛蒡粥（见牛蒡根药膳食疗方）；黄连脏连丸（见黄连药膳食疗方）；健脾益气粉、山药红糖粥（见山药药膳食疗方）；升麻大枣猪肠（见升麻药膳食疗方）；牛脾粥。

2. 外痔

（1）气滞血瘀

【症状】肛缘肿物突起，排便时可增大，有异物感，可有胀痛或坠痛，局部可触及硬性结节。舌暗红，苔淡黄，脉弦涩。

【食法】宜食活血化瘀，理气通便药膳。

【药膳食疗方】菊楂决明饮（见菊花药膳食疗方）；降脂饮（见枸杞子药膳食疗方）；桃仁承气汤（见桃仁药膳食疗方）。

（2）湿热下注

【症状】肛缘肿物隆起，灼热疼痛，便干或溏。舌红，苔黄腻，脉滑数。

【食法】宜食清热利湿，消肿止痛药膳。

【药膳食疗方】马齿苋升麻汤、拌马齿苋鱼腥草、马齿苋包子（见马齿苋药膳食疗方）；槐花荆芥饮、槐花侧柏茶（见槐花药膳食疗方）；栀子无花果泥（见栀子药膳食疗方）；公英败酱猪肠汤（见蒲公英药膳食疗方）；五神汤（见茯苓药膳食疗方）；绿豆冬瓜汤；香蕉蕹菜粥；丝瓜瘦肉汤。

十九、月经不调

月经不调是指月经周期、经期、经量、经色、经质等发生改变，以及伴随月经周期出现明显不适主症的疾病。

（一）月经先期

1. 肾气虚证

【症状】月经提前，量多色淡质稀，腰脊酸冷，下肢酸软，手足不温，小便清长，夜尿频频。舌淡暗，苔薄白，脉沉细而弱。

【食法】宜食补肾益气，固冲调经药膳。

【**药膳食疗方**】补中益气糕（见党参药膳食疗方）；归芪蒸鸡（见当归药膳食疗方）；黄芪乌枣鸡（见黄芪药膳食疗方）。

2. 肝经郁热

【**症状**】经期超前，量多少不定，色紫红有块，质稠，头昏目眩，胸胁胀满，少腹胀痛，精神抑郁，心烦易怒，口苦咽干，喜叹息。舌暗红，苔黄，脉弦滑数。

【**食法**】宜食疏肝解郁，清热调经药膳。

【**药膳食疗方**】香附生地饮（见香附药膳食疗方）；郁芍兔肉（见白芍药膳食疗方）；桃叶茜根饮。

（二）月经后期

1. 肾虚血少

【**症状**】经期错后，量少色淡，经质清稀，腰膝酸软，头晕耳鸣，带下清稀，心悸失眠，面色晦暗或萎黄，或面部暗斑。舌淡暗，苔薄白，脉沉细无力。

【**食法**】宜食补肾益气，养血调经药膳。

【**药膳食疗方**】熟地粥（见熟地黄药膳食疗方）；核桃枸杞酒（见核桃仁药膳食疗方）；黑芝麻红糖饮（见黑芝麻药膳食疗方）；当归鳝鱼汤、当归黄鳝汤、当归艾叶老姜汤、当归黄芪竹丝鸡汤（见当归药膳食疗方）；两乌补血汁（见何首乌药膳食疗方）。

2. 气滞血瘀

【**症状**】经期延后，经量偏少，经色暗红，或有血块，小腹胀痛，精神抑郁，胸闷不舒。舌苔正常，脉弦。

【**食法**】宜食理气行滞，活血调经药膳。

【**药膳食疗方**】三花调经茶（见玫瑰花药膳食疗方）；山楂内金散（见山楂药膳食疗方）；红花乌鸡汤（见红花药膳食疗方）；二花调经茶、月季花煮鸡蛋（见月季花药膳食疗方）；当归艾叶老姜汤（见当归药膳食疗方）；香附牛肉汤、香附佛手酒（见香附药膳食疗方）；益母草蜜饮（见益母草药膳食疗方）。

3. 肝郁证

【**症状**】经行或先或后，经量或多或少，色紫红有块，血行不畅，胸胁、乳房、少腹胀痛，情志不舒，心烦易怒，嗳气食少，时欲叹息。舌质淡红，苔薄，脉弦。

【**食法**】宜食疏肝解郁，和血调经药膳。

【**药膳食疗方**】佛手酒（见佛手药膳食疗方）；玫瑰花烤羊心、玫瑰萼梅冰糖茶、玫瑰解郁汤（见玫瑰花药膳食疗方）；青皮山楂粥（见青皮药膳食疗方）；香附牛肉汤（见香附药膳食疗方）；玫瑰花茶。

（三）月经过多

1. 脾虚证

【**症状**】暴崩下血量多，或淋漓不净，色淡红，质清稀，面色㿠白或面部虚浮，精神疲倦，气短懒言，四肢不温，不思饮食，大便溏薄。舌淡苔薄，脉沉弱。

【食法】宜食补气摄血，养血调经药膳。

【药膳食疗方】大枣木耳饮（见大枣药膳食疗方）；人参大枣粥（见人参药膳食疗方）；党参北芪炖黄鳝（见党参药膳食疗方）；黄芪人参粥、黄芪淮山粥（见黄芪药膳食疗方）；归芪蒸鸡（见当归药膳食疗方）；参芪鸽汤（见西洋参药膳食疗方）。

2. 血瘀证

【症状】经来量多，或时崩时漏，淋漓不净；或停闭数月，忽然暴下，继而漏下不断，色紫黑有块，小腹疼痛，拒按，瘀块排出后则疼痛减轻。舌质暗或舌边有瘀点，脉涩。

【食法】宜食活血化瘀，调经止血药膳。

【药膳食疗方】当归艾叶老姜汤、当归花草汤（见当归药膳食疗方）；三七当归鸡、三七蒸鸡、三七炖鸡（见三七药膳食疗方）；地黄煮酒（见地黄药膳食疗方）。

二十、痛经

月经的经期或行经前后，出现小腹疼痛，或痛引腰骶，甚至剧痛昏厥的疾病。

1. 气滞血瘀

【症状】每于经前一二日或月经期小腹胀痛，拒按，或伴胸胁乳房作胀，或经量少，或经行不畅，经色紫暗有块，血块排出后痛减，经净疼痛消失。舌紫暗或有瘀点，脉弦或弦滑。

【食法】宜食理气化瘀止痛，清淡易于消化药膳。

【药膳食疗方】生姜山楂汤（见生姜药膳食疗方）；佛手苏梗粥、佛手山楂饮（见佛手药膳食疗方）；香橼浆（见香橼药膳食疗方）；化瘀止痛粥（见薤白药膳食疗方）；三花调经茶（见玫瑰花药膳食疗方）；桃仁粥（见桃仁药膳食疗方）；川芎煮鸡蛋（见川芎药膳食疗方）；丹参桃仁粥（见丹参药膳食疗方）；红花酒、红花糖水、红花山楂酒（见红花药膳食疗方）；益母草蜜汁、益母草瘦肉汤、益母草粥、益母草陈皮、益母草煮鸡蛋（见益母草药膳食疗方）；二花调经茶、韭季红糖饮（见月季花药膳食疗方）；当归花草汤（见当归药膳食疗方）。

2. 阳虚内寒

【症状】经期或经后小腹冷痛，喜按，得热则舒，经量少，经色暗淡，腰腿酸软，小便清长。脉沉，苔白润。

【食法】宜食温经暖宫止痛药膳。

【药膳食疗方】生姜山楂汤、姜枣花椒汤、生姜羊肉粥（见生姜药膳食疗方）；桂浆粥（见肉桂药膳食疗方）；姜枣红糖汤、姜艾薏苡仁粥（见干姜药膳食疗方）；吴茱萸粥（见吴茱萸药膳食疗方）；陈皮乌鸡汤（见陈皮药膳食疗方）；艾叶粥（见艾叶药膳食疗方）。

二十一、带下病

带下量明显增多，色质、气味发生异常，或伴全身、局部症状的一类疾病。

1. 湿热下注

【症状】带下量多，色黄如脓，或赤白相杂质黏稠，味臭秽，阴中瘙痒，口苦咽干，或有发热，腹痛，腰酸乏力，小便短赤。舌红，苔黄或黄腻，脉数或弦数。

【食法】宜食清热利湿止带药膳。

【药膳食疗方】马齿鸡子白（见马齿苋药膳食疗方）；蒲公英薏米猪瘦肉汤（见蒲公英药膳食疗方）；赤小豆粥（见赤小豆药膳食疗方）；车前子煲猪膀胱（见车前子药膳食疗方）；车前草炖猪小肚（见车前草药膳食疗方）；鸡冠花冰糖饮、蚌肉煲鸡冠花、鸡冠花藕汁汤（见鸡冠花药膳食疗方）；白果煎（见白果药膳食疗方）；泽泻粥（见泽泻药膳食疗方）；木棉花粥。

2. 肾虚带下

【症状】带下量多，色白稀薄，淋漓不断，腰膝酸软，头晕目眩，小便频数，大便溏薄。舌淡润，苔薄白，脉沉迟。

【食法】宜食温肾益气，涩精止带药膳。

【药膳食疗方】艾叶生姜煮蛋（见艾叶药膳食疗方）；白果炖鸡（见白果药膳食疗方）；山药芡实粥（见山药药膳食疗方）；杜仲炖猪腰（见杜仲药膳食疗方）；沙苑子粥（见沙苑子药膳食疗方）；菟丝子粥（见菟丝子药膳食疗方）；归地焖羊肉（见当归药膳食疗方）；枸杞叶炒蛋（见枸杞叶药膳食疗方）；黄精烧鸡、黄精冰糖饮（见黄精药膳食疗方）；芡实粥、芡实煮老鸭（见芡实药膳食疗方）；莲子莲心猪心汤、莲子芡实荷叶粥（见莲子药膳食疗方）；山萸肉粥（见山茱萸药膳食疗方）；金樱子粥、金樱子炖猪小肚（见金樱子药膳食疗方）。

3. 脾虚湿盛

【症状】带下量多，色白或淡黄，质稀薄，无臭气，绵绵不断，神倦乏力，四肢不温，纳少便溏，两足跗肿，面色白。舌质淡，苔白腻，脉缓弱。

【食法】宜食健脾益气，除湿止带药膳。

【药膳食疗方】莲米芡实荷叶粥（见荷叶药膳食疗方）；荞麦白果竹丝鸡汤、白果黄豆鲫鱼汤（见白果药膳食疗方）；山药芡实粥（见山药药膳食疗方）；白扁豆粥、扁豆红糖煎（见白扁豆药膳食疗方）；参苓白果粥（见党参药膳食疗方）；黄芪炖乌鸡、黄芪小米粥（见黄芪药膳食疗方）；莲子莲心猪心汤、莲子芡实荷叶粥（见莲子药膳食疗方）。

二十二、积滞

积滞是指小儿内伤乳食，停聚中焦，积而不化，气滞不行所形成的一种胃肠疾患。以不思乳食，食而不化，脘腹胀满，嗳气酸腐，大便溏薄或秘结酸臭为特征。

1. 食滞

【症状】面黄肌瘦，神疲纳呆，腹痛胀满拒按，呕吐食物残渣，夜睡不宁，晚间两腮红赤，大便干结或溏泻秽臭，腹痛欲便，便后痛减，小便浑浊。舌质红、苔垢，指纹紫滞，较大儿童可见脉滑数。

【食法】宜食消食导滞，和中健脾药膳。

【药膳食疗方】健脾茶（见陈皮药膳食疗方）；山楂包、山楂糕、山楂导滞糕、山楂麦芽茶、三鲜消滞饮、山楂鹅肉汤、开胃山楂糕、山楂橘子水（见山楂药膳食疗方）；鸡内金玉米粥（见鸡内金药膳食疗方）；麦芽柚皮饮、麦芽山楂鸡蛋羹（见麦芽药膳食疗方）；莱菔子粥（见莱菔子药膳食疗方）；谷芽麦芽煲鸭肫（见谷芽药膳食疗方）。

2. 脾虚

【症状】面色黄暗无华，形体消瘦，毛发枯焦，发结如穗，困倦神疲，目无光彩，懒进乳食，或消谷善饥，头大颈细，脘腹胀满，青筋暴露，午后潮热，手足心热，易哭易怒，情绪不稳，夜喜俯卧，睡眠不宁，小便如米泔水样浑浊，大便不调。舌质淡红，苔腻，脉濡细而滑。

【食法】宜食益气消积理脾药膳。

【药膳食疗方】健脾茶（见陈皮药膳食疗方）；山楂鹅肉汤（见山楂药膳食疗方）；消食内金粥、益脾饼（见鸡内金药膳食疗方）；健脾莲花糕（见党参药膳食疗方）；芪参消滞粥（见黄芪药膳食疗方）；白术猪肚汤、白术猪肚粥（见白术药膳食疗方）。

二十三、厌食

厌食症是以较长时期的食欲减退、厌恶进食、食量减少为主要症状的病症。

1. 脾运失健

【症状】纳呆，食无味，或拒食，形体偏瘦，常伴嗳气泛恶，胸闷脘痞，大便不畅，面色少华，而精神状态一般无特殊异常，大小便基本正常。舌苔白腻或微黄，脉尚有力。

【食法】宜食和脾助运药膳。

【药膳食疗方】健脾茶（见陈皮药膳食疗方）；益脾饼（见鸡内金药膳食疗方）；党参白术炒肚片、健脾莲花糕（见党参药膳食疗方）；莱菔子粥（见莱菔子药膳食疗方）；八仙糕（见芡实药膳食疗方）；神曲粳米粥。

2. 脾胃气虚

【症状】厌食拒食，面色萎黄，神倦多汗，食少便多，大便中夹有不消化残渣，或大便不成形。苔薄净或薄白，脉无力。

【食法】宜食健脾益气药膳。

【药膳食疗方】扁豆益胃饮（见白扁豆药膳食疗方）；党参白术炒肚片、参药粥（见党参药膳食疗方）；八仙糕（见芡实药膳食疗方）。

二十四、咽喉肿痛

咽喉肿痛是以咽痛或者咽部不适感，咽部红肿为主要特征的咽喉部疾病。

1. 风热外袭

【症状】咽部疼痛，逐渐加重，吞咽或咳嗽时疼痛加剧，并伴见发热恶寒、头痛、体倦、骨节疼痛、咳嗽、痰涎多。舌质红，苔白或黄，脉浮数。

【食法】宜食疏风清热，解毒利咽药膳。

【药膳食疗方】薄荷粥、薄荷砂糖饮（见薄荷药膳食疗方）；菊花桔梗雪梨汤（见菊花药膳食疗方）；牛蒡子茶（见牛蒡子药膳食疗方）；牛蒡粥（见牛蒡根药膳食疗方）；余甘子饮

（见余甘子药膳食疗方）；金银花粥（见金银花药膳食疗方）；桔梗牛蒡薄荷饮（见桔梗药膳食疗方）；人参薄荷饮（见人参药膳食疗方）。

2. 火毒上攻

【症状】咽喉疼痛红肿，痰涎多，吞咽困难，言语艰涩，咽喉梗塞，悬雍垂肿胀，颌下有瘰核、压痛，伴高热、口干喜饮、头痛剧烈，小便黄，大便秘结。舌红苔黄，脉数有力。

【食法】宜食泄热解毒，利咽消肿药膳。

【药膳食疗方】绿豆夏枯草煲猪骨（见夏枯草药膳食疗方）；金银花粥（见金银花药膳食疗方）；橄榄萝卜饮、青果酸梅汤（见青果药膳食疗方）；防疫清咽茶（见板蓝根药膳食疗方）。

3. 虚火上炎

【症状】自觉咽中不适，微痛，干痒，灼热感，异物感，时而"吭喀"，并伴咳嗽、恶心、干呕，晨起较轻，午后及入夜加重。舌红，苔少，脉细数。

【食法】宜食养阴清肺或滋阴降火，清利咽喉药膳。

【药膳食疗方】玄麦甘桔茶（见玄参药膳食疗方）；橄榄雪梨炖瘦肉（见青果药膳食疗方）；大海茶、大海生地茶、胖大海橄榄绿茶（见胖大海药膳食疗方）；川贝草莓饮（见川贝母药膳食疗方）；罗汉果茶、罗汉果炖雪梨（见罗汉果药膳食疗方）；玉竹红枣炖乌鸡（见玉竹药膳食疗方）；天冬粳米粥（见天冬药膳食疗方）。

二十五、消渴

消渴是以多饮、多食、多尿、形体消瘦，或尿有甜味为特征的一种病证。其中以口渴多饮为主者称为"上消"；消谷善饥为主者称为"中消"；小溲多而频，或浑浊为特点的称为"下消"；但三者也可并见。

1. 阴虚燥热

【症状】烦渴多饮，消谷善饥，多尿，小便频数而多，尿浑而黄，形体消瘦。舌红苔薄黄，脉滑数。

【食法】宜食养阴润燥药膳。

【药膳食疗方】玉竹粥、玉竹沙参炖鹧鸪、玉竹薏米煲鸭（见玉竹药膳食疗方）；瓜蒌羹（见瓜蒌药膳食疗方）；沙参玉竹焖老鸭（见南沙参药膳食疗方）；地骨皮粥（见地骨皮药膳食疗方）；薏米山药粥（见薏苡仁药膳食疗方）；山药炖猪胰（见山药药膳食疗方）；双参焖鸭（见太子参药膳食疗方）；黄精炒鳝丝（见黄精药膳食疗方）；芦根粟米粥（见鲜芦根药膳食疗方）；天冬粳米粥（见天冬药膳食疗方）；乌梅粥（见乌梅药膳食疗方）；淮山枸杞苦瓜煲瘦肉；天花粉粥；五汁饮；麦冬生地茶；玉竹麦冬鸭；百合玉竹鲜淮山炖甲鱼；山药粉薏米粥。

2. 脾胃气虚

【症状】口渴引饮，能食与便溏并见，或饮食减少，精神不振，四肢乏力。舌淡，苔薄白而干，脉细弱无力。

【食法】宜食健脾益气药膳。

【药膳食疗方】山药面、一品山药、山药炖猪胰（见山药药膳食疗方）；葛根粥、葛根粉粥（见葛根药膳食疗方）；知母人参茶（见知母药膳食疗方）；玉竹乌梅茶（见玉竹药膳食疗方）；猪胰粥、薏米山药粥、薏苡仁粥（见薏苡仁药膳食疗方）；山药粉薏米粥。

3. 肾阴亏虚

【症状】尿频量多，浊如膏脂，腰膝酸软，头晕耳鸣，多梦遗精，乏力肤燥。舌红少苔，脉细数。多见于老年糖尿病患者，人生以肾气为本，老年人肾水已亏或久病不愈，精血暗耗，肾气亏伤，又有热邪伤津者所谓"热邪不燥胃津，必耗肾液"。

【食法】宜食滋养肾阴药膳。

【药膳食疗方】菠菜鸡内金山药汤（见鸡内金药膳食疗方）；一品山药、山药炖猪胰（见山药药膳食疗方）；芡实煮老鸭（见芡实药膳食疗方）；百合玉竹鲜淮山炖甲鱼（见百合药膳食疗方）；麦冬生地粥（见麦冬药膳食疗方）；枸杞炖兔肉（见枸杞子药膳食疗方）；珧柱黄精煲海刺龟（见黄精药膳食疗方）；熟地粥（见熟地黄药膳食疗方）；枸杞叶粥；山药粉薏米粥。

4. 阴阳两虚

【症状】小便频数，甚则饮一溲一，手足心热，咽干舌燥，面容憔悴，耳轮干枯，腰膝酸软，畏寒肢冷。舌淡，苔白乏津，脉沉细无力。

【食法】宜食温阳滋肾药膳。

【药膳食疗方】山药炒虾仁（见山药药膳食疗方）；黄鳝汤、姜附烧狗肉（见生姜药膳食疗方）；附子羊肉汤（见附子药膳食疗方）；高粱枸杞粥（见枸杞子药膳食疗方）；核桃仁鸡丁；山药粉薏米粥；海参粥。

二十六、高血压

高血压是指收缩期和（或）舒张期血压持续增高，当收缩压≥140mmlHg和（或）舒张压≥90mmHg时，即为高血压。高血压病为心血管疾病主要死亡原因之一，持续性高血压主要影响心、脑、肾以及视网膜等重要脏器功能，最终会导致这些器官的功能衰竭。

1. 肝阳上亢

【症状】眩晕耳鸣，头目胀痛，面红目赤，急躁易怒，心悸健忘，失眠多梦，腰膝酸软，口渴咽干，舌红，脉弦细数等。为早期高血压病的一种常见类型。

【食法】宜食平肝潜阳，滋阴降火药膳。

【药膳食疗方】桑菊银花茶、桑叶菊花山楂茶（见桑叶药膳食疗方）；菊楂决明饮、菊槐龙胆茶、菊花乌龙茶、菊花决明子粥、菊花枸杞茶（见菊花药膳食疗方）；决明海带汤、决明子绿茶、决明子粥、决明子夏枯草瘦肉汤（见决明子药膳食疗方）；夏枯草决明茶（见夏枯草药膳食疗方）；玉米须饮（见玉米须药膳食疗方）；槐花豆腐汤（见槐花药膳食疗方）；海带草决明汤、海带绿豆糖水（见昆布药膳食疗方）；罗布麻降压茶、罗布麻钩藤茶（见罗布麻叶药膳食疗方）；天麻降压饮、天麻木耳汤（见天麻药膳食疗方）；天麻炖鹧鸪；芹菜炒肉丝；菊花绿茶饮等。

2. 肝肾阴虚

【症状】头晕目眩，耳鸣健忘，失眠多梦，腰膝酸软，胁肋灼痛，口燥咽干，五心烦热，颧红盗汗，男子遗精，女子经少，舌红少苔，脉细数。

【食法】宜食滋补肝肾，养阴填精药膳。

【药膳食疗方】生熟地煲脊骨（见地黄药膳食疗方）；山楂包、山楂冰糖煎（见山楂药膳食疗方）；荷叶鸭子（见荷叶药膳食疗方）；首乌丹参蜂蜜汁（见蜂蜜药膳食疗方）；桃柱黄精煲海刺龟、黄精炒鳝丝（见黄精药膳食疗方）；枸杞子女贞子炖乌鸡（见枸杞子药膳食疗方）；桑寄生煲鸡蛋；玉米须龟。

3. 阴阳两虚

【症状】眩晕头痛，视物模糊，心悸失眠，腰酸耳鸣，尿频肢冷，遗精阳痿。舌质淡红，苔薄白或少苔，脉沉弦或沉而细数。

【食法】宜食补肾益精，育阴助阳药膳。

【药膳食疗方】杜仲腰花（见杜仲药膳食疗方）；黄精炒鳝丝（见黄精药膳食疗方）；莲子莲心猪心汤（见莲子药膳食疗方）；发菜蚝豉粥。

二十七、高脂血症

高脂血症（hyperlipidemia，HLP）为脂质代谢紊乱或异常，泛指人体内脂肪代谢或运转异常使血浆一种或多种脂质高于正常指标。其临床主要表现为血清总胆固醇（totalcholesterol，TC）、甘油三酯（triglyceride，TG）和低密度脂蛋白胆固醇（low density lipoprotein-cholesterol，LDL-C）水平高于正常范围或高密度脂蛋白胆固醇（high density lipoproteins，HDL-C）水平过低。

1. 脾胃失调、痰湿内壅

【症状】形体丰满，头昏胸闷，脘痞胀满，恶心欲吐，食少纳呆，肢体倦怠乏力，甚则肢麻沉重，大便溏薄。舌体肥大，多有齿痕，苔腻，脉弦滑。

【食法】宜食健脾，豁痰，消食，化湿药膳。

【药膳食疗方】荷叶茶、健脾饮、降脂减肥茶、荷叶减肥茶、荷叶茯苓粥（见荷叶药膳食疗方）；三花橘皮粥（见玫瑰花药膳食疗方）；昆布海藻汤、海带冬瓜苡米汤（见昆布药膳食疗方）；莱菔子粥（见莱菔子药膳食疗方）；海带炖豆腐；冬瓜瓢汤；鸡蛋炒马齿苋；白菜海带汤；萝卜冬瓜皮汤。

2. 肝肾不足、虚阳上亢

【症状】头晕目眩，口苦耳鸣，腰酸肢软，足膝无力，失眠健忘，须发早白，形神萎靡，行动迟钝。舌质淡红，少苔，脉沉细而弱。

【食法】宜食滋养肝肾，敛阴潜阳药膳。

【药膳食疗方】菊花决明子粥、菊花枸杞茶、山楂菊花茶、菊楂决明饮（见菊花药膳食疗方）；夏枯草茶（见夏枯草药膳食疗方）；枸杞粥（见枸杞子药膳食疗方）；决明海带汤、决明子绿茶、决明子夏枯草瘦肉汤、决明子粥（见决明子药膳食疗方）；桑叶菊花山楂茶

（见桑叶药膳食疗方）；降脂茶（见陈皮药膳食疗方）；桃仁白参粥（见核桃仁药膳食疗方）；桑葚泽泻蛋糕；芹菜黑枣汤；制首乌茶；女贞子蜂蜜饮。

3. 气滞血瘀

【症状】面色晦暗，心烦胸闷，失眠健忘，善太息，胸胁胀满，肌肤甲错，痛有定处，肢端麻木。舌质紫暗，舌尖边多有瘀点或瘀斑，脉细涩或沉涩而缓。

【食法】宜食理气解郁，活血化瘀药膳。

【药膳食疗方】玫瑰茉莉茶（见玫瑰花药膳食疗方）；佛手山楂饮（见佛手药膳食疗方）；山楂合欢粥、韭菜楂仁汤、木耳山楂汤、冬青山楂茶、山楂包、山楂荷叶饮（见山楂药膳食疗方）；绿豆萝卜灌大藕；茉莉花茶；山楂核桃茶；山楂乌梅饮；凉拌佛手。

二十八、月子汤膳

（一）产后恶露不下

恶露不下是指产后败血排出不畅，以恶露不下或量少涩滞，伴小腹疼痛为主要症状的产后疾病。

1. 寒凝血瘀

【症状】恶露不下，或量少涩滞不畅，色紫暗有块，面色青白，四肢不温，腹痛拒按，得热痛减。舌淡或暗，苔白滑，脉沉紧。

【食法】宜食散寒，化瘀，清淡温热易于消化药膳。

【药膳食疗方】桃仁粥（见桃仁药膳食疗方）；当归生姜羊肉汤（见当归药膳食疗方）；茴香炖猪腰（见小茴香药膳食疗方）；川芎煮鸡蛋（见川芎药膳食疗方）；木瓜生姜煲米醋（见木瓜药膳食疗方）；生姜山楂汤（见生姜药膳食疗方）；生化汤等。

2. 气滞血瘀

【症状】恶露不下，或量少涩滞不畅，色紫黯有块，心烦易怒，胸胁胀满，小腹胀痛。舌质暗，或有瘀斑，苔薄或微腻，脉弦涩。

【食法】宜食疏肝解郁，行气活血，清淡易于消化之药膳。

【药膳食疗方】香附牛肉汤、香芎屈头鸡（见香附药膳食疗方）；川芎陈皮茶（见川芎药膳食疗方）；郁金猪肝汤（见郁金药膳食疗方）；红花糖水、红花糯米粥（见红花药膳食疗方）；疏肝粥（见赤芍药膳食疗方）；加味柴胡疏肝粥（见柴胡药膳食疗方）；逍遥粥（见当归药膳食疗方）；山楂红糖水。

3. 气虚血瘀

【症状】恶露量少，涩滞不畅，神疲乏力，气短懒言，小腹疼痛，便秘。舌淡，有瘀斑或瘀点，脉虚、细或涩。

【食法】宜食益气养血，活血止痛，清淡易于消化药膳。

【药膳食疗方】三七炖鸡、三七蒸鸡（见三七药膳食疗方）；黄鳝汤（见生姜药膳食疗方）；益母草瘦肉汤（见益母草药膳食疗方）；黄芪红花大枣粥（见黄芪药膳食疗方）；归参山药炖猪腰、归参炖母鸡（见当归药膳食疗方）；红花参枣饭（见红花药膳食疗方）。

（二）产后缺乳

健康妇女分娩后，就开始分泌乳汁，产后1～2天，每日泌乳量不超过100mL，第三天增多，第四天突增。正常营养状况的乳母前6个月每日泌乳量为750～800mL，足够婴儿需要。但有的产妇乳汁分泌平均昼夜仅400～500mL或更少，不能满足婴儿需要，称为"缺乳"。

1. 气血虚弱

【症状】分娩1周以后或哺乳期间，乳汁甚少或全无，乳汁清稀，乳房柔软无胀感，面色无华，怔忡，倦怠乏力，饮食不香，大便时溏。舌质淡，少苔，脉沉细。

【食法】宜食气血双补药膳。

【药膳食疗方】鲍鱼羹方（见火麻仁药膳食疗方）；木瓜鱼汤（见木瓜药膳食疗方）；通乳鲫鱼汤、通草猪脚汤、通草猪蹄汤、通乳羹（见通草药膳食疗方）；南沙参炖肉（见南沙参药膳食疗方）；通乳猪蹄（见党参药膳食疗方）；归芪鲤鱼汤、芪肝汤（见黄芪药膳食疗方）；当归炖猪蹄（见当归药膳食疗方）；猪脚姜（见生姜药膳食疗方）。

2. 肝郁气滞

【症状】分娩1周以后或哺乳期间，乳汁涩少或全无，乳汁浓稠，乳房胀硬或疼痛，胸胁及胃脘胀闷不舒，情志抑郁，食欲不振，或有微热。舌质正常，苔薄黄，脉弦或弦数。

【食法】宜食疏肝解郁，通络下乳药膳。

【药膳食疗方】芎归炖山甲（见川芎药膳食疗方）；佛手猪蹄汤、猪蹄佛手粥（见佛手药膳食疗方）；通肝生乳粥（见白术药膳食疗方）；通草炖猪蹄；莴笋汤；豆腐丝瓜香菇炖猪蹄；猪蹄豆腐汤。

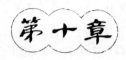

第十章

[辨体质药膳养生]

体质，即机体素质，指人体秉承先天遗传，受后天多种因素影响所形成的与自然、社会环境相适应的功能和形态上相对稳定的固有特性与状态，但是人的体质会随着个体成长、发育和衰老过程以及环境因素的影响而时刻变化。中医学将体质分为平和、气虚、阴虚、阳虚、血虚、痰湿、湿热、气郁、血瘀、特禀十种不同体质。

1. 平和质

（1）平和质表现：阴阳气血调和，体型匀称健壮，面色、肤色润泽，目光有神，精力充沛，饮食正常，睡眠良好，二便正常。

（2）药膳应用特点

① 药膳食法：适当的调养气血。

② 药膳材料：大枣、玉竹、百合、枸杞子、山药、莲子、芡实、乌鸡、龙眼肉、黄精、薏苡仁等。

③ 药膳方选：龙眼莲子粥、大枣粥、黄精炖肉等。

（3）注意事项：不宜偏补、贪补。

2. 气虚质

（1）气虚质表现：元气不足，精神不振，头晕眼花，面色偏黄或偏白，嘴唇颜色浅，气短懒言，语音低弱，肌肉松软不实，易出汗，舌淡红、边有齿痕，脉虚。易患感冒，咳喘无力，脱肛，重症肌无力，子宫脱垂，心悸，腰膝酸软，小便频数等疾病。

（2）药膳应用特点

① 药膳食法：益气健脾，养肺益肾。

② 药膳材料：粳米、糯米、小米、白扁豆、茯苓、大枣、沙棘、山药、莲子、芡实、黄芪、人参、党参、西洋参、白术、龙眼肉、甘草、乳鸽、蜂蜜、黄豆、豆腐、牛肉、鸡肉、鹌鹑蛋、土豆、胡萝卜等。

③ 药膳方选：参枣汤、参芪羊肉汤、鳝鱼补气汤、西洋参养生汤、黄芪炖母鸡、山药茯苓包子、莲子猪肚、砂仁鲫鱼、红枣炖羊心、花旗参猴头菇炖乳鸽、淮扁茯苓炖瘦肉、山药茯苓煲乳鸽、黄芪童子鸡、山药粥等。

（3）注意事项：要忌食味苦性寒凉的食物制成的汤膳，如苦瓜汤、山楂荷叶汤、槟榔饮等；要忌食味辛辣性大热的食物如芫荽、胡椒等制成的汤膳，以免损耗正气，加重气虚的症状；要少食具有耗气作用的食物，如槟榔、空心菜、生白萝卜等。

3. 阳虚质

（1）阳虚质表现：多体胖，肌肉不壮，畏寒怕冷，手足不温，喜热饮食，面色淡白，嘴唇颜色淡，精神不振，容易疲倦，睡眠偏多，毛发易落，小便清长，大便稀溏，性欲低下，易出虚汗，夜尿偏多，舌淡胖嫩，脉迟沉。易患阳痿滑精，子宫寒冷不孕，痛经，痰饮，肿胀，泄泻，夜尿频多，小便失禁等。

（2）药膳应用特点

① 药膳食法：温脾养肾，助阳化湿。

② 药膳材料：益智仁、人参、山茱萸、鹿茸、黄芪、续断、蛤蚧、高良姜、巴戟天、杜仲、补骨脂、淫羊藿、仙茅、肉苁蓉、核桃仁、干姜、羊肉、狗肉、羊肾、猪肾、鸽蛋、牛肉、韭菜、菟丝子、辣椒、葱、蒜、芥末等。

③ 药膳方选：干姜粥、当归生姜羊肉汤（当归老姜羊肉汤）、核桃人参汤、狗肉汤、虫草炖鸡、苁蓉羊肾汤、韭菜花炒虾仁、韭菜炒胡桃仁、锁阳红糖饮、巴戟蒸狗肉、归地焖羊肉等。

（3）注意事项：忌食生冷寒凉之品，如西瓜、梨、藕、苦瓜。

4. 阴虚质

（1）阴虚质表现：经常感到手脚心发热，喜欢冷饮，面颊潮红或偏红，皮肤干燥，口干舌燥，容易失眠，经常大便干结，小便偏黄，眼睛容易干涩，舌红少津，脉细数。一般体形偏瘦，易患心悸健忘、失眠多梦、干咳少痰、潮热盗汗、虚劳、遗精、女子月经量少等疾病。

（2）药膳应用特点

① 药膳食法：补益肝肾，养阴降火，安定神志。

② 药膳材料：西洋参、女贞子、山药、百合、五味子、石斛、旱莲子、麦冬、天冬、玉竹、玄参、白芍、桑葚、绿豆、冬瓜、芝麻、山茱萸、阿胶、黄精、熟地黄、冬虫夏草、甲鱼、乌贼、鸭肉、枸杞子、黑木耳、银耳等。

③ 药膳方选：银耳鸡蛋汤、沙参麦冬瘦肉汤、雪羹汤、麦冬粥、秋梨川贝膏、百合粥、红烧甲鱼、甲鱼枸杞汤、生熟地煲脊骨、五汁蜜膏、莲子百合煲瘦肉、蜜蒸百合。

（3）注意事项：宜食甘凉滋润的食物，慎食羊肉、狗肉、韭菜、辣椒、葱、蒜、葵花子等温热之品。不适宜辛辣刺激、温热香燥类的汤膳，如姜汤、酸辣汤，以及龙眼肉、荔枝、核桃、韭菜、肉桂等制成的汤膳都不宜阴虚质的人饮用，以免耗伤阴液，加重阴虚的症状。

5. 血虚质

（1）血虚质表现：面色苍白无华或萎黄，唇色淡白，心悸失眠，多梦，头晕眼花，视物模糊，两目干涩，手足麻木，关节活动不利，肌肤干燥，发痒，舌质淡，脉细无力。妇女易患月经量少、延期，甚至闭经等疾病。

（2）药膳应用特点

① 药膳食法：养血补血，兼以补气。

② 药膳材料：龙眼肉、黑芝麻、阿胶、白芍、何首乌、当归、桑葚、荔枝、黄精、黑木耳、熟地黄、枸杞子、黑米、猪肉、羊肉、牛肝、羊肝、甲鱼、海参、红糖、乌骨鸡、菠

菜、番茄、黄鳝、黄豆、花生等。

③ 药膳方选：十全大补汤、八珍汤、归脾汤、当归补血汤、归参炖母鸡、参枣米饭等。

6. 痰湿质

（1）痰湿质表现：爱食油腻、反应慢、精神倦怠、身体乏力、多汗无力、胸闷痰多、腹部肥满、口黏苔腻等。一般形体肥胖，易患咳喘痰多、大便清稀、四肢水肿、小便不利或者浑浊、关节疼痛、肌肤麻木、女子白带过多、消渴、中风等疾病。

（2）药膳应用特点

① 药膳食法：健脾利湿，化痰泄浊。

② 药膳材料：茯苓、薏苡仁、杏仁、百部、砂仁、桔梗、芥子、白芍、扁豆、白果、赤小豆、萝卜、梨、丝瓜、冬瓜皮、五指毛桃、陈皮、海带、海藻、金橘、荷叶、枇杷等。

③ 药膳方选：海带苡仁汤、萝卜海带汤、萝卜豆腐汤、杏仁粥、杏梨枇杷饮、甘草桔梗茶、枇杷叶桔梗茶、冬瓜莲蓬薏米煲瘦肉、海带炖豆腐、山药冬瓜汤、赤豆鲤鱼汤等。

（3）注意事项：慎食肥甘油腻、厚味滋补之品，忌食乌梅、石榴等。

7. 湿热质

（1）湿热质表现：面垢油光，易生粉刺、疮疖，口苦口干，眼睛红赤，身重困倦，大便黏滞不畅或燥结，小便短黄，男性易阴囊潮湿，女性带下增多，舌质偏红、苔黄腻，脉滑数。易患疮疖、黄疸、热淋等疾病。

（2）药膳应用特点

① 药膳食法：以利湿清热为主。

② 药膳材料：赤小豆、薏苡仁、莲子、土茯苓、木棉花、猪小肚、苦瓜、茵陈、鸡骨草、溪黄草、车前草、绿豆、空心菜、西瓜、黄瓜、冬瓜、丝瓜等。

③ 药膳方选：冬瓜汤、茵陈粥、泥鳅炖豆腐、木棉花土茯苓煲猪腱、绿豆薏米粥、赤小豆薏苡仁、车前草赤小豆煲猪小肚、绵茵陈溪黄草炖猪腱、绿豆藕等。

（3）注意事项：不宜食用羊肉、狗肉、鳝鱼、韭菜、生姜、辣椒、酒、胡椒、花椒、蜂蜜及火锅、烧烤之品。

8. 血瘀质

（1）血瘀质表现：面色晦暗，皮肤偏暗，容易长斑，头、胸、胁、小腹、四肢等部位会出现刺痛，性格抑郁，健忘，舌质紫黯或有瘀点、舌下络脉紫黯或增粗，脉涩。易患痛经、闭经、血证、癥瘕等。

（2）药膳应用特点

① 药膳食法：活血散结，行气，疏肝解郁。

② 药膳材料：桃仁、当归、丹参、地黄、五加皮、川芎、地榆、续断、茺蔚子、佛手、刀豆、香橼、橘红、陈皮、沙棘、黑豆、黄豆、海带、海藻、紫菜、黑木耳、红糖、月季花、玫瑰花、山楂、红花、三七、萝卜、胡萝卜、醋、绿茶等。

③ 药膳方选：黑豆红花汤、山楂汤、海带紫菜汤、红花乌鸡汤、桃仁粥、三七蒸鸡、化瘀止痛粥等。

（3）注意事项：慎食雪糕、冰淇淋、冰冻饮料等寒凉之品。

9. 气郁质

（1）气郁质表现：精神抑郁，忧虑脆弱，多愁善感，面色苍暗或萎黄，胸胁胀痛或窜痛，嗳气呃逆，咽间有异物感，乳房胀痛，小腹胀痛，月经不调，痛经，大便多干，舌淡红，苔薄白，脉象弦细。易患脏燥、梅核气、郁证等病症。

（2）药膳应用特点

① 药膳食法：疏肝理气，消食醒神。

② 药膳材料：柴胡、山楂、当归、川芎、佛手、代代花、枳壳、青皮、香附、郁金、槟榔、玫瑰花、大麦、荞麦、高粱、萝卜、陈皮等。

③ 药膳方选：玫瑰花鸡蛋汤、佛手甲鱼汤、菊花鸡肝汤、橘皮粥、合欢花猪肝汤、玫瑰解郁汤等。

（3）注意事项：慎食寒凉之品。

10. 特禀质

（1）特禀质表现：特禀质的人，以生理缺陷、过敏反应等主要特征，对花粉或某食物过敏等。易出现药物过敏、花粉症、荨麻疹、哮喘等过敏性疾病。

（2）药膳应用特点

① 药膳食法：益气固表，养血消风。

② 药膳材料：黄芪、当归、防风、荆芥、红花等。

③ 药膳方选：固表粥、葱白红枣鸡肉粥等。

（3）注意事项：应避免荞麦、蚕豆、虾蟹、辣椒、白扁豆、牛肉、鹅肉、茄子、浓茶等辛辣之品。避免肥甘油腻；避免接触如尘螨、花粉、油漆等各种致敏物质，以减少发作机会。

辨体质药膳养生：并非只能吃适宜的食物，不能吃不宜食物；体质偏颇不明显时，营养均衡，饮食有节即可；体质明显偏颇时，就应该注意饮食养生，有目的地选择适合或改善体质的食物而避免加重体质偏颇的食物。

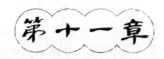

第十一章

[四季药膳养生]

中医学认为，人体应根据四时季节不同情况进补其味，调整阴阳，既不使当旺之气过于亢盛，又不使所克之气有所伤伐。

一、春季药膳的应用

1. 季节气候及致病特点

（1）春季阳气升发，万物萌芽，宜保护体内阳气，应选用温养阳气的食物或药物。

（2）以养肝护肝为主，春季在脏属肝，肝主疏泄，具有通达气机、发泄壅滞的功能，关系到人体气机的调畅；同时，肝主疏泄的功能还直接影响到人的精神情志、气血的运行、胆汁的分泌等；肝还具有藏血的作用，能养筋荣爪濡目。若肝主疏泄的功能不足，则会影响到情志，使人郁郁不乐、多疑善虑；影响到脾胃，则会出现食少、腹胀、嗳气等；影响到气血运行，可见胸胁刺痛、月经不调等。若疏泄功能太过，肝气过旺，则会出现急躁、气怒、头痛、失眠多梦、耳鸣，甚至中风等。

（3）南方春季阴雨连绵、湿气困脾，宜食健脾运湿的药膳。

（4）不宜食用羊肉、狗肉、鹌鹑、炒花生、炒瓜子、海鱼、虾、螃蟹、冰淇淋、冷饮、苦瓜、芥菜、浓茶、咖啡，及不宜食用过多酸涩收敛的食物或药物，如乌梅、酸梅等。

2. 食物及药物

胡萝卜、银耳、木耳、牛乳、芹菜、小白菜、荸荠、菠菜、莴笋、黄瓜、茄子、枸杞叶、荠菜、豆芽、豌豆苗、鸭血、牛肉、黄鳝、猪肚、鲫鱼、南瓜、扁豆西洋参、山药、黄芪、大枣、蜂蜜、防风、香橼、菊花、玫瑰花、龙眼肉、枸杞子、何首乌、桑葚子、佛手、夏枯草。南方适当加减党参、薏苡仁、茯苓、茵陈、溪黄草等。

3. 药膳食疗方

芎芷鱼头汤、葱豉豆腐汤、天麻炖鸡汤、枸杞蒸蛋、虫草炖鸡、玄参猪肝、天麻蒸猪脑、固表粥、桑菊薄竹饮、茵陈溪黄草炖猪腱、淮扁茯苓炖瘦肉、辛夷花鸡蛋汤、固表粥、百合粳米粥、砂仁白术猪肚汤、芫荽豆腐鱼头汤、上汤枸杞叶、黑白木耳猪心汤、杞菊茶、紫苏粥、防风粥等。

二、夏季药膳的应用

1. 季节气候及致病特点

（1）夏季暑邪盛行，又有湿邪的重着黏滞。临床表现为暑热、胸痞、身重、苔腻、脉濡等湿邪中阻症状。

（2）以解暑利湿及养阴益气为主，夏季在脏属心，心主血脉，主神志，为五脏六腑之大主。暑热之邪易伤气阴，故心阴亏虚、气血不足。心属火，心归属于夏。生理上，心主神明、主血脉，对人体的精神、思维、情感及脏腑气血津液活动具有重要的作用，这些功能是否正常发挥，全赖心之阳气的功能是否正常。心阳旺盛，则血液运行有力、神志清晰、思维敏捷等。在病理上，若心阳不足，则血液运行无力、脉道失充，则见失眠、健忘等；若心阳过剩，则可见面红，甚至出现吐血、衄血或发狂等。

（3）暑热易耗气伤津，出现口干头晕、乏力心悸，及津气欲脱等危重症状。

（4）避免过食生冷、寒凉，以免伤及脾阳，出现消化系统疾病。慎食辛辣温热以及油腻煎炸之品，以免出现脾受湿困、运化不佳。

2. 食物及药物

绿豆、苦瓜、苦菜、番茄、柠檬、草莓、乌梅、葡萄、山楂、菠萝、芒果、猕猴桃、萝卜、橘子、丝瓜、薏苡仁、莲子、麦冬、赤小豆、木瓜、菊花、金银花、车前草、土茯苓、薄荷、冬瓜、砂仁、荷叶、山药、太子参、木棉花、西洋参、白茅根等。

3. 药膳食疗方

丝瓜瘦肉汤、冬瓜鱼尾汤、绿豆百合汤、扁豆粥、藿香粥、绿豆薏米粥、苦瓜黄豆煲排骨、土茯苓蝎子煲水律蛇、柠檬饮、荷叶粥、车前草赤小豆煲猪肚、清补凉煲老鸭、麦冬芦根汤、雪耳炖木瓜、银花甘草茶、菊花枸杞茶、三子乌梅茶、藿香佩兰茶、荷豆香瓜饮、赤小豆薏苡仁粥、冬瓜粥、苦瓜排骨煲鱼头、百合银耳莲子羹、芦根荷叶粳米粥、枸杞菊花茶、三鲜苦瓜汤、绿豆海带汤、茅根薏仁粥、茅根绿豆饮、土茯苓龟等。

三、秋季药膳的应用

1. 季节气候及致病特点

（1）秋季阴气渐长，万物成熟。

（2）以滋阴润燥为主，养肺平补为主，秋季在脏属肺，肺为娇脏，喜清肃濡润而恶燥，具有主气、司呼吸，主通调水道，朝百脉、主治节等作用，对人体的呼吸、水液代谢、血液运行等功能活动具有重要作用。

（3）在病理上，外界燥邪多由口鼻而入，最易伤肺耗津，致肺失津润、宣降失常，从而出现咽干口渴、干咳少痰，或痰黏难咯，或痰中带血，大便燥结等燥邪伤肺的病证。

（4）宜多食甘润养阴之品以及蔬菜瓜果类食物，避免伤及机体阴液，慎食辛辣煎烤之物。

2. 食物及药物

银耳、梨、柿子、苹果、石榴、葡萄、枇杷、苹果、菱角、白萝卜、茭白、丝瓜、柚子、黑木耳、猪肺、甲鱼、鸭肉、百合、龙眼肉、冬虫夏草、杏仁、麦冬、天冬、玉竹、沙参、黄精、山药、大枣、生地黄、石斛、白果、沙参、知母、贝母、枸杞子、桑葚等。

3. 药膳食疗方

玉竹瘦肉汤、番茄豆腐鱼丸汤、银耳沙参鸡蛋汤、沙参麦冬炖瘦肉、冰糖银耳汤、杏仁萝卜猪肺汤、川贝桔梗煲猪肺、百合玉竹鲜淮山炖甲鱼、川贝秋梨膏、川贝炖雪梨、白果炖雪梨、百合粥、玉参焖鸡、莲子百合煲瘦肉、猪肺二皮杏仁汤、虫草百合猪肺汤、百合二冬膏、参麦甲鱼等。

四、冬季药膳的应用

1. 季节气候及致病特点

（1）冬季天气寒冷，寒为阴邪，主收引，易伤阳气；寒性凝滞，主痛。常见周身寒冷、疼痛不适。

（2）以甘润养阴、温补助阳、平补肺肾为主，冬季在脏属肾，肾主藏精，与冬之闭藏的特性相似。肾精为生命之元，是人体各种生理活动的物质基础，人体五脏六腑、四肢百骸等都依赖肾精的滋养；肾又主水，调节人体水液代谢，通过气化将有濡润作用的津液蒸腾、布散全身。肾主藏元阴元阳，为人体阴阳根本所在。而若肾主藏精、主水的功能失常，就会出现一系列肾阴、肾阳亏损及水液代谢失调的病证，如生殖机能减退、精神疲乏、腰膝酸冷、小便清长、遗精、失眠多梦等。

（3）身体阳气过盛、口舌干燥、面颊潮红、手足心热者不宜盲目滋补。

（4）宜食用温补滋养之品。慎食寒凉及过于辛燥之物，以免伤阳或滋生内燥。

2. 食物及药物

羊肉、牛肉、狗肉、虾仁、猪血、糯米、韭菜、甲鱼、猪腰子、核桃仁、人参、黄芪、芝麻、何首乌、海马、桂圆、大枣、山药、阿胶、鹿茸、肉苁蓉、巴戟天、锁阳、冬虫夏草、益智仁、杜仲、菟丝子。

3. 药膳食疗方

当归生姜羊肉汤、羊肾杜仲五味汤、当归牛尾汤、巴戟炖猪大肠、干姜粥、姜汁牛奶、生姜红糖汤、阿胶鹿茸炖甲鱼、山药羊肉汤、巴戟蒸狗肉、甘草肉桂牛肉汤、韭菜花炒虾仁、归地焖羊肉等。

四季药膳养生有一定的季节特点，春季养肝护肝，夏季清心火祛湿，长夏健脾祛湿，秋季滋阴润燥、养阴润肺，冬季温肾助阳，南方春季阴雨连绵，湿气困脾，宜食健脾运湿的药膳。四季用膳时不仅要根据季节进行用膳，还要结合个人体质等因素合理选择膳食。

参考文献

[1] 梅全喜.中药学综合知识与技能.北京：人民卫生出版社，2015.

[2] 范文昌，梅全喜，李楚源.广东地产清热解毒药物大全.北京：中医古籍出版社，2011.

[3] 范文昌.封丘金银花.北京：中医古籍出版社，2014.

[4] 张廷模，梅全喜.中药学专业知识（二）.北京：人民卫生出版社，2015.

[5] 梅全喜，张迎峰.艾蒿食疗百味.北京：人民卫生出版社，2016.

[6] 冷方南，王凤歧，王洪图.中华临床药师食疗学.北京：人民卫生出版社，1993.

[7] 黄兆胜.中华养生药膳大全.广州：广东旅游出版社，2004.

[8] 谭兴贵.中医药膳学.北京：中国中医药出版社，2003.

[9] 谭兴贵.中医药膳与食疗.北京：中国中医药出版社，2009.

[10] 国家中医药管理局（《中华本草》）编委会.中华本草.上海：上海科学技术出版社，1999.

[11] 吴敦序.中医基础理论.上海：上海科学技术出版社，2013.

[12] 印会河.中医基础理论.上海：上海科学技术出版社，2005.

[13] 韦丽萍.中医药膳制作.广东：广东南大职业培训学院，2011

[14] 顾绍年.中医食疗药膳.北京：人民卫生出版社，2016.

[15] 谢梦洲.中医药膳学.北京：中国中医药出版社，2013.

[16] 郭金英.食物药膳学.北京：中国轻工业出版社，2012.

[17] 国家食品药品监督管理总局执业药师资格认证中心组织编写.中药学综合知识与技能.北京：中国医药科技出版社，2016.

[18] 国家食品药品监督管理总局执业药师资格认证中心组织编写.中药学专业知识（二）.北京：中国医药科技出版社，2016.

[19] 范文昌，任冬梅，梅全喜.《肘后备急方》中"药食同源"与药膳食疗之探讨.亚太传统医药，2016，（12）：48-51.

[20] 范文昌，林锦娜，梅全喜.广东地产药材在药膳中的应用.亚太传统医药，2015，（24）：1-3.

[21] 范文昌，贺晓立，梅全喜，等.药膳发展史考证.海峡药学，2015，（02）：167-169.

[22] 范文昌，葛虹，车明月.广东药膳调查统计与分析.亚太传统医药，2014，（06）：2-4.

[23] 范文昌，梅全喜.四季药膳养生.亚太传统医药，2017，（04）：60-61.

[24] 范文昌，梅全喜.辨体质药膳养生.亚太传统医药，2017，（03）：43-45.

[25] 蔡淑芬.香港地区食疗汤膳之发展与研究.广州：广州中医药大学，2009.

[26] 徐平.《伤寒杂病论》中的食疗思想及应用方法研究.北京：北京中医药大学，2008.

[27] 刘哲峰.古代中医食疗理法研究.北京：中国中医科学院，2007.

[28] 范文昌，陈优生，梅全喜.中药产品及药膳食疗在广东地区治疗咽喉肿痛的应用.亚太传统医药，2017，（12）：55-56.

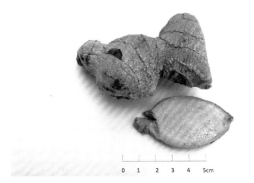

彩图 1 生姜

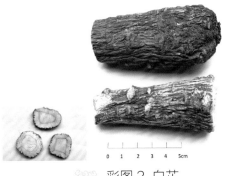

彩图 2 白芷

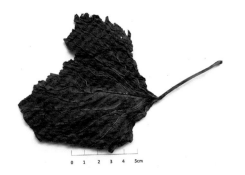

彩图 3 紫苏叶

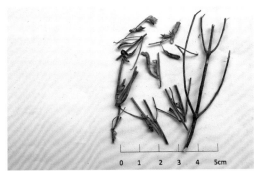

彩图 4 香薷

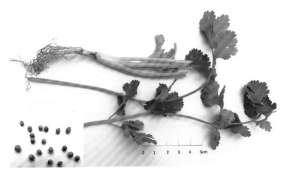

彩图 5 芫荽

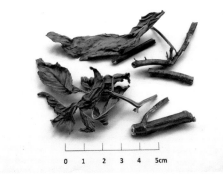

彩图 6 薄荷

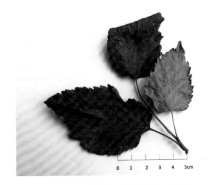

彩图 7 桑叶

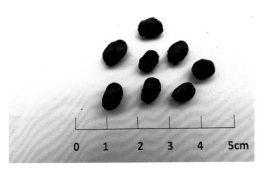

彩图 8 淡豆豉

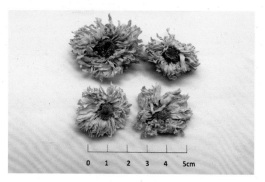

彩图 9 菊花（白）

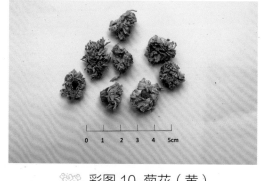

彩图 10 菊花（黄）

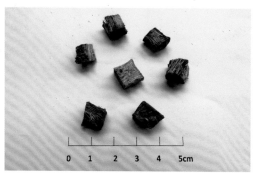

彩图 11 葛根

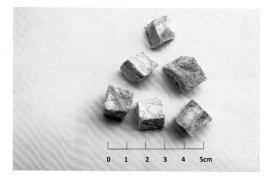

彩图 12 粉葛

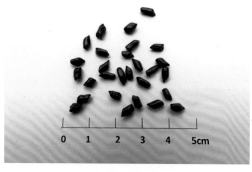

彩图 13 决明子

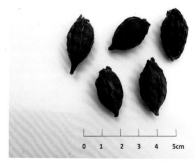

彩图 14 栀子

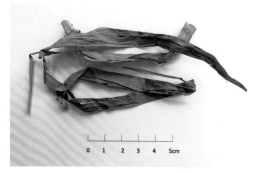

彩图 15 淡竹叶

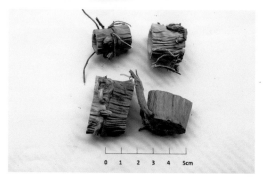

彩图 16 芦根

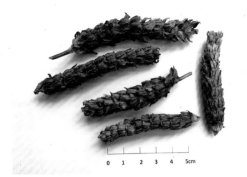

彩图 17 夏枯草

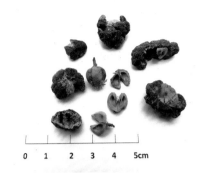

彩图 18 余甘子

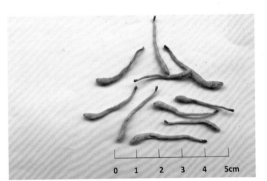

彩图 19 金银花

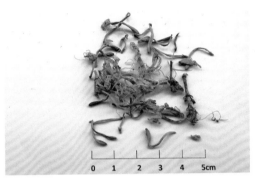

彩图 20 山银花

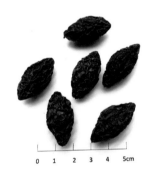

彩图 21 青果

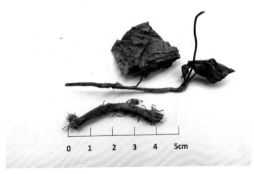

彩图 22 鱼腥草

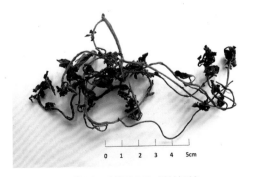

彩图 23 马齿苋

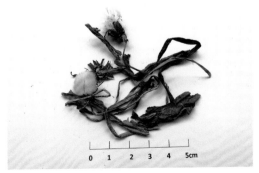

彩图 24 蒲公英（白花）

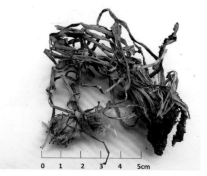

彩图 25 蒲公英（黄花）

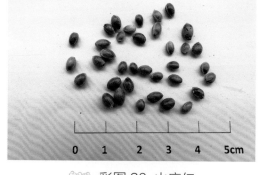

彩图 26 火麻仁

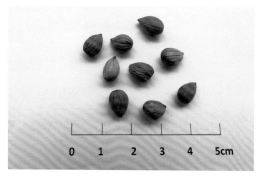

彩图 27 郁李仁

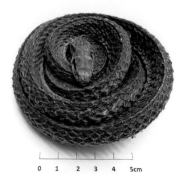

彩图 28 乌梢蛇

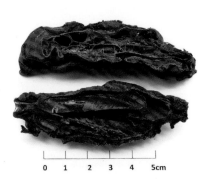

彩图 29 木瓜

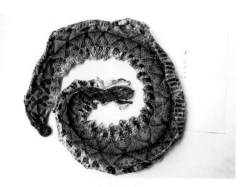

彩图 30 蝮蛇

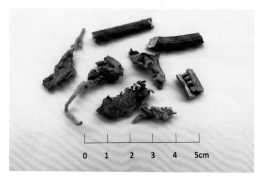

彩图 31 藿香

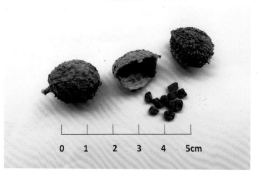

彩图 32 砂仁

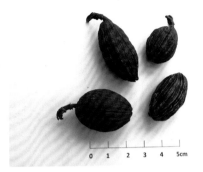

彩图 33 草果

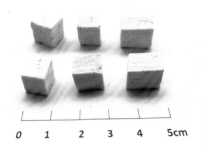

彩图 34 茯苓

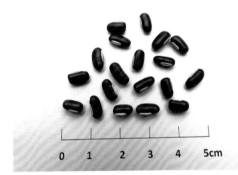

彩图 35 赤小豆

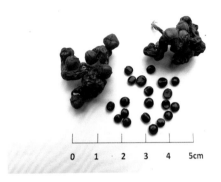

彩图 36 枳椇子

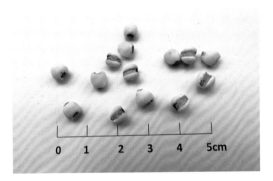

彩图 37 薏苡仁

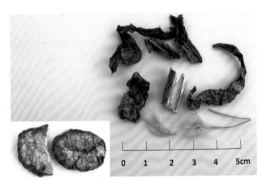

彩图 38 菊苣

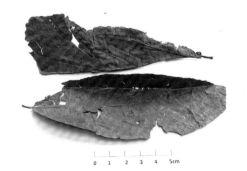

彩图 39 布渣叶

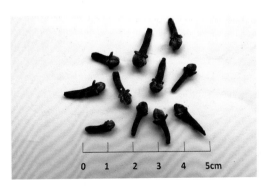

彩图 40 丁香

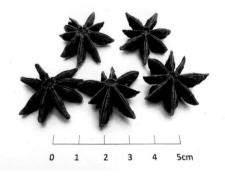

彩图 41 八角茴香

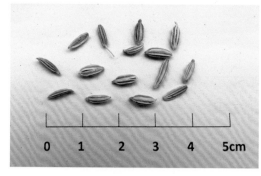

彩图 42 小茴香

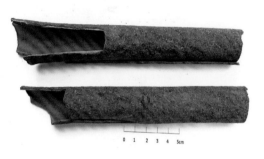

彩图 43 肉桂

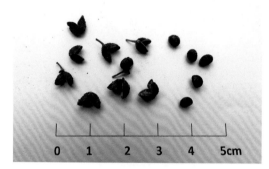

彩图 44 花椒

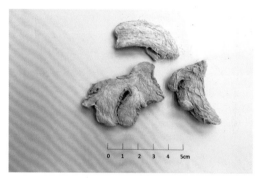

彩图 45 干姜

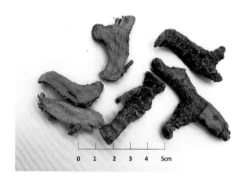

彩图 46 高良姜

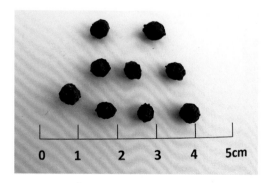

彩图 47 黑胡椒

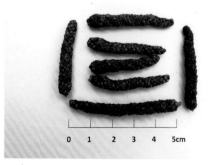

彩图 48 荜茇

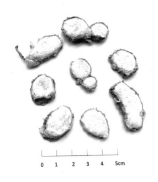

彩图 49 山柰

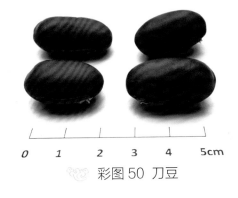

彩图 50 刀豆

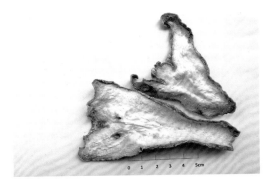

彩图 51 佛手

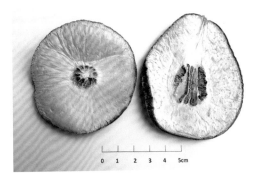

彩图 52 香橼

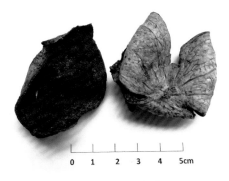

彩图 53 陈皮

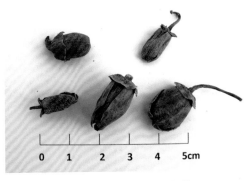

彩图 54 代代花

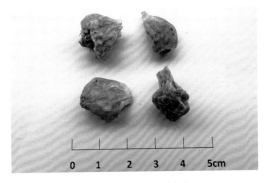

彩图 55 薤白

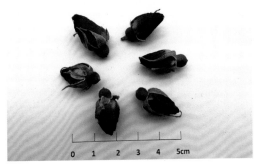

彩图 56 玫瑰花

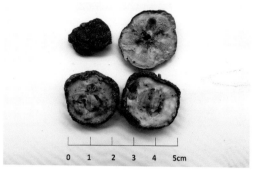

彩图 57 山楂

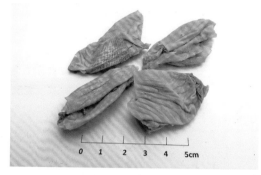

彩图 58 鸡内金

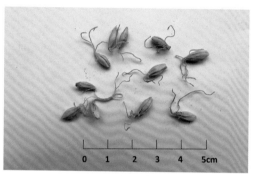

彩图 59 麦芽

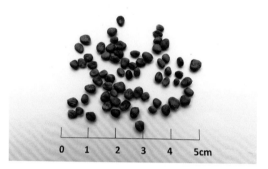

彩图 60 莱菔子

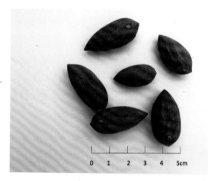

彩图 61 榧子

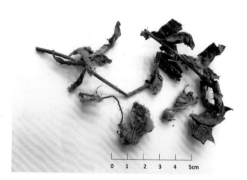

彩图 62 小蓟

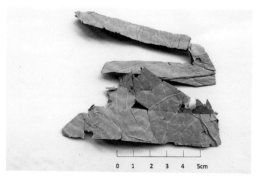

彩图 63 荷叶

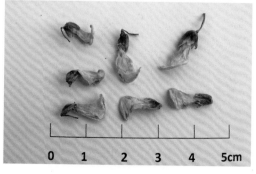

彩图 64 槐花

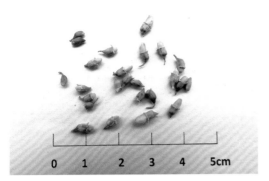

彩图 65 槐米

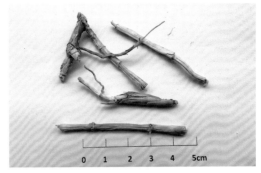

彩图 66 白茅根

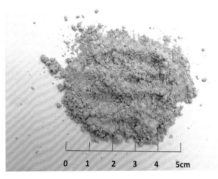

彩图 67 松花粉

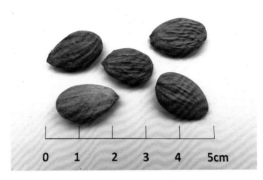

彩图 68 桃仁

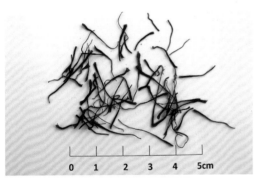

彩图 69 西红花

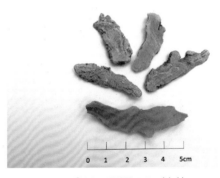

彩图 70 姜黄

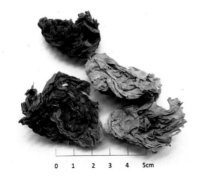

彩图 71 昆布

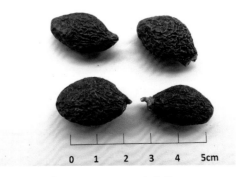

彩图 72 胖大海

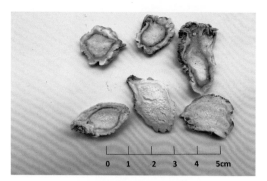

彩图 73 桔梗

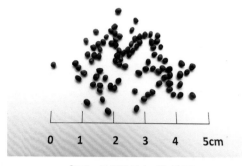

彩图 74 黄芥子

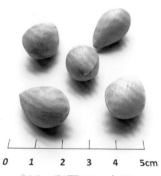

彩图 75 白果

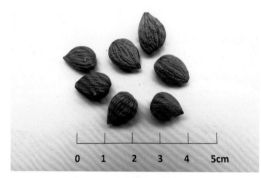

彩图 76 苦杏仁

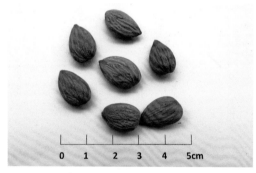

彩图 77 甜杏仁

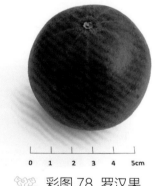

彩图 78 罗汉果

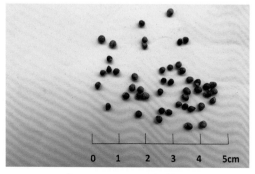

彩图 79 紫苏子

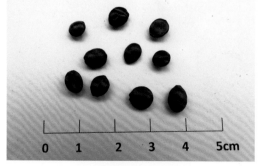

彩图 80 酸枣仁

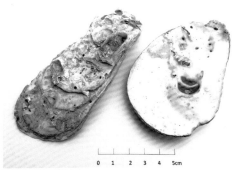

彩图 81 牡蛎

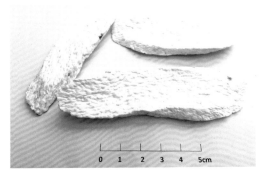

彩图 82 山药

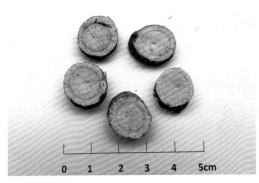

彩图 83 甘草

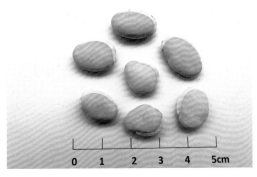

彩图 84 白扁豆

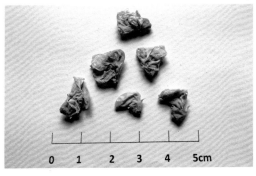

彩图 85 白扁豆花

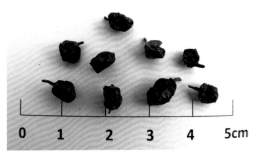

彩图 86 沙棘

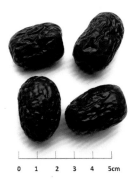

彩图 87 大枣

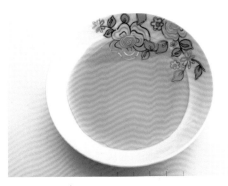

彩图 88 蜂蜜

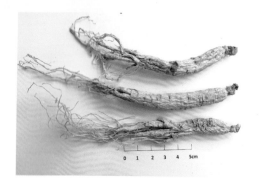

彩图 89 人参

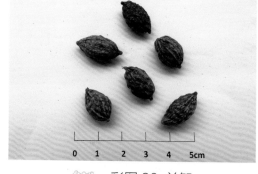

彩图 90 益智

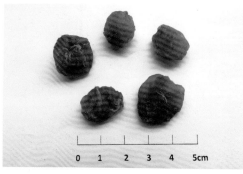

彩图 91 龙眼肉

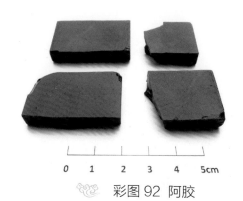

彩图 92 阿胶

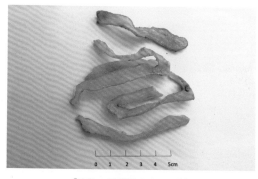

彩图 93 当归

彩图 94 玉竹

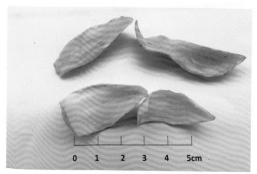

彩图 95 百合

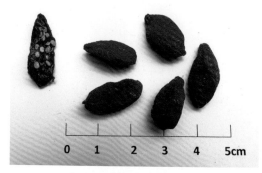

彩图 96 枸杞子